医療経営の確立をめざして

ヘルスケア業界データブック 2023

―― 数値で理解する医療・介護・関連産業の経営動向 ――

監修・編集
株式会社日本政策投資銀行／株式会社日本経済研究所

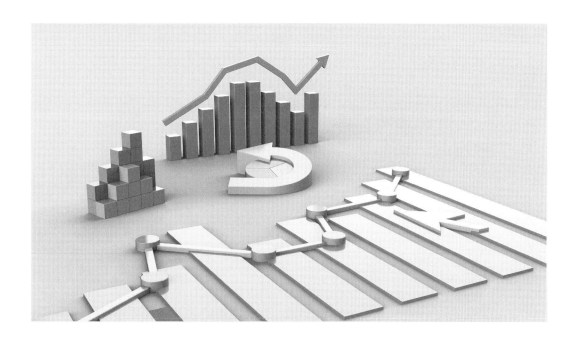

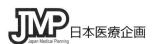
日本医療企画

は じ め に

　急速に超高齢化が進む我が国において、医療・介護を主体としたヘルスケア業界を巡る環境は継続的に変化が生じています。地域においても2025年やその先を想定し、医療機関同士の機能分担や、医療と介護の連携模索など各地域でのヘルスケア体制再構築についてもさまざまな取組みが行われてきています。一方で、2019年末から世界に広がった新型コロナウイルスは、2023年５月８日より５類感染症の位置づけとなっていますが、引き続き医療・介護の現場や医療機関等の経営に大きな影響を及ぼし続けています。

　こうした状況下、医療機関や介護事業者においては、中長期の傾向を俯瞰しながら、自らの強みや域内の競合状況などを踏まえ、役職員で各々の知恵を結集しながら、目指すべき方向を明確にするべく議論を進めることが一層求められているものと考えられます。

　本書を監修している㈱日本政策投資銀行、㈱日本経済研究所は、医療・介護及び医療機器・医薬品等、ヘルスケア分野におきまして幅広く、投融資業務、コンサルティング業務、及び本書発刊などによる情報発信業務などに取り組んでおります。

　本書は、例年同様、医療機関や介護事業者の経営に着目したデータ集として整理・収録しております。また、「アフターコロナ」に転換しつつある状況を分析したデータも巻頭で取り上げました。本書をヘルスケア業界に関わる多くの皆様にご高覧、ご活用頂き、皆様の今後の方向性を議論していく上での一助となれば幸甚に存じます。

　収録したデータは、公的機関の発表資料、各医療機関のホームページ等、公表情報を基にしており、出典については巻末の「データの所在」に整理しております。また、データの多くは「平均値」を採用しておりますが、サンプル数について調査の時点毎に変化がございますので、その点をご留意頂けるようお願い申し上げます（巻頭＜凡例＞にサンプル数の推移を記載しております。）。

　最後に、本書執筆にあたり、さまざまな意見交換の場を頂いた各業界の関係者の皆様に、この場を借りて心より御礼を申し上げます。

㈱日本政策投資銀行・㈱日本経済研究所 ヘルスケア業界研究チーム

㈱日本政策投資銀行
企業金融第６部
ヘルスケア室

設備投資研究所

㈱日本経済研究所
公共デザイン本部
医療・福祉チーム

高橋　耕司　　　青山　竜文　　　　足立　　文
野澤　昌史　　　　　　　　　　　　菅原　尚子
三ツ口尚志　　　　　　　　　　　　加茂　隆子
石川　宏典　　　　　　　　　　　　丸田　浩一
松永　万実　　　　　　　　　　　　兒玉めぐみ
益子　拓也　　　　　　　　　　　　村上　沙織
村上　　新　　　　　　　　　　　　寺下　奈美
首藤　風哉
田中　亜実
岡村　岳音
藤本　　怜

目　　次

第2部　データ編

第1章　医療 ··· 141

■表紙デザイン・本文 DTP 制作／株式会社日新写植

本書において使用する開設者の定義は、引用する各統計により異なる。そのため、各統計における開設者の定義を以下に示す。

■ 厚生労働省「医療施設調査」
　全国の全ての病院、一般診療所、歯科診療所を調査対象とし、往診のみの診療所を含むが、助産所、介護老人保健施設、保健所は除く。
・「国」は、厚生労働省、独立行政法人国立病院機構、国立大学法人、独立行政法人労働者健康福祉機構などが開設する病院及び診療所を指す。
・「自治体」は、都道府県、市町村、地方独立行政法人が開設する病院及び診療所を指す。
・「その他公的」は、日赤、済生会、北海道社会事業協会、厚生連、国民健康保険団体連合会及び社会保険関係団体が開設する病院及び診療所を指す。
・「その他法人」は、公益法人、医療法人、学校法人や社会福祉法人などが開設する病院及び診療所を指す。
・「個人」は、個人病院及び診療所を指す。

■ 厚生労働省「病院報告」
　全国の全ての病院及び療養病床を有する診療所を調査対象とする。
・「国」は、厚生労働省、独立行政法人国立病院機構、国立大学法人、独立行政法人労働者健康福祉機構などが開設する病院及び診療所を指す。
・「公的医療機関」は、都道府県、市町村、地方独立行政法人のほか、日赤、済生会、北海道社会事業協会、厚生連、国民健康保険団体連合会が開設する病院及び診療所を指す。
・「社会保険関係団体」は、健康保険組合及びその連合会、共済組合及びその連合会並びに国民健康保険組合が開設する病院及び診療所を指す。
・「公益法人」は、公益法人が開設する病院及び診療所を指す。
・「医療法人」は、医療法人が開設する病院及び診療所を指す。
・「その他の法人」は、私立学校法人、社会福祉法人などが開設する病院及び診療所を指す。
・「会社」は、企業が開設する病院及び診療所を指す。
・「個人」は、個人病院及び診療所を指す。

■ 厚生労働省「病院経営管理指標」
　医療法人、医療法7条の2に規定する開設者（自治体、社会保険関係団体、その他公的医療機関）を調査対象とする。

＜サンプル数＞

病院　計	医療法人	公的施設	自治体	社会保険関係団体	その他公的
873	504	369	239	30	100

・「自治体」は、都道府県、市町村、地方独立行政法人、一部事業組合が開設する病院を指す。
・「社会保険関係団体」は、健康保険組合及びその連合会、共済組合及びその連合会、国民健康保険組合、JCHO（独立行政法人地域医療機能推進機構）が開設する病院を指す。
・「その他公的医療機関」は、日赤、済生会、北海道社会事業協会、厚生連が開設する病院を指す。

■（一社）全国公私病院連盟・「病院経営実態調査報告」、「病院経営分析調査報告」
　（一社）全国公私病院連盟に加盟する団体（（公社）全国自治体病院協議会、全国公立病院連盟、全国厚生農業協同組合連合会、日本赤十字社病院長連盟、全国済生会病院長会、（一社）岡山県病院協会、日本私立病院協会、（一社）日本公的病院精神科協会）に所属する病院及び本調査に協力する病院を調査対象とする。

<サンプル数（病院経営実態調査報告）>

	2018年	2019年	2020年	2021年	2022年
自治体	318	280	296	259	215
その他公的	191	190	190	168	161
私的	135	165	173	166	124
病院　計	644	635	659	593	500

	2018年	2019年	2020年	2021年	2022年
20 ～ 99床	72	77	79	74	46
100 ～ 199床	149	148	179	161	117
200 ～ 299床	99	91	84	83	68
300 ～ 399床	116	116	118	105	86
400 ～ 499床	75	67	77	58	61
500 ～ 599床	51	60	49	46	51
600 ～ 699床	30	32	28	30	24
700床～	23	18	19	19	18
一般病院　計	615	635	633	576	471

<サンプル数（病院経営分析調査報告）>

	2018年	2019年	2020年	2021年	2022年
自治体	443	402	438	420	362
その他公的	215	206	212	196	201
私的	225	199	216	189	164
病院　計	883	807	866	805	727
DPC病院（再掲）	527	490	519	493	473

	2018年	2019年	2020年	2021年	2022年
20 ～ 99床	120	126	127	118	87
100 ～ 199床	222	195	231	203	171
200 ～ 299床	132	112	107	106	95
300 ～ 399床	146	136	146	135	127
400 ～ 499床	94	78	92	85	84
500 ～ 599床	68	67	63	64	64
600 ～ 699床	33	35	35	37	34
700床～	29	20	26	24	27
一般病院　計	844	769	827	772	689

・「自治体」は、都道府県・指定都市・市町村・組合が開設する病院、地方独立行政法人立の病院を指す。
・「その他公的」は、日赤、済生会、厚生連、社会保険関係等の病院であり、自治体病院以外の公的病院を指す。
・「私的」は、自治体病院及びその他公的病院以外の病院で、公益法人、社会福祉法人、医療法人及び個人病院などを指す。

第1部

分析編

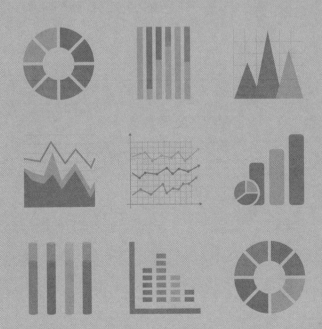

ヘルスケア業界データの全体像

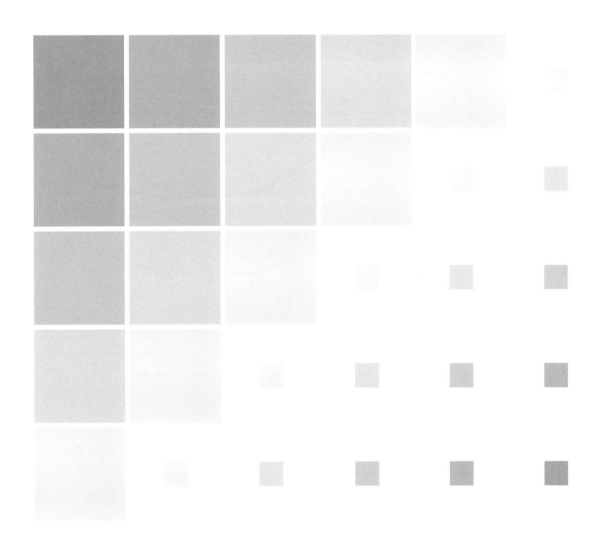

1 | 医療経営におけるデータ分析のポイント

　本章では『ヘルスケア業界データブック2023』の要点を整理していく。本データ集の最新データは主に2021 〜 22年に関するものである。前年に引き続き、2020年に発生した新型コロナウイルスの影響が色濃く出ており、その点も含めてトレースをしていきたい。
（執筆担当：（株）日本政策投資銀行　設備投資研究所　上席主任研究員　青山竜文）

1 患者数の動向

　2022年の動きで重要なのは患者数の動向である。図表1からわかるとおり、入院・外来ともに総数平均で見ると、2020年の新型コロナウイルスが拡がったタイミングを底として2021、2022年と回復傾向にある。特に外来については2018 〜 19年を上回る水準となっており、また入院についても自治体病院の平均は2019年までの数字を上回る形となるなど、興味深い動きを示している。

図表1　1か月当たりの患者数（入院・外来）の年次別推移

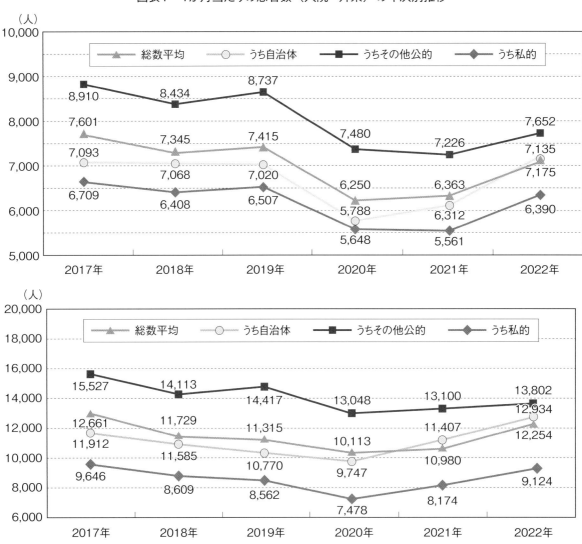

出典：（一社）全国公私病院連盟・「令和3年 病院経営実態調査報告」、「令和4年 病院経営実態調査報告」を基に作成。

なお、入院動向をブレイクダウンすると、コロナ禍において全ての開設者で平均在院日数は低下し続けている（ただし図表１、３と図表２のサンプルは異なることに留意）。

図表2　平均在院日数の年次別推移

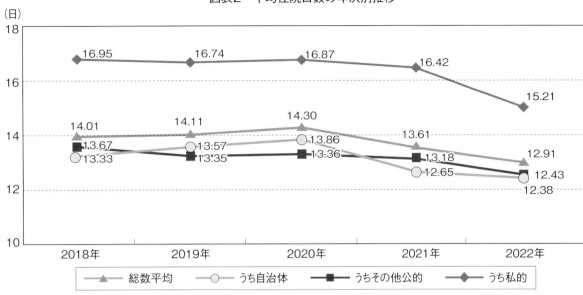

出典：（一社）全国公私病院連盟「令和４年 病院経営分析調査報告」（2022年６月）を基に作成。

平均在院日数の短期化と同時に患者数の回復が起こっていることから、新規患者の受け入れ自体は増加傾向にあると推測される（図表２と同サンプルの病床利用率も2019年以前には及ばないが、足下で回復傾向にある）。

2 収支動向

収支動向については、図表３でわかるとおり、収益自体は2020年で一旦底を打った後、上述の稼働回復なども受けて増加傾向にある。

図表3　総収益の年次別推移

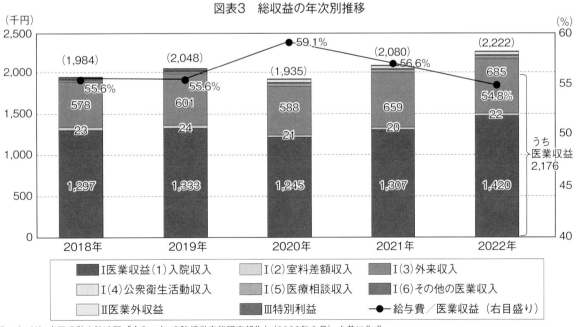

出典：（一社）全国公私病院連盟「令和４年 病院経営実態調査報告」（2022年６月）を基に作成。

一方で、図表4の医業収支差額推移を見ると、補助金等が勘案されない段階では、どの開設主体も赤字であり、引き続き厳しい状況にあることは確かである（かつては黒字基調であった私的病院も医業収支差額ベースでは5期連続で赤字を計上している）。ただし各開設区分ともに、医業収支差額自体は2020年を底に回復傾向にある。この中で、留意を要するのが私的病院であり、診療材料費比率の増加等を要因として、損益ベースではほぼ横ばい水準となっている。

図表4　医業収支差額の年次別推移

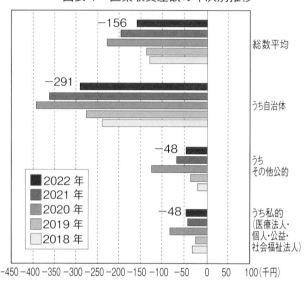

出典：（一社）全国公私病院連盟「令和4年 病院経営実態調査報告」（2022年6月）を基に作成。

　改めて図表3に戻り、人件費比率の動向を見ていくと、新型コロナウイルスが感染拡大をし始めた初年度の2020年は稼働減の影響をそのまま受け、人件費比率が大幅に上昇したが、2022年には稼働が回復する中で2018、2019年の水準を下回る形となった。なお、人件費を見る上での、配置人数や給与額の水準についてはP119、120にて詳しく数字を追っている。
　一方、材料費は引き続き高止まり傾向にあり、私的病院の損益動向においても触れたが、診療材料費の比率は継続的に増加している。

図表5　材料費率の推移

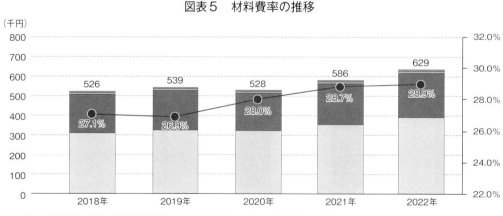

出典：（一社）全国公私病院連盟「病院経営実態調査報告」（平成30年〜令和4年）を基に作成。

　また2022年に入ると、新型コロナウイルス以外の影響も生じることとなった。特に光熱水費についてはウクライナ情勢等によるエネルギー価格の上昇を経て、明らかな上昇が見られる。このことが経費水準の高止まりにも影響を与えており、全体としての稼働増または人件費比率の抑制という状況にあっても、医業収支における赤字幅の改善、黒字転換には至らない状況となっている。

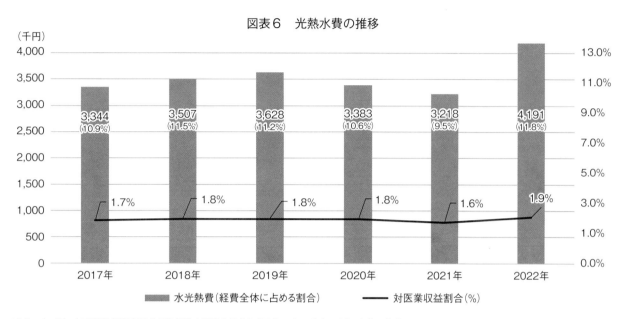

図表6　光熱水費の推移

出典：（一社）全国公私病院連盟「病院経営実態調査報告」（平成29年〜令和4年）を基に作成。

　しかしながら、第4章「アフターコロナの病院経営」で記載のあるとおり、「総収益・総費用・補助金等収入の推移」において、補助金の役割が病院の経営維持に寄与してきたことは下表でも明確である。

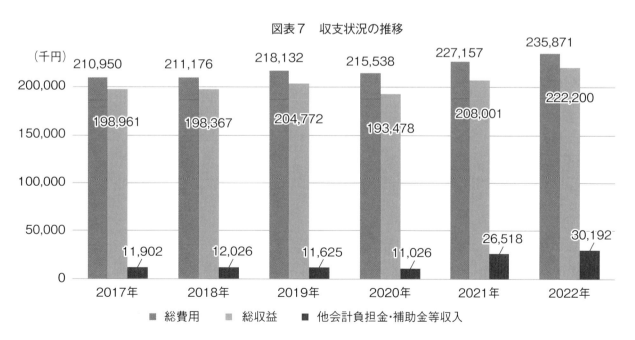

図表7　収支状況の推移

※総収益…医業収益（入院収入、室料差額収入、外来収入、公衆衛生活動収入、医療相談収入、その他の医業収入医業外収益、特別利益の合計。
※総費用…医業費用（給与費、材料費、経費）、医業外費用（支払利息、看護師養成費等）、特別損失（退職給付引当金等）の合計。
出典：（一社）全国公私病院連盟「病院経営実態調査報告」（平成29年〜令和4年）を基に作成。

❸ 設備投資動向及び借入動向

　設備投資については、図表8の着工床面積を見てみよう。2021年度は11月までは前年同月を上回り、回復傾向にあると思われたのだが、2021年12月より翌年9月まで連続して前年同月を下回る水準で推移しており、その後も前年同月との比較で見て凸凹のある形となっている。先程、光熱水費につき触れたが、工事予定単価自体も足下では上昇傾向にあり、設備投資自体が改めて先延ばしになっている可能性も高い。

図表8　着工床面積と工事予定価格の推移

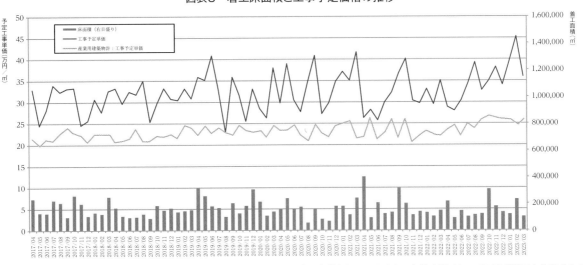

(注)　建築着工統計調査で調査されている工事費予定額（上記グラフでは工事予定単価）は、あくまでも予定額であって工事が着工から完成までに要した実際の工事費ではなく、一般にこの種の統計は低めに現れる傾向を持っている。
出典：国土交通省「建築着工統計調査（月次）」（2017年4月～2023年3月分）を基に作成。

　これに応じて、設備資金の金融機関による新規貸出も年間合計で2020年～2022年はほぼ横ばい水準で推移してきた。なお、この間、独立行政法人福祉医療機構の医療貸付が設備資金についても下支えをしてきた状況はP126、127を見てもよくわかるところである。

　こうした状況下、金融機関の貸出金残高は、新型コロナウイルスの感染流行初年度に増加したものの、2020年末をピークに減少傾向に転じている。一方で、2020年度より、運転資金部分も含んだ形で独立行政法人福祉医療機構の貸付残高が大幅に上昇してきた。これらを加味すると、医療機関から見た場合、コロナ禍における借入残高の増加は明らかである。設備投資が足下で抑制傾向にあることを考えると、コロナ禍における運転資金借入の増分が影響しているといえよう。

　　第1章 ● ヘルスケア業界データの全体像　第1節　医療経営におけるデータ分析のポイント
図表9　金融機関別貸出金残高の推移

（単位：億円）

		合計		国内銀行		信用金庫		その他の金融機関	
			うち設備資金	貸出金残高	うち設備資金	貸出金残高	うち設備資金	貸出金残高	うち設備資金
2018年	3月	101,971	65,155	85,129	54,462	12,231	7,791	4,611	2,902
	6月	102,189	65,506	85,412	54,836	12,239	7,839	4,538	2,831
	9月	102,163	65,335	85,444	54,730	12,249	7,826	4,470	2,779
	12月	103,310	65,282	86,517	54,682	12,311	7,823	4,482	2,777
2019年	3月	102,538	65,493	85,833	54,908	12,231	7,824	4,474	2,761
	6月	102,427	65,370	85,719	54,808	12,253	7,828	4,455	2,734
	9月	101,972	65,048	85,351	54,572	12,254	7,796	4,367	2,680
	12月	103,378	65,149	86,632	54,670	12,382	7,819	4,364	2,660
2020年	3月	102,222	65,006	85,769	54,695	12,142	7,677	4,311	2,634
	6月	107,556	64,734	88,314	54,714	12,789	7,598	6,453	2,422
	9月	112,311	64,419	90,807	54,656	13,612	7,532	7,892	2,231
	12月	113,860	64,291	91,985	54,630	13,815	7,499	8,060	2,162
2021年	3月	112,068	63,592	90,286	54,097	13,729	7,408	8,053	2,087
	6月	112,129	63,145	90,295	53,743	13,761	7,355	8,073	2,047
	9月	111,544	62,866	89,824	53,476	13,658	7,350	8,062	2,040
	12月	112,177	62,877	90,532	53,515	13,657	7,358	7,988	2,004
2022年	3月	110,554	62,621	89,093	53,281	13,530	7,370	7,931	1,970
	6月	109,961	62,486	88,587	53,122	13,442	7,342	7,932	2,022
	9月	109,574	62,478	88,270	53,122	13,448	7,358	7,856	1,998
	12月	110,487	62,419	89,125	53,054	13,588	7,390	7,774	1,975

出典：日本銀行「貸出先別貸出金」（2018年3月〜2022年12月）

図表10　貸付残高の推移

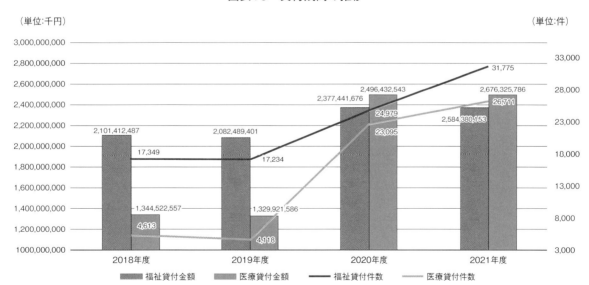

（単位：千円）　　　　　　　　　　　　　　　　　　　　　　　　　　　　　　　　（単位：件）

福祉貸付金額　医療貸付金額　福祉貸付件数　医療貸付件数

出典：独立行政法人福祉医療機構「業務統計」（2018年〜2021年）を基に作成。

2 | 在宅医療及び介護におけるデータ分析のポイント

　病院を主体とした医療機関の収益動向や設備投資動向は第1節のとおりであるが、コロナ禍においても地域包括ケアシステム構築に向けた動きは進展しており、関連する数字を以下でいくつか紹介しておきたい。

1 在宅医療

　医療費に関するまとまったデータは2020年までの数字が基本にはなるが、図表11で見てわかるとおり、在宅医療費についてはコロナ禍でも安定した形で推移している。長らく国民医療費の3％以下の水準で推移してきた在宅医療費と訪問看護医療費の合計値も2020年時点で3.7％に至っている。

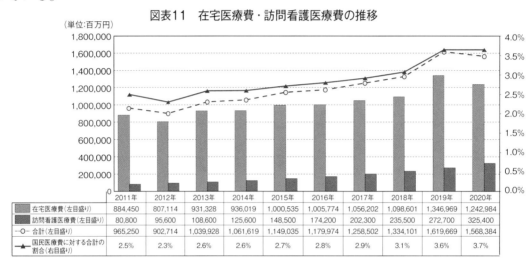

図表11　在宅医療費・訪問看護医療費の推移

（単位：百万円）

	2011年	2012年	2013年	2014年	2015年	2016年	2017年	2018年	2019年	2020年
在宅医療費（左目盛り）	884,450	807,114	931,328	936,019	1,000,535	1,005,774	1,056,202	1,098,601	1,346,969	1,242,984
訪問看護医療費（左目盛り）	80,800	95,600	108,600	125,600	148,500	174,200	202,300	235,500	272,700	325,400
合計（左目盛り）	965,250	902,714	1,039,928	1,061,619	1,149,035	1,179,974	1,258,502	1,334,101	1,619,669	1,568,384
国民医療費に対する合計の割合（右目盛り）	2.5%	2.3%	2.6%	2.6%	2.7%	2.8%	2.9%	3.1%	3.6%	3.7%

（注1）「往診」とは患者の要請に応じ、都度、患者宅を訪問し、診療を行うものをいい、「訪問診療」とは患者宅に計画的、定期的に訪問し、診療を行うものをいう。
（注2）歯科診療所の患者数を含む。
出典：厚生労働省「令和2年患者調査」（2022年6月30日）を基に作成。

　また訪問看護の利用者についても、図表12（介護保険の対象も含まれる）を見ると、コロナ禍に入っても成長ペースが全く鈍化していないことがこの図表から見てとれる。

図表12　訪問看護の利用者の推移

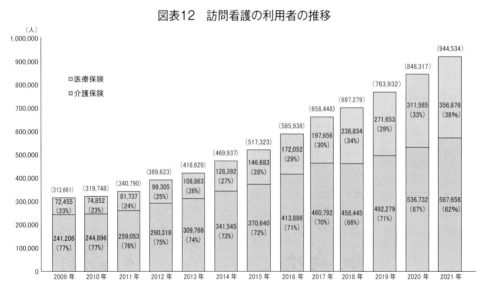

出典：厚生労働省「介護サービス施設・事業所調査」（2009年～2021年の各年9月）を基に作成。

2 介護分野の状況

　介護分野については、経営面での数値の更新は3年に1度となるため、今回も大きな更新はない。ここでは、引き続き介護人材の不足について取り上げておきたい。

　図表13は全国ベースでの有効求人倍率の状況であるが、2019年までの急激な伸びに対して緩和傾向が見られ、2021年度については2017年度と変わらない水準に落ち着いてきている。産業全体の値と比較すると高い水準であることは変わらないが、その乖離幅はコロナ禍以前よりいくらか改善傾向にある点は触れておきたい。離職率も2021年には産業計と同水準になっており（P287）、さまざまな対応策の効果は見られる。

図表13　有効求人倍率と失業率の推移

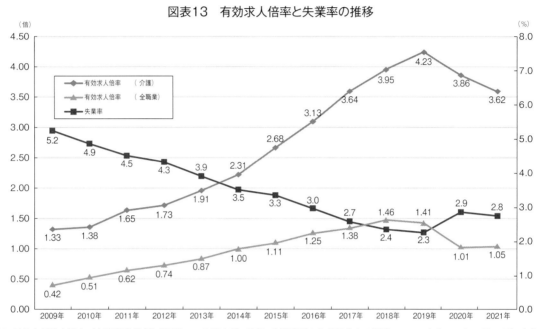

出典：第95回社会保障審議会（介護保険部会）「資料1　介護人材の確保、介護現場の生産性向上の推進について」（2022年7月25日）を基に作成。

　とはいえ、引き続き人材の確保は介護分野で最大のテーマとなってくるものの、外国人介護士の登用という観点では、図表14で見られるように2023年には国家試験外国人合格者数が大幅に増加した。後述の人口構成の変化を踏まえると、引き続きさまざまな対処が必要となるが、コロナ禍においても改善が見られる項目として取り上げておきたい。

図表14　外国人の介護人材

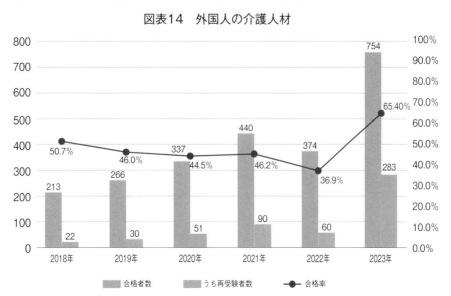

出典：厚生労働省「第35回介護福祉士国家試験におけるＥＰＡ介護福祉士候補者の試験結果」（2023年3月24日）を基に作成。

3 | 今後の方向性

　今回のデータブックでは、第1部を中心に制度の動向やアフターコロナの経営に関する原稿を掲載している。詳しくは各章を参照いただきたいが、本稿でもその一部に触れておきたい。

1 新型コロナウイルスに関する患者数の推移

　まず「コロナ禍」をどう捉えるかと考えた際には、足下の患者数や治療対応などの変化を考えておく必要がある。さまざまな指標でわかるとおり、感染者数のピークは2023年5月8日における5類移行の前でも何度かの大きな波があった。

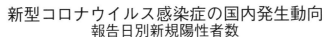

図表15　国内発生動向

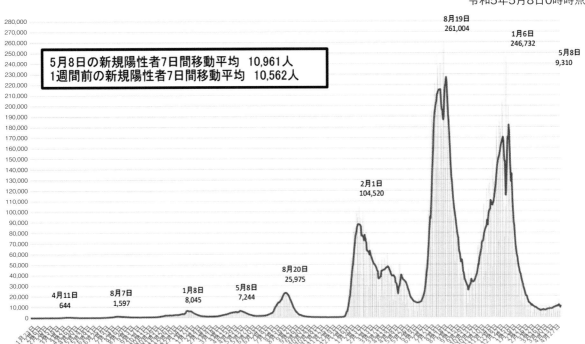

※1 都道府県から数日分まとめて国に報告された場合には、本来の報告日別に過去に遡って計上している。なお、重複事例の有無等の数値の精査を行っている。
※2 令和2年5月10日まで報告がなかった東京都の症例については、確定日に報告があったものとして追加した。
※3 各自治体のプレスリリース及びHER-SYSデータを基に集計しているため、自治体でデータの更新が行われた場合には数値が変動することとなる。
※4 広島県においては、HER-SYS入力時間が他の都道府県と異なることから、厚生労働省の集計値と広島県の発表値とで1日ずれが生じていることに留意。
出典：厚生労働省「新型コロナウイルス感染症の国内発生状況等について」

　そして5類移行後にも新型コロナウイルスに関する新規入院患者数の増加は一定程度繰り返されるものと推測され、患者を受け入れる医療機関としては新型コロナウイルスと共存した形での運営は引き続き継続するものと思料される（図表16は直近までの新規入院患者数推移）。

図表16　新規入院患者数推移

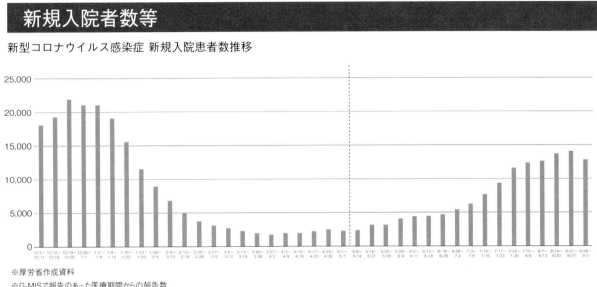

新規入院者数等

新型コロナウイルス感染症 新規入院患者数推移

※厚労省作成資料
※G-MISで報告のあった医療期間からの報告数
※5月8日以降のデータに加え、5月7日以前のデータも遡って公表

出典：内閣官房ホームページ「新型コロナウイルス感染症対策」

2 医療経営について

　このような環境下、コロナ禍での医療経営は医業収益ベースで厳しい状況であったことは上述のとおりである。2022年にはさまざまな項目で一定の回復が見られ、人件費比率なども新型コロナウイルス流行前の水準に回復はしているが、一方でウクライナ情勢以降の経費増嵩や、コロナ禍における借入金残高の増加など、対処すべき課題は経営数値でも点在している。

　第4章「アフターコロナの病院経営」では、こうしたコロナ禍での各経費項目の動きをトレースするとともに、収支の改善に係る政策情報や好事例などを掲載している。好事例の中では、人件費対策などに触れるポイントもあるが、一方でP187に掲載した「医師の働き方改革」を踏まえた対処も今後必要であり、経営においてはより精緻な対応が必要となってこよう。

　そして、どうしても足下の収益動向とコスト増の環境を考えると設備投資が抑制傾向となるタイミングであることは否めない。しかし医療経営という観点でいえば、今後の地域医療におけるニーズと自院の役割を正確に把握しながら、設備投資なども含めた次のステップを見据える時期にも差し掛かっているといえ、自院の投資余力を見極めつつ今後の対応を十分考えていくことが必要な時期であろう。

❸ 介護経営について

　同じく第3章「介護に関する施策の動向」では、包括的に近時の施策動向をまとめている。高齢者及び介護保険サービスの利用者が大幅に増加してきた中で、図表17で見るように、今後は「現役世代の減少局面」に変化していく。さまざまな施策（地域包括ケアシステムの更なる深化・推進、介護人材の確保、介護現場の生産性向上）はその認識の下に策定され、まずは第9期介護保険事業計画に収れんしていく形となる。

図表17　現役世代の減少局面への変化

〇人口構造の推移を見ると、2025年以降、「高齢者の急増」から「現役世代の急減」に局面が変化。

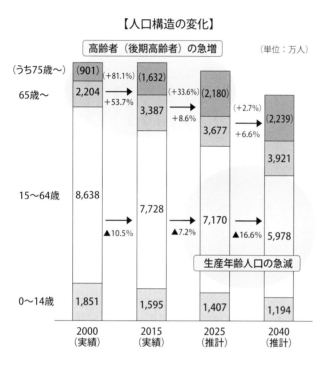

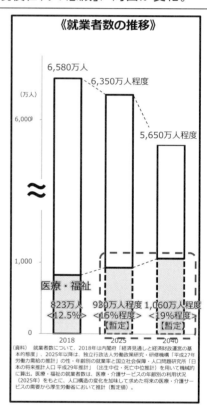

（出典）平成30年4月12日経済財政諮問会議加藤臨時委員提出資料（厚生労働省）

出典：第92回社会保障審議会（介護保険部会）「資料1　介護保険制度をめぐる最近の動向について」（2022年3月24日）

　一方、病院と比較して、一事業所あたりの規模が小さいことも介護分野の特徴の1つである。これまでは需要増に応える形で（近似の老健、特養等を除いては）拡大路線をとることと介護人材不足というトピックが並行して存在してきたが、現役世代が急減することを想定すると「生産性の向上」を如何に早期に実現していくかが最大のポイントとなる。

　コロナ禍でも人材配置などの対応に堅調な対応を見せてきた斯業において、この「生産性の向上」をどのように実現していくか、そのためにどのような施策を有効活用していくか、といった点を注意深く考えていく必要があろう。

4 地域連携について

　そして、第2章「医療分野を中心とした地域連携について」では、ヒアリングをベースにした課題対応を整理しつつ、国の制度における連携の位置づけや連携の具体的手法をまとめている。

　本稿でも医療と介護を分けて記載をしているが、実際には地域における「医療と介護の連携」、また医療においても「病院などでの対応と在宅医療の連携」がより重要となってきていることは明らかである。そして、そのための人材育成やDXの活用についても避けて通ることはできない。

　この章では、こうした現在の状況に関して、どのような課題が存在しているか、解決に関連する要素は何かといった点を、ヒアリングを踏まえて整理している（図表18）。解決に関連する要素について、「医療法人がどのように取り組み、対応してきたか」ということを次章から読み解き、その中で自院にて対処可能なポイントなどを見出していただければ幸いである。

図表18　医療機関等で感じてきたギャップ（課題）の例とその解決に関連する要素

（課題の例）　　　　　　　　　　　　　　　　（解決に関連する要素）

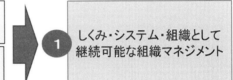

（課題の例）	→	（解決に関連する要素）
地域連携を進めていきたいが、法人としてどう取組めばよいのかわからない 地域連携を担う人材、介護や在宅医療に関心がある人材が少ない	①	しくみ・システム・組織として継続可能な組織マネジメント

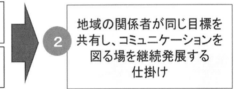

| 病院関係者同士はよく会うが、介護分野の関係者や地域住民と接する機会がない
連携先法人とトップ同士で意思疎通を密にしたいが取組み方がわからない | ② | 地域の関係者が同じ目標を共有し、コミュニケーションを図る場を継続発展する仕掛け |

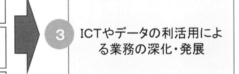

| 患者情報を共有できたらよいが、法人も施設も異なり聞きづらい
ICTを活用し業務の効率化を進めたいが、具体的な取組み方がわからない
在院日数の短縮は必要だが、入退院調整に時間がかかる | ③ | ICTやデータの利活用による業務の深化・発展 |

第2章

医療分野を中心とした
地域連携について

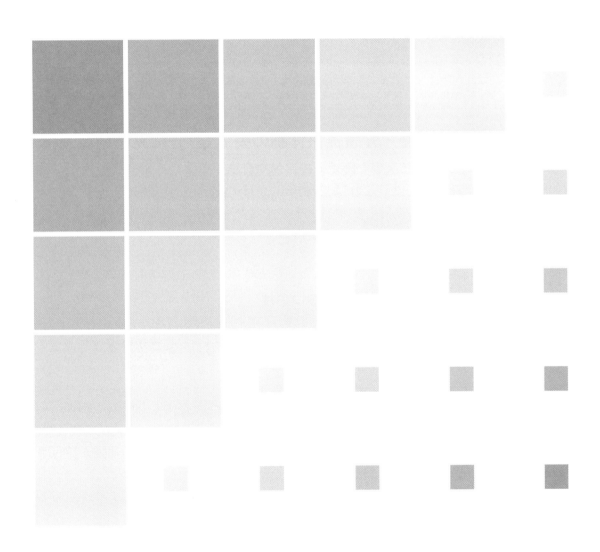

1 2040年の「全世代型社会保障の構築」に向けて望ましい連携の在り方と課題

　日本の医療制度は諸外国と比較しても充実しており、受診機関を自由に選べるフリーアクセス、医療の質、皆保険制度に基づく国民の医療費負担方法など、制度設計当初において、国民一人ひとりの生活に有益なあり方を保ってきた。しかしながら時代の変化とともに、少子高齢化、働き手世代の減少、人口の一極集中、国民の疾患・疾病の構造の変化や社会保障費の急増等にともない、限られた医療資源を、いかに地域特性に併せて効率的に活用できるように変えていくかが、大きな焦点となっている。

　社会構造の変化に伴い同じ状況に直面する介護分野や、保健医療に関わる全ての関係者とそれを共有するために掲げられたものが「地域包括ケアシステム」という理念であり、この理念のもと、近年、医療分野は「地域」、「医療以外も踏まえた連携」をキーワードに、地域における医療・介護をはじめとする関係者の連携を基調の１つとして、当面の諸制度・諸計画が策定・推進されている。

　本章では、医療機関を中心とした地域連携について、今後望ましい連携の在り方について示し、それに向けた課題やアクションプランを明確化しまとめるとともに、参考として現在、施策の中で地域連携がどのように位置づけられているかを踏まえ、連携手法や連携状況を整理する。

第1部 分析編

1 「ポスト2025年の医療・介護提供体制の姿（案）」に見る地域連携

　厚生労働省は、2023年２月16日に医療介護総合確保促進会議を開催し、「ポスト2025年の医療・介護提供体制の姿（案）」を公表した。これは、2040年にかけて高齢者人口がピークを迎える中、医療・介護の複合的ニーズのある高齢者数が高止まりする一方で生産年齢人口が急減に直面する局面において、実現が期待される医療・介護提供体制の現時点の姿を、患者・利用者・国民の目線で描いたものである。

■ ポスト2025年の医療・介護提供体制の姿の３つの柱

　ポスト2025年の医療・介護提供体制の姿は、以下の３つの柱を同時に実現することを通じて、患者・利用者など国民が必要な情報に基づいて適切な選択を行い、安心感が確保されるものでなければならないとしている。

> ①医療・介護を提供する主体の連携により、必要なときに「治し、支える」医療や個別ニーズに寄り添った柔軟かつ多様な介護が地域で完結して受けられること
> ②地域に健康・医療・介護等に関して必要なときに相談できる専門職やその連携が確保され、さらにそれを自ら選ぶことができること
> ③健康・医療・介護情報に関する安全・安心の情報基盤が整備されることにより、自らの情報を基に、適切な医療・介護を効果的・効率的に受けることができること

（ア）医療・介護を提供する主体の連携により、必要なときに「治し、支える」医療や個別ニーズに寄り添った柔軟かつ多様な介護が地域で完結して受けられること

（基本的な考え方）
・医療・介護が必要な状態になっても、自分が住み慣れた地域において、「治し、支える」医療と個別ニーズに寄り添った多様な介護サービスなどの支援が、それぞれの機関が役割分担

しながら、かつ、それらの機関が有機的に連携して、ニーズに応じて柔軟に提供される。こうした形で地域が医療・介護の連携体制によってカバーされ、いざというときにも、自らの生活の中で自分や家族を支えてくれる基盤が整っているということが、目に見える形で分かりやすく明らかになっている。

（イ）地域に健康・医療・介護等に関して必要なときに相談できる専門職やその連携が確保され、さらにそれを自ら選ぶことができること

（基本的な考え方）

・健康・医療・介護に関して何か不安を感じたときに、自分が住み慣れた地域に気軽に相談できる専門職やその連携が確保されている。こうした専門職等に相談すれば、自ら適切なサービスを提供してくれるか、その時々の状況に適した専門職を紹介し、適切なサービスに繋げてくれる。こうした気軽に相談できる専門職等があらかじめ明らかになっていて、自らそれを選ぶことができる。

（ウ）健康・医療・介護情報に関する安全・安心の情報基盤が整備されることにより、自らの情報を基に、適切な医療・介護を効果的・効率的に受けることができること

（基本的な考え方）

・自分の健康・医療・介護情報が最新の状況が反映された質の高い形で個人が電子的に一元的に管理できるようになっている。そして、マイナンバーカード１枚で受診でき、自ら同意した上で、こうした情報を医療機関・薬局・介護事業者や保険者、民間事業者も含めた多様な主体が共有することで、より適切なサービスを受けることができる。

出典：厚生労働省「第19回医療介護総合確保促進会議」「資料３　ポスト2025年の医療・介護提供体制の姿（案）」（2023年２月16日）

2 医療・福祉サービス改革プラン（2040年を展望した社会保障のあり方）

　2040年を展望すると、高齢者の人口の伸びは落ち着くものの、生産年齢人口が急減し、「総就業者数の増加」とともに、「より少ない人手でも回る医療・福祉の現場を実現」することが必要となってくる。「2040年を展望した社会保障・働き方改革本部」によるとりまとめにおいて、4つの改革を通じて、医療・福祉サービス改革による生産性の向上を図ること（医療・福祉サービス改革プラン）が宣言された。この、医療・福祉サービス改革プランでは、「ロボット・AI・ICT等の実用化推進、データヘルス改革」、「タスクシフティングを担う人材の育成、シニア人材の活用推進」、「組織マネジメント改革」「経営の大規模化・協働化」を4本柱としている。

　「ロボット・AI・ICT等の実用化推進、データヘルス改革」は、2040年に向けたロボット・AI等の研究開発、実用化や、データヘルス改革推進本部の取組みを進める他、がんゲノム医療・AI利活用の推進、PHRの推進、医療・介護現場の情報連携促進、データベースの効果的な利活用の推進、オンライン服薬指導などを進める。また、特に介護分野で、業務仕分け、元気高齢者の活躍、ロボット・センサー・ICTの活用、介護業界のイメージ改善を行うパイロット事業を2020年度より全国に展開していくとされた。

　「タスクシフティングを担う人材の育成、シニア人材の活用推進」は、チーム医療を促進するための人材育成、介護助手等としてシニア層の活用などを行う。

　「組織マネジメント改革」は、医療機関における労働時間短縮、福祉分野の生産性向上ガイドラインの作成・普及・改善、現場の効率化に向けた工夫を促す報酬制度への見直し、文書量削減に向けた取組みを行う。

　「経営の大規模化・協働化」は、医療法人の経営統合等に向けたインセンティブの付与をする、合併の好事例を示すなどの他、「小規模法人のネットワーク化による協働推進事業」による法人間連携の推進を図ることが示されている。

■ 医療・福祉サービス改革プラン

出典：厚生労働省「2040年を展望した社会保障・働き方改革について」

③ 次期医療計画・介護計画の見直しの方向性（総合確保方針より）

　地域で効率的かつ質の高い医療提供体制を構築するとともに地域包括ケアシステムを構築することを通じ、地域における医療及び介護の総合的な確保を推進するため、医療介護総合確保推進法が2014年に成立した。同法第3条第1項の規定に基づき、「地域における医療及び介護を総合的に確保するための基本的な方針（以下、総合確保方針）」が策定された（※総合確保方針の詳細については後述する。）

　総合確保方針は、次期の医療計画、介護計画の見直しの方向性の基礎となるものであり、2024年度の第8次医療計画と、第9期介護保険事業（支援）計画の同時改定を前に、見直しが行われる。

　方向性として、まず、全国で見れば65歳以上人口は2040年を超えるまで増加が続く一方で、都道府県や二次医療圏単位で見れば、65歳以上人口が増加する地域と減少する地域に分かれる。入院・外来・在宅それぞれの医療需要も、ピークを迎える見込みの年が地域ごとに異なり、生産年齢人口が減少する中で、急激に高齢化が進行する地域もあれば、高齢化がピークを越える地域もある。人口構成の変化や医療及び介護需要の動向は地域ごとに異なるため、地域の実情に応じた医療及び介護提供体制の確保を図っていくことが重要である。また、求められる患者・利用者の医療・介護ニーズも変化している。高齢単身世帯が増えるとともに、慢性疾患や複数の疾患を抱える患者、医療・介護の複合ニーズを有する患者・利用者が増加しており、医療・介護の連携の必要性が高まっている。

　こうした実情を踏まえ、見直し案では、生産年齢人口の減少加速等を見据え、患者・利用者など国民の視点に立った医療・介護の提供体制を構築し、国民一人ひとりの自立と尊厳を支えるケアを将来にわたって持続的に実現することが示された。デジタル化やデータヘルス化によって医療と介護の連携を強化し、地域の包括的な支援体制の構築、「地域共生社会」の実現をめざすものである。

【現行】

意義

「団塊の世代」が全て75歳以上となる2025年に向け、利用者の視点に立って切れ目のない医療及び介護の提供体制を構築。自立と尊厳を支えるケアを実現

基本的方向性

(ア) 効率的で質の高い医療提供体制の構築と地域包括ケアシステムの構築

(イ) 地域の創意工夫を活かせる仕組み

(ウ) 質の高い医療・介護人材の確保と多職種連携の推進

(エ) 限りある資源の効率的かつ効果的な活用

(オ) 情報通信技術（ICT）の活用

【見直し】

意義

「団塊の世代」が全て75歳以上となる2025年、その後の生産年齢人口の減少の加速等を見据え、患者・利用者・国民の視点に立った医療・介護の提供体制を構築。自立と尊厳を支えるケアを実現。

基本的方向性

(ア) 「地域完結型」の医療・介護提供体制の構築

(イ) サービス提供人材の確保と働き方改革

(ウ) 限りある資源の効率的かつ効果的な活用

(エ) デジタル化・データヘルスの推進

(オ) 地域共生社会の実現

出典：厚生労働省「医療介護総合確保促進会議」「地域における医療及び介護を総合的に確保するための基本的な方針（総合確保方針）の一部改正について」（2023年3月17日）を基に作成。

4 今後求められる連携の在り方

1～**3**で述べた諸計画及び方向性の内容をまとめると、以下のとおりに整理することができ、地域連携のあるべき姿が見えてくる。キーワードとして、「地域完結型」「医療・介護の連携」「情報基盤」「ＩＣＴ」「データ」などが共通で示されており、地域ごとの目標やそれに向かうための職種の垣根を越えたコミュニケーション、これを含めた業務の効率化や効果的な遂行のためにもＩＣＴやデータ、情報基盤が必要であることが、異なる計画や方針であっても繰り返し述べられていることがわかる。よって、地域連携に必要な要素を抽出すれば、以下のように整理できる。

■ 地域連携のあるべき姿と、地域連携に必要な２つの要素

「ポスト2025年の医療・介護提供体制の姿」における3つの柱

1 **医療・介護を提供する主体の連携**、必要なときに治し支える医療、個別ニーズに添った柔軟かつ多様な介護

2 地域に健康・医療・介護等に関して必要なときに相談できる**専門職やその連携の確保**

3 健康・医療・介護情報に関する安全・安心の情報基盤の整備

これらの実現のため、各地域の優先課題の設定と対策につき地域の関係者で議論していく必要

「医療・福祉サービス改革プラン」における4つの柱

1 ロボット・AI・ICT等の実用化推進、データヘルス改革

2 タスクシフティングを担う人材の育成、シニア人材の活用推進

3 組織マネジメント改革

4 経営の大規模化・協働化

「総合確保方針の見直しについて」における5つの基本的方向性

1 地域完結型の医療・介護提供体制の構築

2 サービス提供人材の確保と働き方改革

3 限りある資源の効率的かつ効果的な活用

4 デジタル化・データヘルスの推進

5 地域共生社会の実現

地域の関係者が
同じ目標を共有し、
コミュニケーションを
図る場を継続発展する
仕掛けが必要

ICTやデータの利活用による業務の深化・発展が必要

前頁のとおり、地域連携に必要な要素としては、「地域の関係者が同じ目標を共有し、コミュニケーションを図る場を継続発展する仕掛け」「ＩＣＴやデータの利活用による業務の深化・発展」が抽出された。医療機関の経営に大きな影響を与える診療報酬改定（2022年度）の方向性もこの２つの要素と下記のとおり一致している。民間の医療機関がこれらを要素に取り組む前提として、経営上のメリットがあることは非常に重要であり、これを診療報酬上も一定程度後押ししていると見ることができる。

■ 必要な要素と関連する診療報酬改定の対応

必要な要素に応じた診察報酬改定（2022年度）の方向性（主なもの）

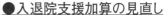

地域の関係者が
同じ目標を共有し、
コミュニケーションを
図る場を継続発展する
仕掛けが必要

●入退院支援加算の見直し
　✓ 質の高い入退院支援を推進する観点から、入退院支援加算1の施設基準において、転院又は退院体制等に係る連携機関の数を20以上から25以上に変更する等、要件を見直し
●在支診及び在支病による地域連携等の推進
　✓ 機能強化型の在支診及び在支病について、市町村が実施する在宅医療・介護連携推進事業等において在宅療養支援診療所以外の診療所等と連携することや、24時間体制での在宅医療の提供に係る積極的役割を担うことが望ましい旨を明記
●外来医療を担う医師と在宅医療を担う医師が共同して行う指導の評価
　✓ 通院患者のスムーズな在宅医療への移行を推進する観点から、外来在宅共同指導料を新設

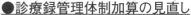

ＩＣＴやデータの利活用に
よる業務の深化・発展が
必要

●診療録管理体制加算の見直し
　✓ 適切な診療記録の管理を推進する観点から要件を見直し
●オンライン資格確認潮ステムを通じた患者情報等の活用に係る評価（電子的保健医療情報活用加算）
　✓ オンライン資格確認システムを通じて患者の薬剤情報又は特定健診情報等を取得し、当該情報を活用して診療等を実施することに係る評価を新設
●外来等におけるデータ提出の評価（外来データ提出加算等）
　✓ 生活習慣病管理料、在宅時医学総合管理料、疾患別リハビリテーション料等において、保険医療機関が診療報酬の請求状況、治療管理の状況等の診療の内容に関するデータを継続して厚生労働省に提出している場合の評価を新設

　また、（株）日本政策投資銀行と（株）日本経済研究所が、2022年11月～2023年１月にかけて、地域の医療・介護連携に関して先進的な取組みを行っている複数の民間病院を対象にヒアリングを行ったところ、前頁の２つの要素に加え、これらの獲得や円滑な進行には、当然ながら組織として地域連携に継続的に取り組むことのできる体制が整っていることが重要であることがわかった。すなわち、地域連携に必要な要素は次の３つと言える。

必要な要素のまとめ

① しくみ・システム・組織として継続可能な組織マネジメント	② 地域の関係者が同じ目標を共有し、コミュニケーションを図る場を継続発展する仕掛け	③ ICTやデータの利活用による業務の深化・発展

　同時に、ヒアリング対象病院では、理想的な地域連携と好循環のイメージ自体は以前から理解しつつも、現場では以下のような現実とのギャップ（課題）があったが、これらのギャップを、上記1～3の要素の視点を取り入れて克服してきたことも確認できた。

■ 理想的な地域連携の循環

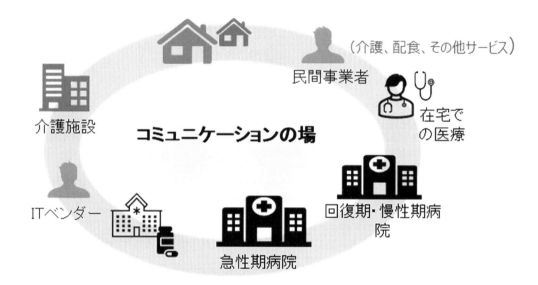

■ 現場の医療機関などで感じてきたギャップ（課題）の例と、その解決に関連する要素

（課題の例）　　　　　　　　　　　　　　　　　　（解決に関連する要素）

地域連携を進めていきたいが、法人としてどう取組めばよいのかわからない	① しくみ・システム・組織として継続可能な組織マネジメント
地域連携を担う人材、介護や在宅医療に関心がある人材が少ない	

病院関係者同士はよく会うが、介護分野の関係者や地域住民と接する機会がない	② 地域の関係者が同じ目標を共有し、コミュニケーションを図る場を継続発展する仕掛け
連携先法人とトップ同士で意思疎通を密にしたいが取組み方がわからない	

患者情報を共有できたらよいが、法人も施設も異なり聞きづらい	③ ICTやデータの利活用による業務の深化・発展
ＩＣＴを活用し業務の効率化を進めたいが、具体的な取組み方がわからない	
在院日数の短縮は必要だが、入退院調整に時間がかかる	

5 要素1「仕組み・システム・組織として持続可能な組織マネジメント」のアクションプランと参考事例

　本項以降では、前頁の地域連携に必要な要素1〜3について、ヒアリング調査から明らかになった好事例などを基に、要素の獲得に必要な項目・段階やアクションに分解し、アクションプランを明らかにするとともに、参考となる好事例を示す。

　まず、必要な要素1の「仕組み・システム・組織として持続可能な組織マネジメント」は、下記の4つの段階と、それぞれの段階で行うアクションに整理できる。

　これらの4段階は、植物の育成に例えるなら、「土壌の育成」、「種まき」、「成長」、「安定的・継続的繁栄」のように、前段階の取組みが後段に生きていき、最終的に持続可能で非属人的な安定的組織マネジメントにつながるものである。

■ 達成への4ステップとアクションプラン

```
           しくみ・システム・組織として
           継続可能な組織マネジメント
```

（4ステップ）　　　　　　　　（アクションプラン）

	4ステップ	アクションプラン	
1	連携推進に向けた組織風土、文化の醸成、法人内の連携推進体制づくり	地域連携の重要性に関するトップからの発信、旗振り役による推進、専門組織の設置、人材育成（組織内の階層別・職種別研修、組織外研修、地域内交流など）等により、地域連携推進に向けた組織的マインドを向上させる。	土壌をつくる 
2	地域連携を担う人材の経験値向上と組織内の円滑なコミュニケーションの形成	待遇面に配慮した職種・施設をまたぐ人事異動等により業務全般、及び地域連携に係る経験を積ませ、医師・看護師等のスキルを上げることにより、後方病床の活用や医療提供レベルの向上、在宅医療の充実を図る。	種をまく
3	地域連携推進に向けた組織的な取組み	地域連携推進の組織的な取組みとして中期事業計画を策定し、単年度計画、個人の行動計画に落とし込み、属人的ではない根拠に基づく組織運営を行う。	成長
4	安定的で持続可能な組織マネジメントの実現	上記を確実に遂行するために定期的な進捗管理及び課題検討を行い、対応策を実施する。（PDCAサイクルの構築）	安定・繁栄

　持続可能な組織マネジメントが確立されている病院の中で行われている取組みにおいて、普遍的で、参考にしやすいと思われるものとして、次のような内容が考えられる。

　例えば、法人グループで中期事業目標を立て、それを各病院（施設）で単年度計画に落とし込み、地域連携に係る事業目標をそれぞれ年度毎に立てる。また、研修や人事ローテーションを充実させ、地域連携の経験値を向上させる。さらに、それを個人の目標に落とし込み、年度の節目で評価を実施する。

　こうしたシステマティックなPDCA体制を確立するまでには当然ハードルや課題があり、「トップダウンでは現場の意見が反映されにくい」「人事異動により給与が下がることへの不満」などのハードルがあるものの、査定やヒアリング、基本給を部門によって変えない等の対応でこれをクリアすることにより、安定的な組織マネジメントにつなげることができる。

■ 実施内容例（システマティックな目標管理と人材育成）

目標達成管理システム

中期事業計画（法人目標）	各施設が提出した地域連携推進に係る目標等から法人として取り上げるものを精査し本部で素案を固め、それを毎回の部長会議でチェックし作成
単年度計画（病院目標）	中期事業計画を単年度事業計画に落とし込む際に診療部にヒアリングを行い、診療科毎に地域連携推進に係る目標を設定
個人目標	病院目標を個人目標に落とし込み、年度の中間と年度末に、面接と評価を実施

該当するステップ

1 連携推進に向けた組織風土、文化の醸成、法人内の連携推進体制づくり

3 地域連携推進に向けた組織的な取組み

4 安定的で持続可能な組織マネジメントの実現

人材育成（研修制度、人事ローテーション）

階層別研修　専門職研修　外部研修事業

自己申告による人事ローテーション（人事異動、出向等）

✓ 法人・病院・個人目標の連携、PDCAによる目標管理
✓ 研修制度、人事ローテーションによる業務全般、及び地域連携に係る経験値向上

該当するステップ

2 地域連携を担う人材の経験値向上と組織内の円滑なコミュニケーションの形成

■ 上記実施の際に想定されるハードルと乗り越え方の例

ハードル

・事業計画をトップダウンで策定すると現場の意見が十分に反映されず、ボトムアップだと法人の考え方が反映されにくくなる。
・また、事業計画を現場に説明する際に、うまく伝わらないことがある。
・人事異動により、医療部門の現場から介護・福祉部門に移ると、給与が下がる場合がある。

ハードルの乗り越え方

各施設に5年間で行うべき地域連携推進に係る目標等を提出させ、その中から法人として取り上げるものを精査し策定している。単年度計画に落とす時にはヒアリングを診療部と1対1で行い、診療科ごとの患者数やオペ件数、地域連携推進に係る目標等を決定し、それを個人目標にも落とし込んでいる。

家庭の事情により働き方を変えたいという要望を受け入れたい。基本的に基本給は下がらず、夜勤手当等の変動手当が変わるだけである。

実際に前頁のような取組みを実施しているのが、３法人42施設・事業所を擁し３県域で医療・介護サービスを提供している、ジャパンメディカルアライアンス（以下、「ＪＭＡ」)グループである。

ＪＭＡグループは、埼玉県、神奈川県、静岡県の各エリアで高度急性期医療、介護、在宅支援までを展開するとともに、神奈川県県央二次医療圏における、県内初となる地域医療連携推進法人「さがみメディカルパートナーズ」の中核的存在である。

ＪＭＡグループでは、全体の中期経営計画を３年ごとに策定し、それをもとに、各エリアで何をすべきか、という方向性を経営層が定めつつ、ボトムアップのさまざまな意見を吸い上げる仕組みを構築している。以前は５年ごとに作っていた中期経営計画を３年ごととすることで、鮮度の高い計画となり、毎年度の執行イメージを職員が持てるようにした。また、毎年度に役職者を一同に集め、理事長からの説明や、各エリアの方向性を伝える機会も設定し、法人やエリアの方向性を職員一人ひとりが理解できるよう工夫している。併せて各エリアにおいて、病院長、理事長クラス、看護部長や管理部長などが一同に集まり、中期経営計画について、「今後、それぞれの病院や介護系で目指すべき役割」を擦り合わせる会議を設定している。さらに、そのように策定したものを年度末に役職者に対して発信し、翌年度の年度計画にブレークダウンしていく仕組みを設定し、持続的で効果的な組織マネジメントを実現している。

こうした土壌のもと、グループ内の効率的な運営と連携促進の機運は高く、さまざまな取組みがなされている。１つはＩＣＴツールの活用である。顧客情報を管理でき、外出先からでも情報を一元的に見ることができるシステムや、病床の稼働を可視化し、患者受入れ・送り出しの判断に活用可能な病床管理ツールなどを事業者と共同で開発し、導入している。また、こうしたＩＣＴツール導入のアイディアを出しやすい環境も強みである。組織横断的にチームを編成し、チームごとに出す改善テーマを組織が評価し、受け入れ、応援する仕組みが、先進的でスピード感のある取組みにつながっている。

■ ＪＭＡグループの中期経営計画を軸とした組織運営イメージ

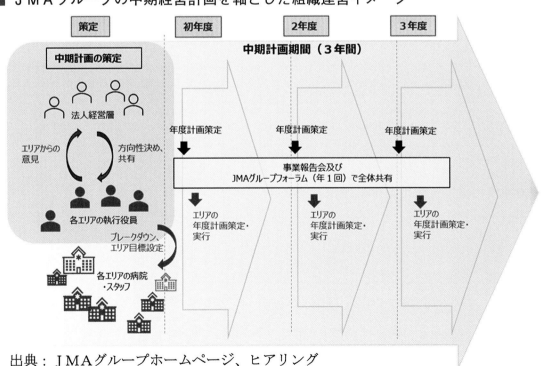

出典：ＪＭＡグループホームページ、ヒアリング

効果的で持続的な組織マネジメントの仕組みは、グループ内の経営のみならず、同グループが参画する地域医療連携推進法人の活動をより効果的にしている。

地域医療連携推進法人「さがみメディカルパートナーズ」は、「持続可能かつ地域完結型の医療・介護サービス体制の充実により地域の皆様に貢献する」ことを目的とし、「連携以上、統合未満」の関係性構築を目指している。前頁の持続的な組織マネジメントの仕組みがあってこそ、地域の病院の病床機能を最大化するための参画組織間の情報連携や、地域医療連携推進法人の位置づけを自グループの組織マネジメントにしっかりと落とし込むことが可能となっている。

「さがみメディカルパートナーズ」が地域医療連携推進法人の認定を受けて以降、この枠組を生かした取組みが行われている。2019年11月には、ＪＭＡグループが神奈川県で運営する海老名総合病院向けの給食・配食サービスを地域医療連携推進法人内の施設へ展開する検討を始めた。具体的には、事業者との電気厨房機器導入による省人化実証実験を踏まえ、病院食への「調理済み・盛り付け済み」冷凍弁当型商材の適用や、新たに別事業者とも連携し、セントラルキッチンを活用した「トレイメイク済み」の給食提供を実現した海老名総合病院の取組みを拡大するものであり、院内調理に関わる要員やスペースの圧縮を段階的に行い、施設内における "厨房設備レス" の実現を目指している。病院給食において地域医療連携推進法人を活用することは全国初であり、病院や介護施設内での食事提供にかかわる人手の確保、外部委託の場合の委託費の上昇、物の老朽化や狭隘化に伴う、厨房設備の維持管理負担の現状改善も見据えた取組みである。

また、のちに地域医療連携推進法人内での展開を見据え、同グループ内では主に３つのＩＣＴ活用・ＤＸの取組みも進めている。１つ目は入退院支援業務支援クラウドサービスであり、グループ内の中心的な２病院（急性期病院、ケアミックス病院）間の転院調整時等コミュニケーションツールとして活用している。チャット機能や進捗管理もでき、電子カルテの共有のみよりも両院の円滑な調整に役立っている。さらにこれと併用して、前方連携のための情報管理に活用しているのが、２つ目の地域医療連携活動ツールである。地域にある医療機関ごとの紹介数や訪問の頻度・履歴などをリアルタイムに共有し、両院の一体的なマーケティングに役立つとともに、業務効率化や、データに基づいた現状分析の風土醸成にも生かされている。加えて導入を進めているのが病床管理ツールである。効率的な病床稼働や病棟移動のため、院内保有データをリアルタイムで可視化・分析することに加え、今後の展開として急性期病院と後方病院間のマッチング機能でいっそう業務効率化・見える化に資するものである。

持続可能な組織マネジメントと地域連携に前向きで将来を見据えた取組みを組織横断的に行う風土を生かし、地域医療連携推進法人の取組みを牽引する好事例である。

■ 地域医療連携推進法人内における取組みイメージ

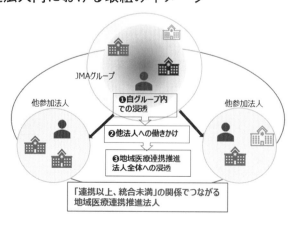

出典：ＪＭＡグループホームページ、ヒアリング

6 要素2「地域の関係者が同じ目標を共有し、コミュニケーションを図る場の継続発展の仕掛け」のアクションプランと参考事例

　必要な要素2の「地域の関係者が同じ目標を共有し、コミュニケーションを図る場の継続発展の仕掛け」については、患者の入院前から退院後までをとりまくさまざまな関係者とのコミュニケーションの場を設定し、関係を築くとともに、地域の課題を関係者と同じ目線で見て、解決していくことが重要である。下記のように、患者を中心とした関係者の輪が徐々に拡大し、将来的には地域全体の最適化を見据え関係者が同じ方向で課題解決していく状態が望ましい。

■ 達成への4ステップとアクションプラン

地域の関係者が同じ目標を
共有し、コミュニケーションを
図る場を継続発展する
仕掛け

（4ステップ）　　　　　　　　　（アクションプラン）

1 ネットワークと信頼関係の構築	事業者とコミュニケーションを図る場の設置や参加を通じて信頼関係を築く。特に重要な連携先とは高い頻度で協議できる場を設置する。
2 地域連携業務の効率化	データによる営業を軸にさまざまな営業手法を導入するとともに、アンケート調査等を行い、地域連携業務に対する地域、参加者の意見や要望を把握・分析し、改善を図る。
3 医療と介護の情報共有	病院と、かかりつけ医、介護施設等と医療・介護等情報の共有・標準化を推進する。
4 まちづくりや地域づくりの観点も含めた地域課題の共有	地域住民とコミュニケーションを図る場の設置や参加を通じて信頼関係を築く。

さらなる発展には…

地域目線による推進体制の構築	地域全体の最適化を見据え、課題や目標の共有と推進のため、効果的な進捗管理に向けて取り組む。

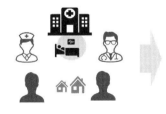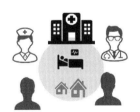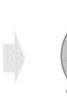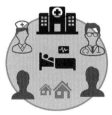

　地域連携において、コミュニケーションの場をうまく活用する事例として、次のようなものがあげられる。

例えば、別法人の病院のトップである理事長や院長がランチミーティングを行い、頻繁に情報交換を行う、また、営業広報誌、講演会、情報交換会などの対外的活動により、さまざまな関係者との関係構築を行うなどが考えられる。また、積極的に地域ケア会議に参加し、住民目線で地域を捉える意識を高めることも重要である。

　地域関係者とつながりをもち、コミュニケーションをする場を継続的に持つことには、信頼関係の築き方や連携のしかた、連携内容がわからないといったハードルがありがちであるが、このように自ら外に発信する、場を形成する、またすでに存在し地域の関係者が集まることが予想される会議には出席するなど、積極的な姿勢を持つことで、信頼や地域における存在感を得る。

■ 実施内容例（地域の関係者とのコミュニケーションと信頼関係構築）

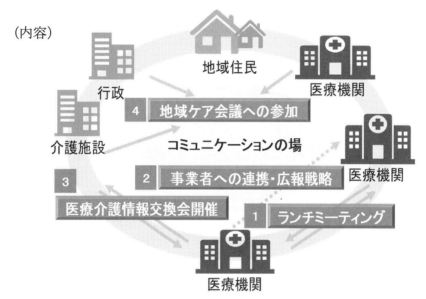

該当するステップ	ハードル	ハードルの乗り越え方
1 ネットワークと信頼関係の構築	・信頼関係をより高めるための効果的な取組み方がわからない。	・特に重要な連携先の理事長・院長同士が高い頻度でランチミーティングを行い、意思決定を行っている。
2 地域連携業務の効率化	・効率的な地域連携業務の実現に向けた進め方がわからない。	・データによる営業、顧客管理システム（営業ツール）の導入、広報誌の発行、医師向け講演会の開催などと、結果分析などを組み合わせた活動を行っている。
3 医療と介護の情報共有	・提供可能な医療・介護の内容や範囲がわからず、多職種間の連携ができていない。	・医療介護情報交換会に院長、施設長のほか、現場のスタッフなども参加し、情報交換などを行っている。
4 まちづくりや地域づくりの観点も含めた地域課題の共有	・地域住民との意思疎通を密にすることが難しく、地域課題の解決に取組めていない。	・地域ケア会議に参加し、住民目線で取組んでいる。

　実際に、他法人や地域関係者とコミュニケーションをとり、信頼関係を構築しているのが、九州の鹿児島市・姶良市に密着した医療・介護の環境づくりを目指している玉昌会グループ

である。同グループは2つの病院を核として、両医療機関にそれぞれの在宅サービス事業を設置し、医療と介護の総合的な視点での環境を構築している。

同グループは、地域ケア会議を、地域包括ケアシステムの構築に関する課題を検討して行政に提案する場として重視し、多くの協議会や住民代表とともに、医療・介護事業者の連携の場というよりも地域住民との連携の場、地域医療介護のための場と捉えて参加している。地域の困りごとや課題に対し、法人としてできることを行い、地域に溶け込むことを重視している。

2020年度には、「再入院を極力させない為の入院治療」を基本方針に「治し支える医療」の概念に基づき、患者が入院期間を有意義・快適に過ごせる事を目標とし総合的医療・介護サービス機能向上を目指す「キラメキテラスヘルスケアホスピタル」を開院した。

加えて、別医療法人と連携し、医療サービス連携を密に行うために、上記新病院と隣接する別医療法人の総合病院がアトリウム（2階屋内連絡）で繋がり、24時間365日移動が可能になる新しい取組みも行っている。異なる医療法人同士が連携し、各病院が高度急性期を含む急性期機能から回復期機能・在宅サービスを含む慢性期機能までをシームレスに提供する日本で最初の試みである。連携後の成果は順調であり、病床稼働率は非常に高く、在院日数は減少し、救急搬送数や患者受入数も増加している。CTやMRIなど医療機器を共同で利用するなど、効率性の向上や受診側の患者のメリット向上も大きな成果である。

異なる医療法人間の連携が成功したのは、トップの密なコミュニケーションによる信頼関係の醸成が大きい。月に2回、理事長と院長同士のランチミーティングを行い、両院トップによりさまざまな連携に係る内容が決定されている。実際に連携すると現場とトップの考えが異なることもありつつ、病院間での信頼関係が構築されることにより、トップのみならず現場も一体となって取り組むことができる。

■ 2法人の病院がアトリウム（2階屋内連絡）で繋がっている様子と開通式

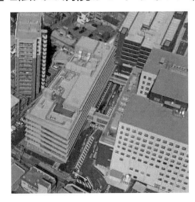
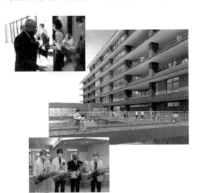

出典：医療法人玉昌会ホームページ「グループ統合報告書 2020」、ヒアリング

先進的取組みの背景に、同法人が提唱する「ヒューマンライフライン」という理念がある。治療そのものより生活支援が重要であるとし、「健康・医療・福祉・社会生活の総合サポート企業として、地域社会に密着したきめ細やかな社会環境づくりと、地域包括ケアシステムをベースとした『ヒューマンライフライン』を構築し、全世代に対応した健康・医療介護・福祉サービスを含めた総合生活支援サービスを提供していく」としている。今後、県内で人口減が進む中、1つの法人単体では利益を上げることはできず、隣の急性期病院とも連携し地域とも連携する必要性があることや、地域がなくなれば地域医療もなくなるという前提のもとに、病院完結型から地域完結型に移すことを想定しており、人口減少社会の先の2040年の地域の姿を見据えている。

このように、地域の中に病院があることを意識し、地域目線を持って法人間連携や地域ケア会議・街づくりへの関わりを進めていることは注目すべきである。

7 要素3「ICTやデータの利活用による業務の深化・発展」のアクションプランと参考事例

　必要な要素3の「ICTやデータの利活用による業務の深化・発展」については、まず必要な情報が何であり、どこまで地域で共有されているかを整理した上で、ベンダー企業と協業などをしながら開発体制を強化していくことが重要である。そして、その上で地域関係者の中でデータを共有していくという3つの段階を踏まえ、地域全体の保健・医療・介護サービス向上をめざしていくことが望ましい。

■ 達成への３ステップとアクションプラン

ICTやデータの利活用による業務の深化・発展

（３ステップ）　　　　　　　　　　　　（アクションプラン）

1 地域連携に必要な情報の整理、連携推進業務の見える化・効率化	地域連携に必要な情報の整理と、地域における情報共有の状況把握を行う。また、地域の関係者と服薬や検査情報などの患者情報の共有による業務の見える化・効率化に取り組む。
2 開発体制の強化、事業者との連携強化	業務の見える化・効率化を促進するため、専門部署の設置、人材育成、ベンダーとの共同開発やコンサルとの連携など、開発体制及びICT事業者との連携強化を図る。
3 地域の関係者間でのICT、データ利活用の体制構築	地域の関係者間での情報連携により、安心して患者を送ることができる転院先や後方病床を確保するなど、関係者との合理的な機能分化や役割分担を図り、地域内の効率的なサービス提供体制の構築に取り組む。

今後のさらなる取組みとして…

医療介護DXの推進による地域住民の保健・医療・介護サービスの向上	連携システムに参加する効果について地域の関係者間で認識を高め、政策動向にも留意しつつ、医療介護DXに向けた基盤整備により、地域全体で住民の保健・医療・介護サービスの向上を図る。

　ICTやデータを利活用して業務の深化や発展につなげている事例としては、例えば以下があげられる。
　地域医療連携推進法人内で電子カルテを共有することにより、患者の情報を他法人とも効率的・効果的に共有でき、入退院などの調整がスムーズにできるようになる。また、ICTに係る専門部署や人材の育成を行っている病院や、ベンダーなどとの共同開発を行っている事例もある。さらに、地域全体に視野を広げ、より綿密な連携と理解が必要となる点で応用的な取組みになるのが、地域の関係者間でのICT、データの利活用である。

こうした取組みが進んでいくと、将来的に、地域全体の保健・医療・福祉サービスの向上が図られていくことになる。

■ 実施内容例（ＩＣＴやデータの利活用で業務の深化や発展につなげている例）

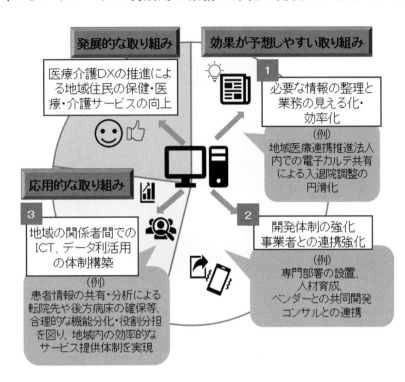

該当するステップ	ハードル	ハードルの乗り越え方
1　地域連携に必要な情報の整理、連携推進業務の見える化・効率化	・在院日数の短縮化に取組んでいるが、入退院調整に時間がかかる。	・複数の医療機関の電子カルテ情報を共有することにより、事前に入退院患者の情報を把握できるようになり、入退院調整業務が効率化する。
2　開発体制の強化、事業者との連携強化	・ＩＣＴを活用して業務を効率化したいが、法人としての体制づくりや具体的な取組み方がわからない。	・情報共有の状況把握と地域連携に必要な情報を整理し、専門部署の設置やベンダーとの共同開発等、開発体制及びＩＣＴ事業者との連携を強化する。
3　地域の関係者間でのＩＣＴ、データ利活用の体制構築	・転院先や後方病床を確保したいが、どのように取組んでいけばよいかわからない。	・患者の転帰データ等の患者情報をもとに、関係者との合理的な機能分化や役割分担を図り、地域内の効率的なサービス提供体制の構築を実現する。

　実際にこうしたＩＣＴやデータ利活用により業務の効率化に取り組んでいるのが、全国40都道府県で病院、介護老人保健施設、介護老人福祉施設などの事業を展開する済生会が熊本県で運営する、済生会熊本病院である。同院では、機能分化を推進し、広域型の高度急性期医療機関を目指す中で、医療ＤＸを先進的に進めている。

　同院では、従前より「顔の見える連携ネットワークの構築」を目標に、地域の病診及び病病連携の推進・地域医療福祉機関との連携・広報活動・セカンドオピニオン・医療相談など、さまざまな機能を充実させてきた。2010年からはさらなる地域社会との連携をめざし、医療連携部を新たに設置、「地域完結医療」に向け、地域全体での医療体制を構築すべく、後方支援病院との連携を強めてきた。その中で、医療機関間での人的交流やデータ共有による課題解決を重要視してきた。

　このように、データを分析できるよう構造化しようという風土のもと、電子カルテの導入等に加え、ベンダーとの共同開発を通じて導入費用を抑えながら、連携活動のサポートツールや、オンライン診療・カンファレンス支援等システムの開発を行っている。

　後方病院との連携のみならず、前方連携を進める中で導入した連携活動サポートツールは、ＣＲＭ（顧客関係管理）システムであり、地域の各医療機関の同院への紹介状況が視覚的に一覧に表示されるなど、マーケティング活動に有効に活用されている。

　また、大手電機メーカーとの共同実証実験・開発も積極的に進めてきた。顔認証システムとサーモグラフィを組合せて診療時の体温測定を省略し、効率化と感染予防を進めたことにはじまり、現在は共同開発によるオンライン診療・カンファレンス支援サービスも導入しており、より広範囲に影響の大きい取組みに進化している。

　ＩＣＴ導入の際の共通課題として、現場の電話・ＦＡＸ等から新しいツールに移行する拒否反応や個人情報保護の観点で外部とのデータ共有に対する強い抵抗感がある。

　これに対し同院では、ＩＣＴツールは"無くても成り立つがあった方がよい"という感覚を尊重しているほか、データをコミュニケーションツールととらえ、事務職や医師がデータを元に会話し共通言語となると認識している。そして、課題はあっても、ＩＣＴの利活用に着手し種をまくことが将来的なＰＨＲ（Personal Health Record）活用に向けて重要な対応だと考えている。さまざまな挑戦を許容し、職種間の垣根が低く、さまざまな職種がディスカッションをすることが当たり前の風土を育みながら、ＩＣＴの利活用により戦略的な運営・マーケティングに取り組んでいる好事例である。

■ 同院のＤＸ推進の取組み（クリニック医師と同院専門医をつなぐオンライン相談）及び2023年４月から開始したＷＥＢ予約の広報

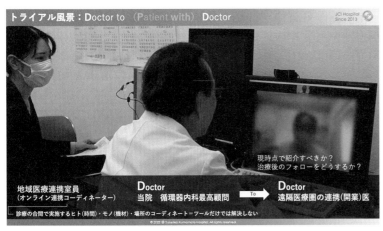
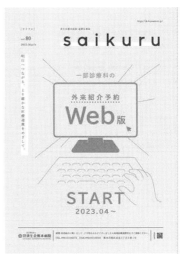

出典：社会福祉法人恩賜財団済生会熊本病院ホームページ、ヒアリング

8 地域連携に係るチェックリスト

これらの地域連携に係る3要素、またそれを達成するためのアクションプラン、達成状況などを整理し、効率的に進捗・達成できるよう、以下のようなチェックリストを活用することも考えられる。

細目	アクションプラン	達成状況 (○/△/×)	達成への優先順位 達成までの期間等
地域連携に必要な要素達成に向けたチェックリスト			
要素1：持続可能な組織マネジメント			
連携推進に向けた組織風土、文化の醸成、法人内の連携推進体制づくり	☐ 地域連携の重要性に関するトップからの発信、旗振り役による推進、専門組織の設置、人材育成（階層別・職種別研修、組織外研修、地域内交流等）等による地域連携推進に向けた組織的マインドの向上		
地域連携を担う人材の経験値向上と組織内の円滑なコミュニケーションの形成	☐ 待遇に配慮した職種・施設をまたぐ人事異動等による業務全般、及び地域連携に係る医師・看護師等の経験値、スキルの向上を通じた後方病床の活用、医療提供レベルの向上、在宅医療の充実等		
地域連携推進に向けた組織的な取組み	☐ 組織的な取組みとしての中期事業計画の策定 ☐ 中期事業計画の単年度計画、個人の行動計画への落とし込み		
安定的で持続可能な組織マネジメントの実現	☐ 定期的な進捗管理及び課題検討、対応策の実施（PDCAサイクルの構築）		
要素2：コミュニケーションを図る場の継続発展			
ネットワークと信頼関係の構築	☐ 事業者とコミュニケーションを図る場の設置や参加による信頼関係の構築 ☐ 重要な連携先と高頻度で協議できる場の設置		
地域連携業務の効率化	☐ データによる営業等、様々な営業手法の導入 ☐ アンケート調査等による地域連携業務に対する地域、参加者の意見・要望の把握・分析、及び改善		
医療と介護の情報共有	☐ 病院、かかりつけ医、介護施設等による医療・介護等情報の共有・標準化の推進		
まちづくりや地域づくりの観点も含めた地域課題の共有	☐ 地域住民とのコミュニケーションを図る場の設置や参加による信頼関係の構築		
要素3：ICTやデータの利活用			
地域連携に必要な情報の整理、業務の見える化・効率化	☐ 必要な情報の整理と地域における情報共有状況の把握 ☐ 患者情報の共有等による業務の見える化・効率化		
開発体制の強化、事業者との連携強化	☐ 専門部署の設置、人材育成 ☐ 開発体制及び事業者との連携強化（共同開発、コンサルとの連携等）		
地域の関係者間でのICT、データ利活用の体制構築	☐ 情報連携による転院先や後方病床の確保等、合理的な機能分化や役割分担を通じた地域内の効率的なサービス提供体制の構築		

第2章 ● 医療分野を中心とした地域連携について　第1節　2040年の「全世代型社会保障の構築」に向けて望ましい連携の在り方と課題

35

2 | 国の制度における連携の位置づけ

　地域連携の重要性を、国はどのような流れで政策に位置づけてきたのであろうか。

　本項では、政策の大きな流れを把握し、今後の政策の方向性を踏まえた上で地域連携を進めていくためにも、前項の「ポスト2025年の医療・介護提供体制の姿（案）」、「医療・福祉サービス改革プラン」や総合確保方針の改定に関連する制度や背景として、留意すべき政策等を整理する。

1 地域医療構想

　国は、今後の人口減少・高齢化に伴う医療ニーズの質・量の変化や労働力人口の減少を見据え、質の高い医療を効率的に提供できる体制を構築するためには、医療機関の機能分化・連携を進めていく必要があるとして、「地域医療構想」を2014年成立の「医療介護総合確保推進法」で制度化した。

　これは、各地域における2025年の医療需要と病床の必要量について、医療機能（高度急性期・急性期・回復期・慢性期）ごとに推計して「地域医療構想」として策定し、その上で、各医療機関の足下の状況と今後の方向性を「病床機能報告」により「見える化」しつつ、各構想区域に設置された「地域医療構想調整会議」において、病床の機能分化・連携に向けた協議を実施するものである。

■ 地域医療構想の内容

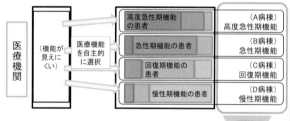

出典：厚生労働省「地域医療構想の基本的な進め方について」

■ 地域医療構想の推進ステップ

STEP1　地域における役割分担の明確化と将来の方向性の共有を「地域医療構想調整会議」で協議

個々の病院の再編に向け、各都道府県での「**地域医療構想調整会議**」での協議を促進。

① 救急医療や小児、周産期医療等の政策医療を担う中心的な医療機関の役割の明確化を図る

② その他の医療機関について、中心的な医療機関が担わない機能や、中心的な医療機関との連携等を踏まえた役割の明確化を図る

STEP2「地域医療介護総合確保基金」により支援

都道府県は、「**地域医療介護総合確保基金**」を活用して、医療機関の機能分化・連携を支援。

・病床機能の転換等に伴う施設整備・設備整備の補助等を実施。

将来の方向性を踏まえた、自主的な取組だけでは、機能分化・連携が進まない場合

STEP3　都道府県知事による適切な役割の発揮

都道府県知事は、医療法上の役割を適切に発揮し、機能分化・連携を推進。

【医療法に定められている都道府県の権限】

① 地域で既に過剰になっている医療機能に転換しようとする医療機関に対して、**転換の中止の命令**（公的医療機関等）**及び要請・勧告**（民間医療機関）

② 協議が調わない等の場合に、地域で不足している医療機能を担うよう**指示**（公的医療機関等）**及び要請・勧告**（民間医療機関）

③ 病院の開設等の許可申請があった場合に、地域で不足している医療機能を担うよう、開設等の許可に条件を付与

④ 稼働していない病床の削減を**命令**（公的医療機関等）**及び要請・勧告**（民間医療機関）

※ ①～④の実施には、都道府県の医療審議会の意見を聴く等の手続きを経る必要がある。
※ 勧告、命令、指示に従わない医療機関には、医療機関名の公表や地域医療支援病院の承認の取消し等を行うことができる。

出典：厚生労働省「地域医療構想の基本的な進め方について」

■ 病床機能報告する医療機能の考え方

> 　病床機能報告においては、病棟が担う医療機能をいずれか１つ選択して報告することとされているが、実際の病棟には様々な病期の患者が入院していることから、下図のように当該病棟でいずれかの機能のうち最も多くの割合の患者を報告することを基本とする。

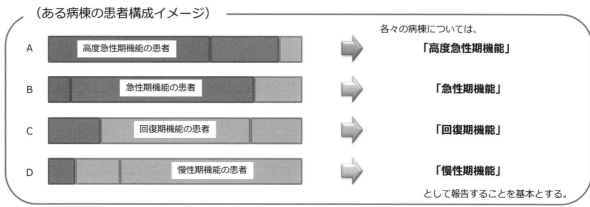

（ある病棟の患者構成イメージ）

A	高度急性期機能の患者	→ **「高度急性期機能」**
B	急性期機能の患者	→ **「急性期機能」**
C	回復期機能の患者	→ **「回復期機能」**
D	慢性期機能の患者	→ **「慢性期機能」**

各々の病棟については、

として報告することを基本とする。

出典：厚生労働省「地域医療構想」「参考資料　医療提供体制について」

■ 2022年病床機能報告における病床数

		報告医療機関数	2022年の病床機能ごとの病床数								
			高度急性期		急性期		回復期		慢性期		合計
全医療機関		12,188	157,261	(13%)	533,799	(45%)	199,495	(17%)	308,450	(26%)	1,199,005
病院	公立病院	860	37,757	(20%)	116,132	(61%)	24,351	(13%)	11,647	(6%)	189,887
	公的病院等	815	107,111	(35%)	153,271	(50%)	23,566	(8%)	22,054	(7%)	306,002
	その他の民間病院等	5,286	12,221	(2%)	224,581	(35%)	140,736	(22%)	264,784	(41%)	642,322
	小計	6,961	157,089	(14%)	493,984	(43%)	188,653	(17%)	298,485	(26%)	1,138,211
有床診療所		5,227	172	(0%)	39,815	(65%)	10,842	(18%)	9,965	(16%)	60,794

出典：2022年度病床機能報告

※公立病院：新公立病院改革プラン策定対象となる開設者（都道府県、市町村、地方独立行政法人）が設置する病院
　公的病院等：公的医療機関等2025プラン策定対象となる開設者
　　　　　　　（独立行政法人国立病院機構、独立行政法人労働者健康安全機構、独立行政法人地域医療機能推進機構、日本赤十字社、社会福祉法人恩賜財団済生会、社会福祉法人北海道社会事業協会、厚生農業協同組合連合会、国民健康保険団体連合会、健康保険組合及びその連合会、共済組合及びその連合会及び国民健康保険組合）が設置する病院、または特定機能病院、地域医療支援病院
　　その他の民間病院等：上記以外の病院
※医療機関の開設者がいずれに分類されるかは、病床機能報告における各医療機関からの報告に基づいている
※小数点以下を四捨五入しているため合計しても100%にならない場合がある

■ 2025年の病床機能ごとの予定病床数（2022年度病床機能報告による報告）

		報告医療機関数	2025年の病床機能ごとの予定病床数								
			高度急性期		急性期		回復期		慢性期		合計
全医療機関		12,188	158,646	(13%)	525,328	(44%)	209,805	(18%)	295,994	(25%)	1,189,773
病院	公立病院	860	38,810	(20%)	113,924	(60%)	26,039	(14%)	11,062	(6%)	189,835
	公的病院等	815	106,885	(35%)	151,913	(50%)	24,617	(8%)	21,520	(7%)	304,935
	その他の民間病院等	5,286	12,675	(2%)	220,516	(35%)	148,093	(23%)	253,702	(40%)	634,986
	小計	6,961	158,370	(14%)	486,353	(43%)	198,749	(18%)	286,284	(25%)	1,129,756
有床診療所		5,227	276	(0%)	38,975	(65%)	11,056	(18%)	9,710	(16%)	60,017

出典：2022年度病床機能報告

※公立病院、公的病院、民間病院の分けは上記図「2021年病床機能報告における病床数」と同様
※医療機関の開設者の分類、及び小数点以下の取り扱いについても「2021年病床機能報告における病床数」と同様
※2022年度病床機能報告において、「2025年7月1日時点における病床の機能の予定」として報告された病床数
出典：厚生労働省「2022年度病床機能報告」

■ 地域医療構想における2025年の病床の必要量との比較

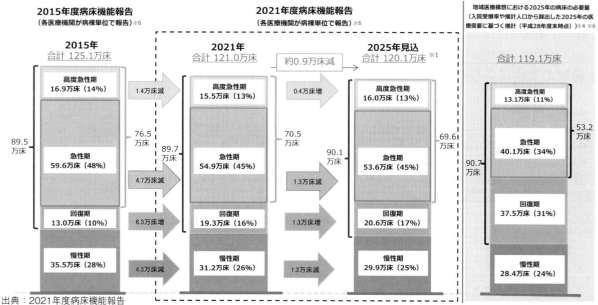

出典：2021年度病床機能報告
2021年度病床機能報告※1：2021年度病床機能報告において、「2025年7月1日時点における病床の機能の予定」として報告された病床数
※2：対象医療機関数及び報告率が異なることから、年度間比較を行う際は留意が必要（報告医療機関数/対象医療機関数（報告率）2015年度病床機能報告：13,863/14,538（95.4％）、2021年度病床機能報告：12,484/12,891（96.8％））
※3：端数処理をしているため、病床数の合計値が合わない場合や、機能ごとの病床数の割合を合計しても100％にならない場合がある
※4：2013年度のNDBのレセプトデータ 及びDPCデータ、国立社会保障・人口問題研究所『日本の地域別将来推計人口（平成25年(2013年)3月中位推計）』等を用いて推計
※5：高度急性期のうちICU及びHCUの病床数（*）：19,645床（参考 2020年度病床機能報告：18,482床）
　　＊救命救急入院料1～4、特定集中治療室管理料1～4、ハイケアユニット管理料1・2のいずれかの届出を行っている届出病床数
※6：病床機能報告の集計結果と将来の病床の必要量は、各構想区域の病床数を機械的に足し合わせたものであり、また、それぞれ計算方法が異なることから、単純に比較するのではなく、詳細な分析や検討を行った上で地域医療構想調整会議で協議を行うことが重要
出典：厚生労働省「地域医療構想」「参考資料 医療提供体制について」を基に作成。

　地域医療構想は、都道府県が構想区域（原則、二次医療圏）単位で策定し、将来の医療需要や病床の必要量についても、国が示す方法に基づき、都道府県が推計し、医療機能（高度急性期機能・急性期機能・回復期機能・慢性期機能）ごとに、医療需要（1日当たりの入院患者延べ数）を算出し、それを病床稼働率で割り戻して、病床の必要量を推計する。これまで、2017、2018年度の2年間を各都道府県における集中的な検討期間とし、公立・公的医療機関等においては地域の民間医療機関では担うことのできない医療機能に重点化するよう医療機能を見直すとともに、達成するための再編統合の議論を各都道府県で進めてきた。

　なお、公立・公的医療機関等でなければ担えない機能として、以下があげられた。

㋐ 高度急性期・急性期機能や不採算部門、過疎地等の医療提供等
㋑ 山間へき地・離島など民間医療機関の立地が困難な過疎地等における一般医療の提供
㋒ 救急・小児・周産期・災害・精神などの不採算・特殊部門に関わる医療の提供
㋓ 県立がんセンター、県立循環器病センター等地域の民間医療機関では限界のある高度・先進医療の提供
㋔ 研修の実施等を含む広域的な医師派遣の拠点としての機能

　前頁を円滑に進めるため、国は、2018年度中に、将来の病床必要量を超える場合の、新たな医療機関開設の許可申請に係る医療法の改正（知事権限の追加）、地域医療構想アドバイザー設置など地域医療構想調整会議の活性化のための方策に係る通知、地域の実情に応じた定量的基準導入に係る通知を相次いで発令した。
　地域の実情に応じた定量的基準の好事例の1つとしては、「奈良方式」があげられる。奈良県は、病床機能報告に加え、独自に急性期を重症と軽症に区分する目安を示して報告を求

め、施策の対象となる医療機能を明確化した。重症な救急や高度医療を担う「断らない病院」と、地域包括ケアを支える「面倒見のいい病院」へ機能分化し、両者の連携と機能の強化を推進している。

■ 地域の実情に応じた定量的基準の好事例「奈良方式」

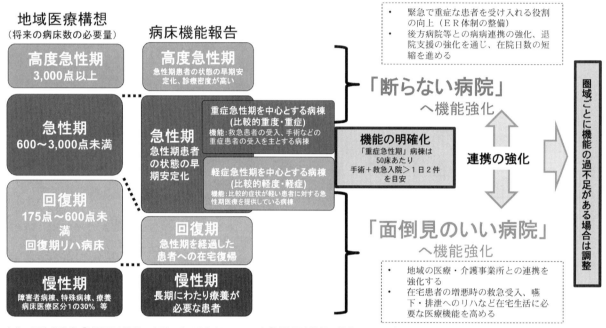

出典：厚生労働省「地域医療構想の実現に向けた取組について」「地域医療構想の推進について」

　また、「経済財政運営と改革の基本方針2019」では、地域医療構想の実現に向け、「公立・公的医療機関等の診療実績データの分析を行い、具体的対応方針内容が民間医療機関では担えない機能に重点化」することや、民間医療機関についても、2025年の地域医療構想の実現に沿う対応方針の策定が求められた。

　地域医療構想の推進に伴い、2007年から「経営の効率化」、「再編・ネットワーク化」及び「経営形態の見直し」を3つの視点として実施されていた「公立病院改革ガイドライン」は、「新公立病院改革ガイドライン」となり、「地域医療構想を踏まえた役割の明確化」と上記3点を内容とした「新公立病院改革プラン」を実行することとなった。

　2020年1月17日付の医政局長通知「公立・公的医療機関等の具体的対応方針の再検証等について」（医政発0117第4号）では、「再検証対象医療機関」の抽出と、病床数や病床機能の再編を都道府県知事に求めた。各公立・公的医療機関等について領域ごとに、「診療実績が特に少ない（診療実績が無い場合も含む。）」、「構想区域内に、一定数以上の診療実績を有する医療機関が2つ以上あり、かつ、お互いの所在地が近接している（診療実績が無い場合も含む。）」に該当するかという観点から、厚生労働省が判定、選別した医療機関について、再検証を都道府県に求めるものである。

　なお、再検証の内容は、医療需要の変化等の医療機関を取り巻く環境を踏まえた、2025年に向けた自医療機関の役割、領域ごとの医療機能の方向性（他の医療機関との機能統合や連携、機能縮小、機能廃止等）や、これらを踏まえた機能別の病床数の変動についてであり、すでに地域医療構想会議で合意済であっても、再検討を求めるという徹底した内容であった。

　2021年及び2022年の「経済財政運営と改革の基本方針」においては、「効率的な医療提供体制の構築や1人当たり医療費の地域差半減に向けて、地域医療構想のPDCAサイクルの強化や医療費適正化計画の在り方の見直しを行う」（具体的には関係行政機関への資料・デー

タ提供などの協力要請）ことや、「機能分化と連携を一層重視した医療・介護提供体制等の国民目線での改革を進める」ための「地域医療連携推進法人の有効活用や都道府県の責務の明確化等に関し必要な法制上の措置を含め地域医療構想を推進する」ことが明らかにされた。（なお、地域医療連携推進法人については後述する。）

2 地域医療構想の実現に向けた医療機関の再編等に係る財政的支援

（1）地域医療介護総合確保基金

2014年度から消費税増収分などを活用した財政支援制度（地域医療介護総合確保基金）を創設し、各都道府県に設置しており、各都道府県は、都道府県計画を作成し、当該計画に基づき事業を実施している。なお、2022年度予算額は、公費分1,853億円（うち医療分1,029億円、介護分824億円）であった。

■ 地域医療介護総合確保基金の概要

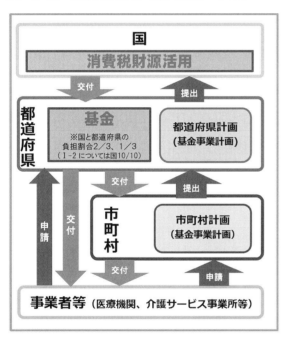

都道府県計画及び市町村計画（基金事業計画）

○ **基金に関する基本的事項**
・公正かつ透明なプロセスの確保（関係者の意見を反映させる仕組みの整備）
・事業主体間の公平性など公正性・透明性の確保
・診療報酬・介護報酬等との役割分担

○ **都道府県計画及び市町村計画の基本的な記載事項**
医療介護総合確保区域の設定※1 ／ 目標と計画期間（原則1年間） ／ 事業の内容、費用の額等 ／ 事業の評価方法※2
※1 都道府県は、二次医療圏及び老人福祉圏域を念頭に置きつつ、地域の実情を踏まえて設定。市町村は、日常生活圏域を念頭に設定。
※2 都道府県は、市町村の協力を得つつ、事業の事後評価等を実施 国は都道府県の事業を検証し、基金の配分等に活用

○ **都道府県は市町村計画の事業をとりまとめて、都道府県計画を作成**

地域医療介護総合確保基金の対象事業

Ⅰ-1 地域医療構想の達成に向けた医療機関の施設又は設備の整備に関する事業
Ⅰ-2 地域医療構想の達成に向けた病床の機能又は病床数の変更に関する事業
Ⅱ 居宅等における医療の提供に関する事業
Ⅲ 介護施設等の整備に関する事業（地域密着型サービス等）
Ⅳ 医療従事者の確保に関する事業
Ⅴ 介護従事者の確保に関する事業
Ⅵ 勤務医の労働時間短縮に向けた体制の整備に関する事業

出典：厚生労働省「地域医療介護総合確保基金の概要」

（2）病床機能再編支援事業

地域医療構想の実現を図る観点から、地域医療構想調整会議等の意見を踏まえ、自主的に行われる病床減少を伴う病床機能再編や、病床減少を伴う医療機関の統合等に取り組む際の財政支援を実施する。（なお、2020年度に予算事業として措置された本事業の法改正が行われ、新たに地域医療介護総合確保基金の中に位置づけ、引き続き事業が実施されている。）当該事業の活用は、都道府県等を通じて交付申請及び決定が行われる。多くの都道府県では、例年、当該事業の活用意向調査を実施し、希望する医療機関から提出された事業計画書など必要書類を審議等している。

■ 病床機能再編支援事業の概要

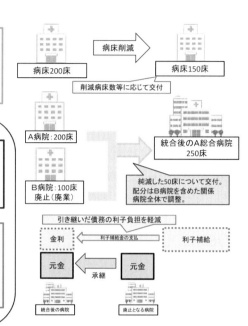

「病床削減」に伴う財政支援

病床を削減した病院等(統合により廃止する場合も含む)に対し、削減病床1床あたり、病床稼働率に応じた額を交付
※病床削減後の許可病床数が、平成30年度病床機能報告における稼働病床数の合計の90%以下となること
※許可病床から休床等を除いた稼働している病棟の病床の10%以上を削減する場合に対象

「病院統合」に伴う財政支援

【統合支援】 統合(廃止病院あり)を伴う病床削減を行う場合のコストに充当するため、関係病院全体で廃止病床1床あたり、病床稼働率に応じた額を関係病院全体へ交付(配分は関係病院で調整)
※重点支援区域のプロジェクトについては一層手厚く支援
※病床数を関係病院の総病床数の10%以上削減する場合に対象

【利子補給】 統合(廃止病院あり)を伴う病床削減を行う場合において、廃止される病院の残債を統合後に残る病院に承継させる場合、当該引継債務に発生する利子について一定の上限を設けて統合後病院へ交付
※病床数を関係病院の総病床数の10%以上削減する場合に対象
※承継に伴い当該引継ぎ債務を金融機関等からの融資に借り換えた場合に限る。

出典:厚生労働省医政局地域医療計画課「新たな病床機能の再編支援について」(2020年10月9日)

(3) そのほかの支援

　2021年1月より、厚生労働省では、自治体や医療機関を対象とした「医療機能の分化・連携に関する情報提供窓口」を設置している。医療機能再編などの在り方の検討は、経営形態や地域の医療ニーズに適した病床規模等、論点が多岐にわたることから、こうした検討に必要となる可能性のある、過去事例や統計データ、法令上の規制等の情報を入手するための照会窓口となるものである。

A 支援の内容

　自治体、地域医療構想アドバイザー、医療機関関係者に下記を提供する。

・医療機能再編等の進め方に関する情報
　過去事例等を参考に、再編等を進める際の手順や会議体の活用方法、留意が必要な法令・通知等を情報提供する。

・公開されている医療統計等に関する情報
　地域の医療資源の現状等を把握する上で利用できる医療統計や、医療需要等を推計する各種ツール等を情報提供する。

・経営形態に関する情報
　地方独立行政法人制度や指定管理者制度等、経営形態の変更を検討する際に留意が必要な制度等を情報提供する。

B 方法

　2021年1月より、メールで24時間照会を受け付けている。

　金融・税制優遇についても制度メニューがある。
　まず、地域医療構想の実現のため、民間病院等が地域医療構想調整会議において合意された具体的対応方針に基づき病床の再編等を行った場合(病床の再編等のために取得又は建設、改修のための工事をした病院用等の建物と附属設備(既存建物を廃止して新たに建設する場合・病床の機能区分の増加を伴う改修の場合)に取得する建物等について、特別償却(取得価格の8%)ができる。

また、地方厚生局長が認定した再編計画（地域医療構想調整会議における協議に基づくことが条件）に基づき、医療機関の開設者が再編のために取得した資産（土地・建物）は、登録免許税、不動産取得税の税率を軽減する優遇措置もある。

■ 税制優遇のイメージ

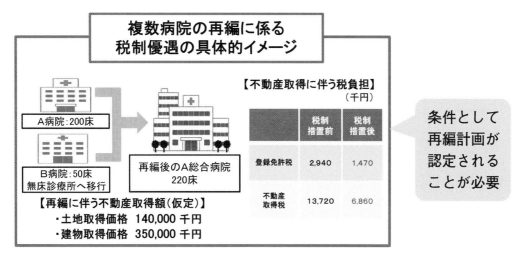

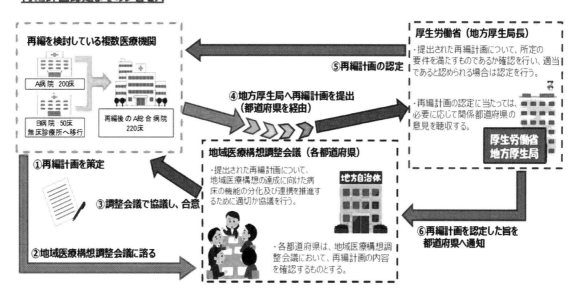

出典：第93回社会保障審議会（医療部会）「資料3-3　地域医療構想の推進について」（2022年11月28日）を基に作成。

3 地域医療構想における今後の議論等

　2022年３月及び2023年３月に発出された医政局長通知「地域医療構想の進め方について」（医政発0324第６号、医政発0331第１号）では、各都道府県で第８次医療計画（2024年度〜2029年度）の策定作業が2023年度にかけて進められる際には、各地域の地域医療構想会議の場等で記載事項追加（新興感染症等対応）等に向けた検討や病床の機能分化・連携に関する議論等を行い、それと併せて、2022年度及び2023年度において、ＰＤＣＡサイクルを活用して地域医療構想に係る民間医療機関も含めた各医療機関の対応方針の策定や検証・見直しを行うこととされている。

　また、検討状況については、定期的に公表を行うとしている。2022年度は2022年９月末時点、及び2023年３月末時点の対応方針（「合意・検証済」、「協議・検証中」、「協議・検証未開始」）

の状況を厚生労働省が把握し、各都道府県は厚生労働省への報告内容を基にホームページ等で公表するとした。

　上記に基づき、2023年３月時点での公立、公的、民間医療機関における、「各医療機関の対応方針の策定や検証・見直しの状況」、「地域医療構想調整会議の開催状況、データ利活用を含めた議論の状況、議論の公表状況」及び「構想区域における医療提供体制、再編にかかる検討状況」等について、厚生労働省が調査を行った。結果をみると、全ての医療機関の対応方針の措置済を含む「合意済」・「検証済」の割合は医療機関単位で60％、病床単位で76％となっている。また、再検証対象医療機関の対応方針の措置済を含む「検証済」は医療機関単位で58％、病床単位で62％、再検証対象医療機関を除く新公立病院改革プラン・公立病院経営強化プラン対象病院の対応方針の措置済を含む「合意済」は医療機関単位で99％、病床単位で99％となっている。民間等のそのほかの医療機関の対応方針の措置済を含む「合意済」の割合は医療機関単位で55％、病床単位で64％となっている。

■ 地域医療構想調整会議における対応方針の検討状況（2023年３月時点）
医療機関の区分別にみた対応方針の協議状況

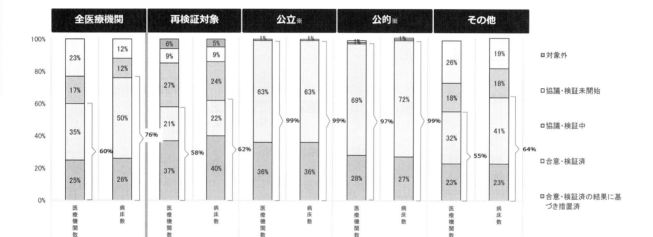

※公立、公的及び公立・公的以外には、再検証対象を含まない。
※医療機関には有床診療所を含む。
※再検証対象医療機関の「対象外」には既に病床を有さなくなった医療機関も含まれるため一律に全医療機関の合計に計上していない。
※医政局地域医療計画課調べ（一部精査中）

出典：第12回地域医療構想及び医師確保計画に関するワーキンググループ「資料１　地域医療構想調整会議における検討状況等調査の報告」（2023年５月25日）

■ 地域医療構想調整会議の開催状況（2023年度３月時点　開催延べ数／全構想区域）

（参考）地域医療構想調整会議の開催実績のまとめ

	平成29年度	平成30年度	令和元年度	令和２年度	令和３年度	令和４年度（見込み）	令和４年度（実績）
開催延べ数	1,067回	1,327回	1,035回	652回	656回	975回	882回
構想区域当たりの平均	3.1回	3.9回	3.0回	1.9回	1.9回	2.9回	2.6回

医政局地域医療計画課調べ（一部精査中）

出典：第12回地域医療構想及び医師確保計画に関するワーキンググループ「資料１　地域医療構想調整会議における検討状況等調査の報告」（2023年５月25日）

4 総合確保方針改定における連携の重要性の示唆

総合確保方針は、地域における医療及び介護の総合的な確保の意義及び基本的な方向を定め、医療計画と介護保険事業計画のいわば上位に位置する概念である。両計画の基本となるべき事項、都道府県計画及び市町村計画の作成やこれらの整合性の確保、都道府県計画、医療計画及び都道府県介護保険事業支援計画の整合性の確保や、医療介護総合確保法第6条の基金（以下単に「基金」という。）を活用した地域における事業が、公平性及び透明性を確保しつつ、実施されるようにすることを目的とするものである。

■ 医療及び介護に関する各種方針・計画等の関係について

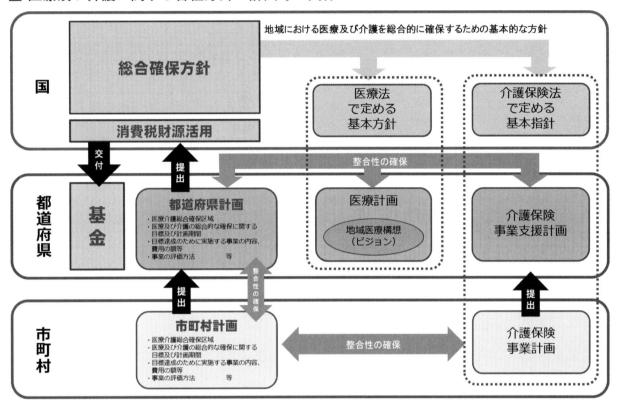

出典：厚生労働省「第3回医療介護総合確保促進会議」「参考資料1 医療及び介護に関する各種方針・計画等の関係について」（2014年9月8日）

総合確保方針は、地域医療構想の作成や医療介護総合確保推進法による改正の施行状況等を勘案して、必要な見直しを行うとされている。

これまで、医療計画と介護保険事業（支援）計画の同時改定を控えた2016年12月に一部が改定された。この改定時には、医師の働き方改革（労働時間短縮及び健康確保のための措置の整備等）、各医療関係職種の専門性の活用（業務範囲や医師養成課程の見直し）、地域の実情に応じた医療提供体制の確保（新興感染症の感染拡大下の医療提供体制に関する事項の医療計画への位置づけ、地域医療構想実現への取組みの支援、外来医療の機能の明確化・連携）などが盛り込まれた。

6年で1期の期間とする医療計画と、3年で1期の期間とする介護保険事業計画が同時改定されるとともに、さらに診療報酬と介護報酬の同時改定の年でもある2024年度を見据え、総合確保方針の見直しが行われる。

この見直しの方向性については、**3**で記載したとおりである。

■ 総合確保方針の見直しと関連する他計画などのスケジュール

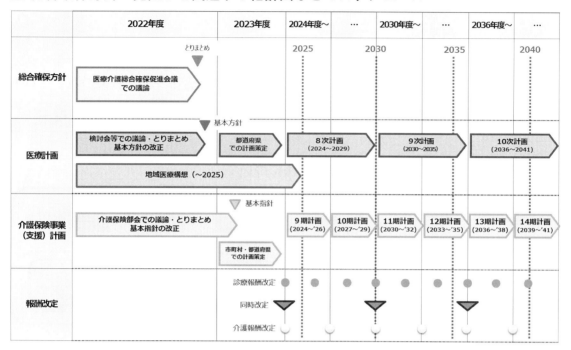

出典：厚生労働省「第19回医療介護総合確保促進会議」「資料1　総合確保方針の見直しについて（案）」（2023年2月16日）

3 | 連携の具体的手法

前項の制度改正や政策の変遷において示したように、医療法人などの経営に関する政策の方向性は顕著である。

■ 社会保障政策とともに変化する医療法人のあり方

社会保障	1970年代モデル	21世紀（2025年）モデル
特徴	高度経済成長、現役世代が負担	現役世代減少、応能負担
必要とされる医療	病院完結型	地域完結型
サービス提供体制	競争	協調（連携）、再編・統合

出典：内閣府　社会保障制度改革国民会議「社会保障制度改革国民会議 報告書（概要）」を基に作成。

近年の法改正・制度改正においても、2014年に社団医療法人と財団医療法人の合併が可能になり、2016年に医療法人の分割制度が創設、翌2017年に地域医療連携推進法人制度が創設されるなど、人口減少社会に備えつつ地域で医療・介護等が完結していくための、再編・統合や連携を見据えた機能分化を後押しする流れが続いている。

以下、具体的な医療機関の再編・統合や連携を推進する手法と活用状況を整理する。

1 地域医療連携推進法人制度の概要

複数の医療機関等が法人に参画することにより、競争よりも協調を進め、地域において質が高く効率的な医療提供体制を確保することを目的に、2017年に開始した制度である。

厚生労働省医政局長から各都道府県知事あて発出の通知文「地域医療連携推進法人制度について」（医政発0217第16号平成29年2月17日、最終改正医政発1225第17号令和2年12月25日）によれば、「高齢化の進展に伴い、患者の疾病構造は多様化しており、患者一人ひとりがその状態に応じた良質かつ適切な医療を安心して受けることができる体制を地域で構築することが求められている」という背景のもとで制定されるとともに、「当該制度は医療機関の機能の分担及び業務の連携を推進するための方針を定め、当該方針に沿って、参加する法人の医療機関の機能の分担及び業務の連携を推進することを目的とする一般社団法人を、都道府県知事が地域医療連携推進法人として認定する仕組みである。一般社団法人のうち、地域における医療機関など相互間の機能分担や業務の連携推進を主目的とする法人として、医療法に定められた基準を満たすものを、都道府県知事が認定する。認定基準例は以下のとおりである。

■ 認定基準の例

- ・病院、診療所、介護老人保健施設、介護医療院のいずれかを運営する法人が2以上参加すること
- ・医師会、患者団体その他で構成される地域医療連携推進評議会を法人内に置いていること
- ・参加法人が重要事項を決定するに当たっては、地域医療連携推進法人に意見を求めることを定款で定めていること

出典：厚生労働省「地域医療連携推進法人制度の概要」

この制度を推進するにあたり、厚生労働省は、地域医療連携推進法人の立ち上げの一部経費を、地域医療総合確保基金を財源として補助することを通知している。

■ 地域医療連携推進法人の立上げに係る経費に対する補助

- 病床機能の転換・病床数の減少・複数医療機関の再編取組を進めていくことを目的に地域医療連携推進法人を立ち上げる場合、立上げ時に必要となる経費（病床機能分化・連携に係る費用に限る）を補助対象として差し支えない。
（補助対象となる経費）
　会議費、説明会費、旅費、法人事務局経費（法人設立経費を含む）共同研修に係る経費、調査分析、事業計画策定、監査などの委託費、職員の異動や派遣等に伴う経費
- ただし補助対象の期間は、地域医療連携推進法人設立前後の3年間を上限とする。

出典：厚生労働省医政局地域医療計画課長通知「地域医療介護総合確保基金(医療分)に係る標準事業例の取扱いについて」（医政地発0928第1号令和3年9月28日）を基に作成。

地域医療連携法人として登録を都道府県知事に申請する際には、当該医療連携推進区域の属する都道府県の医療計画で定める構想区域を考慮した「医療連携推進区域」や、「参加法人が医療連携推進区域において開設する病院等（病院・診療所・介護老人保健施設・介護医療院）相互間の機能の分担及び業務の連携に関する事項」等を「医療連携推進方針」に記載して提出する必要がある。地域医療連携推進法人ができる業務は、医療連携推進方針に沿った以下の内容であり、都道府県は病院等相互間の機能分担及び業務の連携に資するか審査し、認定を行う。

地域医療連携推進法人が行う「医療連携推進業務」は「病院等に係る業務で、医療連携推進方針に沿った連携の推進を図ることを目的として行う業務」（医療法第70条第2項）、「病院等及び介護事業等に係る業務で医療連携推進方針に沿った連携の推進を図ることを目的とする業務」（医療法第70条の8第1項）、「病院等の開設、介護事業等に係る施設・事業所の開設・管理」（医療法第70条の8第3項）に分かれる。

また、医療連携推進業務に支障を及ぼさない場合にこれ以外の業務も行うことができる。すなわち、本制度の参加法人が行うことのできる具体的な業務内容としてみると、参加法人が独立性を保ちつつ、「医薬品の共同購入」、「病床融通」、「人的交流」、「共同研修」などを行うことができる。また、連携推進法人は参加法人への資金貸付や、医療機関の開設も行うことが可能である。

■ 地域医療連携推進法人が行う「医療連携推進業務」の例

- 医療従事者の資質の向上を図るための研修
- 医薬品、医療機器等の供給
- 参加法人への資金の貸付け、債務の保証及び基金の引受け
　（ただし、個別の法令等により、自己の資産を他者へ提供することが禁じられている法人等（社会福祉法に基づく社会福祉法人等）においては、自己の資産を当該貸付け等の原資等とすることを目的として地域医療連携推進法人へ提供することはできないこと。）
- 医療機関の開設（医療機関相互間の連携の推進に資するものに限る。）

出典：厚生労働省医政局長通知「地域医療連携推進法人制度について」（医政発1225第17号 令和2年12月25日）

しかし、制度の導入から5年近くが経ち、現状、個人立の医療機関については地域医療連携推進法人に参加できないことや、地域医療連携推進法人の事務手続の負担など、課題点が明らかになってきたことを踏まえ、2022年末の社会保障審議会・医療部会にて、地域医療構

想の推進のため、個人立を含めた医療機関がヒトやモノの融通を通じた連携を可能とする「新類型」を設立するとともに、事務負担の軽減のため、代表理事再任時の手続を緩和する見直しの方向性が決定した。

■ 地域医療連携推進法人制度の今後の方向性

	現状・課題		見直しの内容とねらい
①	個人立医療機関が地域医療連携推進法人の運営に参加できない。	→	**個人立医療機関の参加を認める**ことで、個人立医療機関も含めた病床融通や業務連携等が可能となり、地域の医療・介護等の連携を促進。
②	代表理事（任期2年）の再任時における都道府県医療審議会への意見聴取など、事務手続きの負担が大きい。	→	**手続きの一部を緩和する**ことで、地域医療連携推進法人、参加法人、都道府県の負担を軽減。

（見直しのポイント）
・個人立医療機関は個人用資産と医療資産の分離が困難であること等に鑑み、カネの融通（「出資」「貸付」）は不可とする。
・カネの融通をしない場合には、公認会計士又は監査法人による外部監査を不要とし、また、参加法人が重要事項を決定する場合の意見照会のうち、一部を不要とする。
・事務負担の軽減のため、代表理事再任時の手続きを緩和する。
・また、現行の地域医療連携推進法人については、各法人の選択により、新類型に移行することも可能とする。
・現行の地域医療連携推進法人を含め、施行後の状況について検証する。その際は、「新類型による地域医療構想推進への効果等」、「複数の構想区域にまたがる場合の理由」、「大学病院が参加している影響、特に医師確保の観点から法人に参加する医療機関等への影響や参加していない地域の医療機関等への影響」に意識する。

出典：第94回社会保障審議会（医療部会）「資料2-1　医療法人制度の見直しについて」（2022年12月5日）

　上記の見直しにより、より幅広い病床、人材や物資の融通などの業務連携が可能になる。見直し前後の新類型の地域医療連携推進法人のイメージは以下となる。

■ 地域医療連携推進法人の構成（現行）

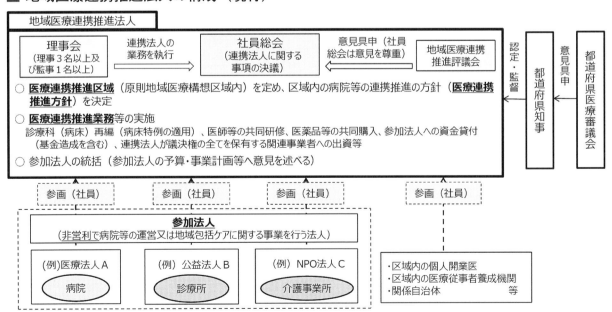

出典：第93回社会保障審議会（医療部会）「資料2-1　医療法人制度の見直しについて」（2022年11月28日）

■ 地域医療連携推進法人の新類型（イメージ）※赤字部分が現行制度からの変更点

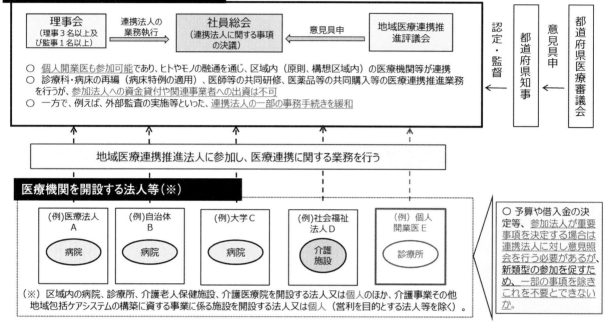

出典：第94回社会保障審議会医療部会「資料2-1　医療法人制度の見直しについて」（2022年12月5日）

　地域医療連携推進法人には介護事業等を実施する非営利法人も参加することができ、急性期、慢性期、回復期など各病院間の機能分化と病床融通等の連携のほか、医療機関と介護施設、入院前から在宅までの各関係者の連携も図りながら、地域医療構想の達成及び地域包括ケアシステムの構築に資する役割を果たすとされている。

　2023年4月の時点では、34法人が登録されている。

■ 地域医療連携推進法人一覧（2023年4月時点）

認定	地域	法人名	参加法人数（医療法上） ※数字は法人数
2017	愛知	尾三会	学校法人1、公的（独法1） 社会福祉法人4、医療法人24 公益財団法人1、 医療生活協同組合1
	兵庫	はりま姫路総合医療センター整備推進機構	公的（自治体）1 社会医療法人1
	広島	備北メディカルネットワーク	公的（自治体）2 医師会1、日本赤十字社
	鹿児島	アンマ	公的（自治体）2、医療法人1 医療生活協同組合
2018	山形	日本海ヘルスケアネット	公的（地域独法、自治体）2、 医療法人5、社会福祉法人3、 医師会1、歯科医師会1、薬剤師会1
	福島	医療戦略研究所	医療法人2、社会福祉法人3
	千葉	房総メディカルアライアンス	公的（自治体）1 社会福祉法人1、学校法人1

2019	福島	ふくしま浜通り・メディカル・アソシエーション	公益法人1 医療法人1
	茨城	桃の花メディカルネットワーク	医療法人2
	栃木	日光ヘルスケアネット	公的（自治体）1、学校法人1 公益法人1、医療法人7
	神奈川	さがみメディカルパートナーズ	医療法人5、社会福祉法人1
	滋賀県	滋賀高島	公的（自治体）1 一般財団法人1、医療法人2
	大阪	北河内メディカルネットワーク	医療法人10、学校法人1、個人1
		弘道会ヘルスネットワーク	医療法人2、社会福祉法人1
	島根	江津メディカルネットワーク	社会福祉法人1 医療法人1、医師会1
2020	北海道	上川北部医療連携推進機構	公的（自治体）2
		南檜山メディカルネットワーク	公的（自治体）6、医療法人2
	岐阜	県北西部地域医療ネット	公的（自治体）3
	滋賀	湖南メディカル・コンソーシアム	医療法人16、NPO法人3 社会福祉法人3、個人9
	高知	清水令和会	医療法人3、個人1
		高知メディカルアライアンス	医療法人3
2021	青森	上十三まるごとネット	公的（自治体）2
	神奈川	横浜医療連携ネットワーク	医療法人4
	静岡	ふじのくに社会健康医療連合	公的（独法、地方独法、公的大学法人）3
		静岡県東部メディカルネットワーク	公的（厚生連）1 医療法人2、学校法人1
	大阪	泉州北部メディカルネットワーク	公的（自治体）1、医療法人1
	兵庫	川西・猪名川地域ヘルスケアネットワーク	公的（自治体）2 医療法人4、医師会1 歯科医師会1、薬剤師会1
	岡山	岡山救急メディカルネットワーク	医療法人2
	島根	雲南市・奥出雲町地域医療ネットワーク	公的（自治体）2
	佐賀	佐賀東部メディカルアライアンス	医療法人5、社会福祉法人1 個人1
2022	茨城	いばらき県北地域医療ネット	医療法人2
	新潟	にいがた中央医療連携推進機構	公的（自治体、厚生連）2、 一般財団法人1
	滋賀	東近江メディカルケアネットワーク	公的（自治体）3、医師会1、医療法人4、 学校法人2、個人1
	大阪	淀川ヘルスケアネット	医療法人4、社会福祉法人2
2023	埼玉	あげおメディカルアライアンス	医療法人3、学校法人1、個人1

出典：厚生労働省「地域医療連携推進法人制度について」及び各法人ＨＰ

第2章 ● 医療分野を中心とした地域連携について 第3節 連携の具体的手法

2 地域医療連携推進法人制度の活用の実態

　厚生労働省は毎年末に地域医療連携推進法人等を対象にアンケートを実施している。
　このうち、2021年12月に行ったアンケート結果では、回答のあった地域医療連携推進法人からの回答は下記であった。

（1）地域医療連携推進法人の事業規模

　2020年度における経常収益・費用について、経常収益が年間300万円以下が70.6％、経常費用300万円以下が76.5％と事業規模が小さい地域医療連携推進法人が大半である。

経常収益の分布（2020年度）

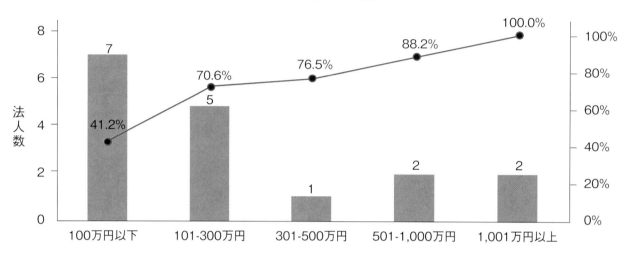

経常費用の分布（2020年度）

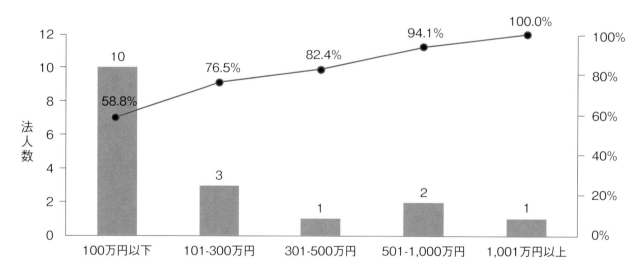

出典：厚生労働省「地域医療連携推進法人制度に関するアンケート調査結果（令和４年１月実施）」を基に作成。

（2）会費の徴収

　会費を徴収している法人は86.4％、１連携法人あたりの会費の年間総額は、平均値147.4万円、中央値は100.0万円である。

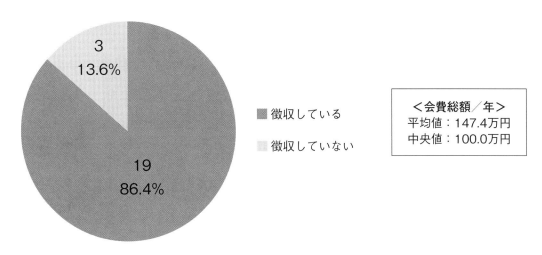

会費徴収の有無（回答連携法人数22）

3
13.6%

19
86.4%

■ 徴収している
□ 徴収していない

＜会費総額／年＞
平均値：147.4万円
中央値：100.0万円

（3）設立の動機（外部要因）

　「以前より医療機関の役割分担と連携のために再編や統合（地域における全体最適の実現）が必要と考えていた」という回答が最も多く（60.9％）、「再編を実現するために連携法人の病床融通制度の活用が必要」が（52.2％）続いている。

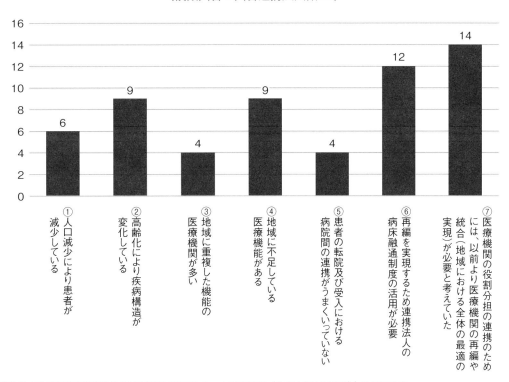

連携法人設立に至った直接の動機は何ですか（外部要因）
（複数回答：回答連携法人数23）

- ① 人口減少により患者が減少している：6
- ② 高齢化により疾病構造が変化している：9
- ③ 地域に重複した機能の医療機関が多い：4
- ④ 地域に不足している医療機能がある：9
- ⑤ 患者の転院及び受入における病院間の連携がうまくいっていない：4
- ⑥ 再編を実現するため連携法人の病床融通制度の活用が必要：12
- ⑦ 医療機関の役割分担の連携のため には、以前より医療機関の再編や統合（地域における全体の最適の実現）が必要と考えていた：14

出典：厚生労働省「地域医療連携推進法人制度に関するアンケート調査結果（令和４年１月実施）」を基に作成。

（4）設立の動機（内部要因）

「人材確保が困難」（47.8％）「様々な制度対応への対応が困難」（30.4％）が多い。

連携法人設立に至った直接の動機は何ですか（内部要因）（複数回答：回答連携法人数23）

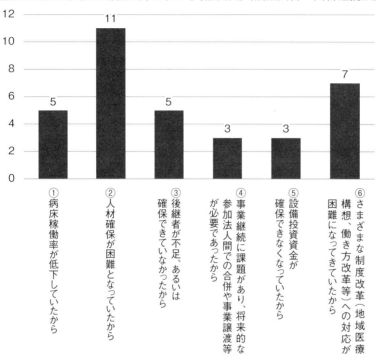

グラフの値：
- ①病床稼働率が低下していたから：5
- ②人材確保が困難となっていたから：11
- ③後継者が不足、あるいは確保できていなかったから：5
- ④事業継続に課題があり、将来的な参加法人間での合併や事業譲渡等が必要であったから：3
- ⑤設備投資資金が確保できなくなっていたから：3
- ⑥さまざまな制度改革（地域医療構想、働き方改革等）への対応が困難になってきていたから：7

（5）地域医療連携推進法人という形での連携を選んだ理由

（既存の連携強化との比較）

　地域医療連携推進法人制度での連携強化を選んだ理由において、「個人的なつながりのみではない公式な関係を築きたい」とする回答と、「連携法人のみにできる事業（病床融通等）に期待」が13法人（56.5％）と同率トップであった。

連携法人設立を選択したのはなぜですか（既存の連携強化との比較）（複数回答：回答連携法人数23）

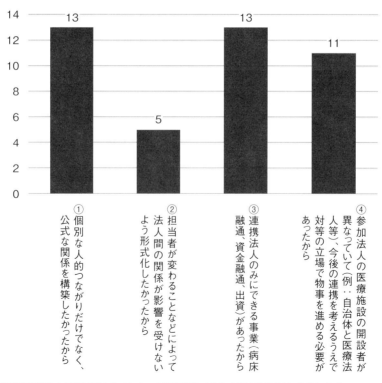

グラフの値：
- ①個別な人的つながりだけでなく、公式な関係を構築したかったから：13
- ②担当者が変わることなどによって法人間の関係が影響を受けないよう形式化したかったから：5
- ③連携法人のみにできる事業（病床融通・資金融通、出資）があったから：13
- ④参加法人の医療施設の開設者が異なっていて（例：自治体と医療法人等）、今後の連携を考えるうえで対等の立場で物事を進める必要があったから：11

出典：厚生労働省「地域医療連携推進法人制度に関するアンケート調査結果（令和4年1月実施）」を基に作成。

（6）地域医療連携推進法人という形での連携を選んだ理由（「合併」との比較）

「各法人の独自性を維持しつつ他の法人との連携を強化できる」とする回答（82.6％）が最も多く、「医療法上の合併を行わなくても、連携法人のみにできる事業（病床融通等）があるため」（43.5％）が続いた。

連携法人設立を選択したのはなぜですか（医療法上の「合併」との比較）（複数回答：回答連携法人数23）

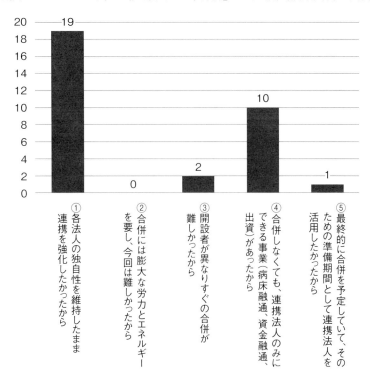

①各法人の独自性を維持したまま連携を強化したかったから：19
②合併には膨大な労力とエネルギーを要し、今回は難しかったから：0
③開設者が異なりすぐの合併が難しかったから：2
④合併しなくても、連携法人のみにできる事業（病床融通、資金融通、出資）があったから：10
⑤最終的に合併を予定していて、そのための準備期間として連携法人を活用したかったから：1

（7）メリット

意見交換や情報交換の観点では、「トップが顔を直接合わせて連携や機能分担について話し合える場ができた」とする回答（95.7％）が最も多かった。

連携法人の各種事業により、感じているメリット（意見交換・情報交換の観点）（複数回答：回答連携法人数23）

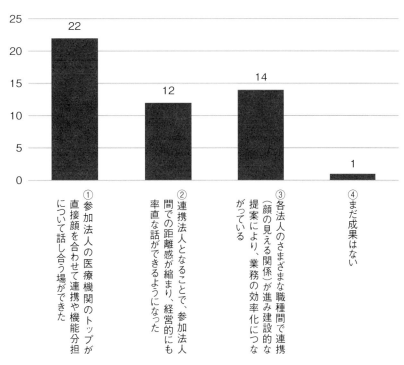

①参加法人の医療機関のトップが直接顔を合わせて連携や機能分担について話し合う場ができた：22
②連携法人となることで、参加法人間での距離感が縮まり、経営的にも率直な話ができるようになった：12
③各法人のさまざまな職種間で連携（顔の見える関係）が進み建設的な提案により、業務の効率化につながっている：14
④まだ成果はない：1

出典：厚生労働省「地域医療連携推進法人制度に関するアンケート調査結果（令和4年1月実施）」を基に作成。

役割分担や連携強化の観点では、「病床変更による役割分担の明確化」や「患者の紹介・逆紹介、転院が円滑になった」がそれぞれ34.8％で同率であった。一方で、「まだ成果はない」とする法人（43.5％）も多い。

連携法人の各種事業により、感じているメリット（地域医療構想の推進、役割分担・連携の強化の観点）
（複数回答：回答連携法人数23）

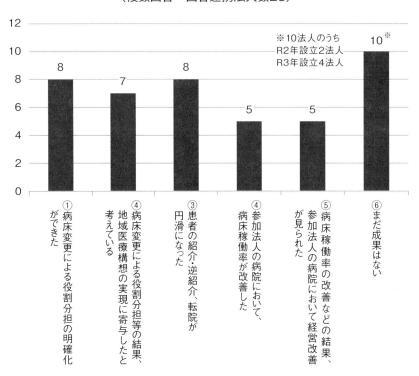

医療の質の向上及びそのほかの観点では、「質の高い共同研修が実施できている」とした法人（56.5％）が最も多かった。事業規模が小さい法人が多いこと、地域医療連携推進法人にメリットを感じている法人も多い一方で、「成果はまだない」とする回答もあり、成果の発現に時間がかかる可能性が示唆される結果となっている。

連携法人の各種事業により、感じているメリット（医療の質の向上、その他の観点）（複数回答：回答連携法人数23）

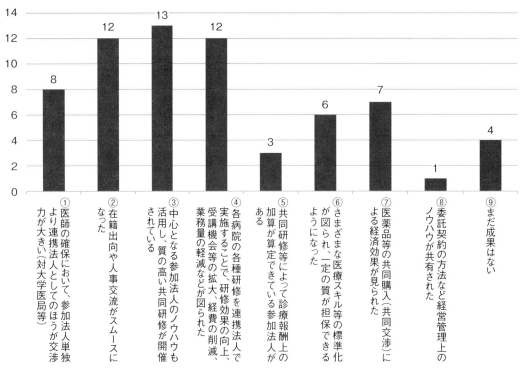

出典：厚生労働省「地域医療連携推進法人制度に関するアンケート調査結果（令和４年１月実施）」を基に作成。

(8) デメリット

　2020年度時点で感じるデメリットとしては、56.5％が「外部監査費用に負担感がある」と回答し、代表理事再任時の手続の非効率さ（47.8％）が続いた。

　また、自由記載内容では、収益面のメリットが少ないことや、中心的な役割を担う参加法人が事務局業務の大部分を担っており、負担が重いという声が上がった。

連携法人の各種事業の運営にあたってのデメリットや問題点（複数回答：回答連携法人数23）

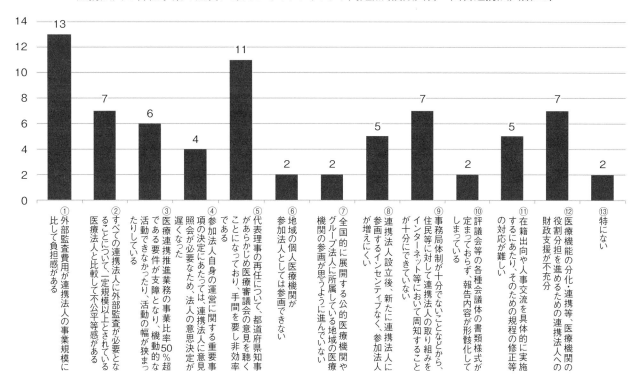

デメリットや問題点の自由記載欄

＜連携法人への参加のインセンティブ＞
○ 複数の医療・介護施設連携によって算定できる診療報酬が少なく、連携法人に付与されるインセンティブもなく、法人設立や事業から生じる収益面のメリットが少ない

＜在籍出向等＞
○ 在籍出向の検討にあたり、法、条例への対応・整備の上、その他条件について整理が必要であり、対応が難しい

＜重要事項の意見照会＞
○ 参加病院が自治体病院の場合、病院の運営は行政の管轄であり、連携法人が意見照会する余地はない。大規模法人の運営する病院も、事実上、同様である

＜代表理事の再任＞
○ 代表理事の選任について、医療審議会が開催されるまでに代表理事が死亡した場合、かなり煩雑な手続きになる

＜医療連携推進業務の事業比率要件＞
○ 法人独自の収益事業を実施しない場合、外部監査費用が支出の多くを占めるため事業比率50％をクリアすることは大変な困難が伴う

＜その他＞
○ 中心的な役割を担う参加法人が事務局業務の大部分を担っており、その負担が重く、また、他法人に業務や費用の負担を求めにくく、運営上の課題となっている

出典：厚生労働省「地域医療連携推進法人制度に関する
　　　アンケート調査結果（令和4年1月実施）」

③ 経営大規模化・協働化の推進

　医療法人等の経営の再編や大規模化等に関しては、2010年代前後より、「地域包括ケアシステム」の理念成立前後から、地域のネットワーク構築の重要性とセットで度々議論されてきた。

　例えば、「社会保障制度改革国民会議報告書（2013年8月6日）」においては、「地域における医療・介護サービスのネットワーク化を図るためには、当事者間の競争よりも協調が必要であり、その際、医療法人等が容易に再編・統合できるよう制度の見直しを行うことが重要である。このため、医療法人制度・社会福祉法人制度について、非営利性や公共性の堅持を前提としつつ、機能の分化・連携の推進に資するよう、例えばホールディングカンパニーの枠組みのような法人間の合併や権利の移転等を速やかに行うことができる道を開くための制度改正を検討する必要がある」とされた。

　また、同年6月の「経済財政運営と改革の基本方針（2013年6月14日閣議決定）」においても、「医療提供体制の改革については、医療提供体制が地域のニーズに合致しているかを検証した上で、医療提供体制の効率化、平均在院日数の縮減を図るとともに、市町村が中心となって介護、医療、住まい、生活支援、予防にわたる支援が包括的に提供される地域包括ケアシステムの構築を進める。また、ICTを活用したエビデンスに基づく効果的な医療計画の策定や、医療法人間の合併や権利の移転等に関する制度改正を検討する。」とされた。

　こうした議論を経て、2014年に社団医療法人と財団医療法人の合併が可能になり、2016年に医療法人の分割制度が創設されるに至った。

　2019年、地域医療構想を着実に推進していきつつ、その先も見据えるものとして、厚生労働大臣が本部長を務める「2040年を展望した社会保障・働き方改革本部」は、担い手になり得る現役世代人口の急減を見据え、医療と福祉の現場の生産性を向上させるための「医療・福祉サービス改革プラン」を決定した。ロボット・AI・ICTなどの実用化推進、データヘルス改革のほか、「経営の大規模化・協働化」が大きな改革の4本柱の1つと位置づけられ、経営の大規模化への推奨が顕著になってきている。（※「医療・福祉サービス改革プラン」の詳細については後述。）

　医療法人が合併する際には、都道府県知事の認可が必要となるが、その際、予め都道府県医療審議会に意見を聴かなければならないと、医療法に規定されている。前述のとおり、2014年の医療法改正により、社団医療法人と財団医療法人との間での合併が可能となった他、2016年3月25日付け「医療法人の合併及び分割について」通知において、医療法人の合併及び分割手続の迅速化の観点から、必要に応じ部会の開催を随時行うなど、合併等を促進する制度改正が近年続いている。

■ 医療法人の合併手続

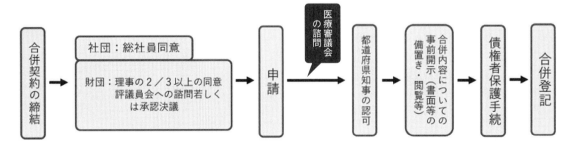

出典：大阪府「医療法人の合併・分割・解散と必要な申請・届出」

■ 医療法人の合併の種類

・吸収合併

医療法人が他の医療法人とする合併であって、合併により消滅する医療法人（以下「吸収合併消滅医療法人」という。）の権利義務の全部を合併後存続する医療法人（以下「吸収合併存続医療法人」という。）に承継させるもの。

・新設合併

新設合併は、2以上の医療法人がする合併であって、合併により消滅する医療法人（以下「新設合併消滅医療法人」という。）の権利義務の全部を合併に伴い新設する医療法人（以下「新設合併設立医療法人」という。）に承継させるもの。

※なお、社団たる医療法人と財団たる医療法人の合併も認められる。

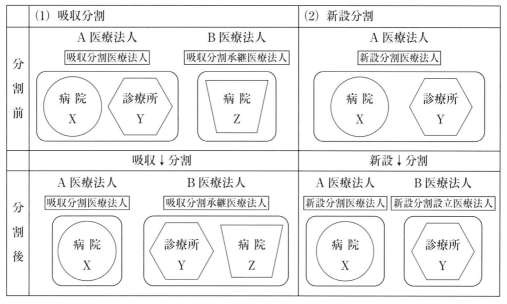

出典：大阪府「分割認可申請 医療法人の合併・分割・解散と必要な申請・届出」

　合併の申請に係る必要書類や手続は各都道府県がホームページなどで公表しているが、例えば東京都福祉保健局は必要な書類を下記のように指定している。

■ 吸収合併認可申請の必要書類（東京都の場合）

・吸収合併認可申請書
・合併理由書
・医療法（以下、本項においては「法」という）第58条の2第1項又は第3項の手続を経たことを証する書類（合併することを決議した社員総会又は理事会の議事録の写し。原本と相違ない旨の理事長の証明があること。）
・吸収合併契約書の写し
・吸収合併後の吸収合併存続医療法人の定款又は寄附行為
・吸収合併前の吸収合併存続医療法人及び吸収合併消滅医療法人の定款又は寄附行為
・吸収合併前の吸収合併存続医療法人及び吸収合併消滅医療法人の財産目録及び貸借対照表
・吸収合併存続医療法人の吸収合併後2年間の事業計画及びこれに伴う予算書
・吸収合併存続医療法人の新たに就任する役員の就任承諾書及び履歴書
・吸収合併存続医療法人が開設しようとする病院、診療所、介護老人保健施設又は介護医療院の管理者となるべき者の氏名を記載した書面

- 吸収合併前の吸収合併存続医療法人及び吸収合併消滅医療法人の勘定科目内訳書
- 吸収合併前の吸収合併存続医療法人及び吸収合併消滅医療法人の登記事項証明書（履歴事項全部証明書）
- 吸収合併前の吸収合併存続医療法人、吸収合併消滅医療法人及び吸収合併後の吸収合併存続医療法人の医療法人の概要

■ 新設合併認可申請の必要書類
- 新設合併認可申請書
- 合併理由書
- 法第59条の２の手続を経たことを証する書類（合併することを決議した社員総会又は理事会の議事録の写し。原本と相違ない旨の理事長の証明があること。）
- 新設合併契約書の写し
- 新設合併後の新設合併設立医療法人の定款又は寄附行為
- 新設合併前の新設合併消滅医療法人の定款又は寄附行為
- 新設合併前の新設合併消滅医療法人の財産目録及び貸借対照表
- 新設合併設立医療法人の新設合併後２年間の事業計画及びこれに伴う予算書
- 新設合併設立医療法人の新たに就任する役員の就任承諾書及び履歴書
- 新設合併設立医療法人が開設しようとする病院、診療所、介護老人保健施設又は介護医療院の管理者となるべき者の氏名を記載した書面
- 新設合併前の新設合併消滅医療法人の勘定科目内訳書
- 新設合併前の新設合併消滅医療法人の登記事項証明書（履歴事項全部証明書）
- 新設合併前の新設合併消滅医療法人及び新設合併設立医療法人の医療法人の概要

出典：東京都福祉保健局「医療法人設立、解散、合併認可等に係る年間スケジュール（令和４年度）」

　機能の再点検、機能分化と集約、大規模化の推進という、こうした医療政策の流れと合致する形で、経営が財務的に逼迫したための救済的な統合、後継者がいない医療法人の事業承継のなどを背景として、合併が進んでいる。また、コロナ禍の時期を除いては、一般的に病床数が多い病院ほど赤字割合が小さい傾向もあることから、今後も経営の大規模化が進んでいくと思われる。

■ 医療法人の合併数

年	2005	2006	2007	2008	2009	2010	2011	2012	2013	2014	2015	2016	2017
件数	3	6	6	12	12	18	11	14	15	24	13	26	32
（参考）医療法人数	40,030	41,720	44,027	45,078	45,396	45,989	46,946	47,825	48,820	49,889	50,866	51,958	53,000

出典：未来投資会議第３回産官協議会（次世代ヘルスケア）「資料１　社会福祉法人及び医療法人の経営の大規模化・協働化等の推進について」（2019年３月１日）

■（参考）病院規模と収支額

一般病院1床1か月当たり総収支差額
（病床規模別・年次別）

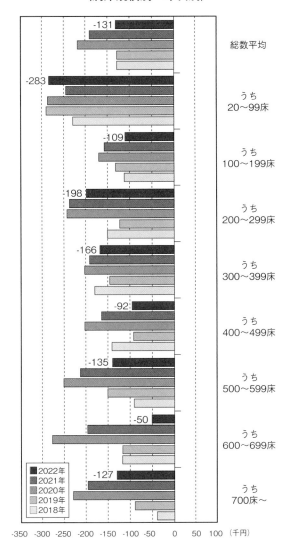

一般病院1床1か月当たり医業収支差額
（病床規模別・年次別）

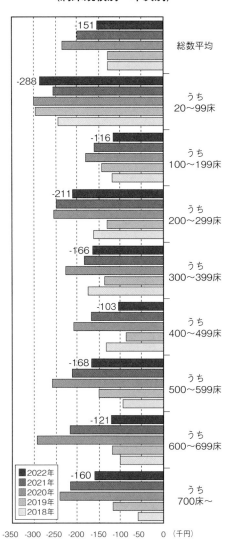

出典：（一社）全国公私病院連盟「令和4年病院経営実態調査報告」（2022年6月）を基に作成。

❹ そのほかの連携

　合併等や地域医療連携推進法人とは別に、運営の効率化を目指して合意や協定等の元、運営の一部分について協力関係を築き、連携していく関係もある。

　例えば、ＩＣＴの活用部分での連携や、保有データの共有や共有基盤（プラットフォーム等を含む。）の構築も、有益な連携のあり方の１つである。

　ＩＣＴ等の活用とデータヘルス改革は、「経済財政運営と改革の基本方針」にも記載され、現在の重要な施策の１つとなっており、2030年に向けて「全国医療情報プラットフォーム」、「電子カルテ情報の標準化、標準型電子カルテの検討」「診療報酬改定ＤＸ」の実現を通じ、医療のＤＸ化・医療情報の有効利用を推進するとされている。

　2023年１月に電子処方箋が全国で運用開始されたことは大きな話題となったが、政府は、「医療・福祉サービス改革プラン」の４本柱の１つであるデータヘルス改革で実現を目指す未来に向け、「国民、患者、利用者」目線に立って取組みを加速するとしている。2022年度中の検討段階では、2023年以降に、「ＨＬ７　ＦＨＩＲ（※）／電子処方箋の２規格を搭載した電子カルテの導入」が予定されている。

■ 新たなデータヘルス改革がめざす未来

データヘルス改革で実現を目指す未来に向け、「国民、患者、利用者」目線に立って取組を加速化。
個人情報保護やセキュリティ対策の徹底、費用対効果の視点も踏まえる。

ゲノム医療・AI活用の推進
- □ 全ゲノム情報等を活用したがんや難病の原因究明、新たな診断・治療法等の開発、個人に最適化された患者本位の医療の提供
- □ AIを用いた保健医療サービスの高度化・現場の負担軽減

【取組の加速化】
- ・ 全ゲノム解析等によるがん・難病の原因究明や診断・治療法開発に向けた実行計画の策定
- ・ AI利活用の先行事例の着実な開発・実装

※パネル検査は、がんとの関連が明らかな数百の遺伝子を解析

自身のデータを日常生活改善等につなげるPHRの推進
- □ 国民が健康・医療等情報をスマホ等で閲覧
- □ 自らの健康管理や予防等に容易に役立てることが可能に

【取組の加速化】
- ・ 自らの健診・検診情報を利活用するための環境整備
- ・ PHR推進のための包括的な検討

医療・介護現場の情報利活用の推進
- □ 医療・介護現場において、患者等の過去の医療等情報を適切に確認
- □ より質の高いサービス提供が可能に

【取組の加速化】
- ・ 保健医療情報を全国の医療機関等で確認できる仕組みの推進と、運用主体や費用負担の在り方等について検討
- ・ 電子カルテの標準化推進と標準規格の基本的な在り方の検討

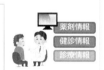

薬剤情報
健診情報
診療情報

データベースの効果的な利活用の推進
- □ 保健医療に関するビッグデータの利活用
- □ 民間企業・研究者による研究の活性化、患者の状態に応じた治療の提供等、幅広い主体がメリットを享受

【取組の加速化】
- ・ NDB・介護DB・DPCデータベースの連結精度向上と、連結解析対象データベースの拡充
- ・ 個人単位化される被保険者番号を活用した医療等分野の情報連結の仕組みの検討

データベース

※ＨＬ７　ＦＨＩＲについて

　ＨＬ７（Health Level 7）Internationalという、1987年、米国で設立された医療情報システム間における情報交換のための国際標準規約の作成、普及推進に寄与することを目的に設立された非営利団体がある。このＨＬ７Internationalが20年以上に渡り医療情報の交換などフレームワークとして定めてきたＨＬ７規格を基に、国際的な医療情報交換の次世代標準フレームワークとして2012年に公開されたのが、ＨＬ７　ＦＨＩＲである。ＨＬ７　ＦＨＩＲのメリットは、普及しているＷＥＢ技術を採用し、実装面を重視しているため、実装者にわかりやすい仕様で比較的短期間でのサービス立ち上げが可能であることや、既存形式の蓄積データから必要なデータのみ抽出・利用が可能なため、既存の医療情報システムの情報を活用した相互運用性を確保できることである。

出典：厚生労働省医政局特定医薬品開発支援・医療情報担当参事官室「医療情報共有の現状について」（2022年９月12日）

ICT等の活用とデータヘルス改革が「経済財政運営と改革の基本方針」にも記載されるなど、医療のみに限定せず現在の重要な施策の1つとなっている中で、内閣府により、国家戦略特区制度を活用したデジタル田園都市国家構想として、「スーパーシティ・デジタル田園健康特区」に定められた吉備中央町（岡山県）では、まさにICTの活用と医療情報で各主体が連携するビジョンを策定している。

　具体的には、岡山大学病院（臨床研究）や地域の中核病院と連携し、一般診療、リハビリテーションや高度救急を地域医療連携ネットワークを活用した遠隔医療でつなぎ、先進的な医療環境充実を図るとしている。また、全住民にAI技術を用いた予防医療サービスを提供し、フレイル予防・生活習慣病の予防、健康寿命の延伸、医療・介護費の抑制を実現するとしている。電子技術やAIを用いた複数主体での「医療や保健に関するデータ」の共有により、各施設の機能の有機的な連携を図っている事例である。

　複数主体でのデータ共有による有機的な連携の具体的事案として、母子手帳をAIとOCRを用いてデジタル化の上データベースを構築し、妊娠・産後の生活環境を将来の予防医学や災害時に役立たせる等、自治体の持つ情報と母子健康手帳の情報を組み合わせたPHRを実現しようとしている。

■ 吉備中央町の多分野・多施設にまたがる連携

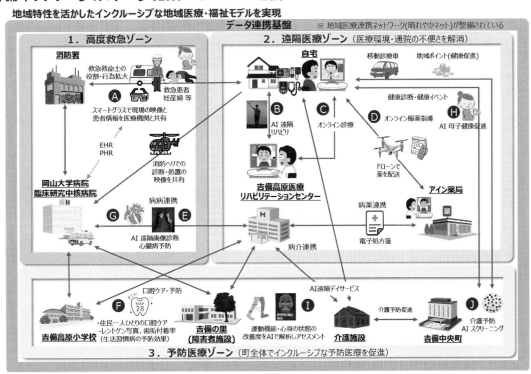

出典：厚生労働省「第1回「医療DX令和ビジョン2030」厚生労働省推進チーム資料について「資料1　医療DXについて」、吉備中央町HP

　ＩＣＴの活用やデータの共有のほか、定常的な連携ではなく、特定のターゲットやプロジェクトにおいて関係者が連携するという事例もある。

　地域包括ケアシステムは、行政などのほか、ＮＰＯ、ボランティア、民間企業等の多様な事業主体による重層的な支援体制を構築することが求められているが、柏市では、市・東京大学・ＵＲ都市機構の三者協定により、柏市豊四季台にあるＵＲの団地において、「長寿社会のまちづくり」が行われている。団地再生事業により生まれた土地に、学研グループのサービス付き高齢者住宅（低層階に介護事業所、子育て支援施設、薬局、地域包括支援センター、診療所等あり）を設置するとともに、上記３者に加え地域関係者と「豊四季台地域支えあい会議」を開催している。医療等機関と行政、大学、大手民間事業者が連携して地域の医療・介護体制を充実させている事例である。

■ 市役所・大学・ＵＲ・民間事業者による高齢社会のまちづくり（柏市）

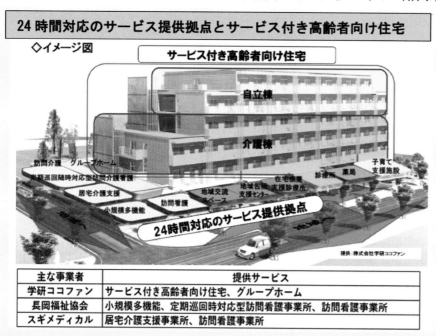

主な事業者	提供サービス
学研ココファン	サービス付き高齢者向け住宅、グループホーム
長岡福祉協会	小規模多機能、定期巡回時対応型訪問看護事業所、訪問看護事業所
スギメディカル	居宅介護支援事業所、訪問看護事業所

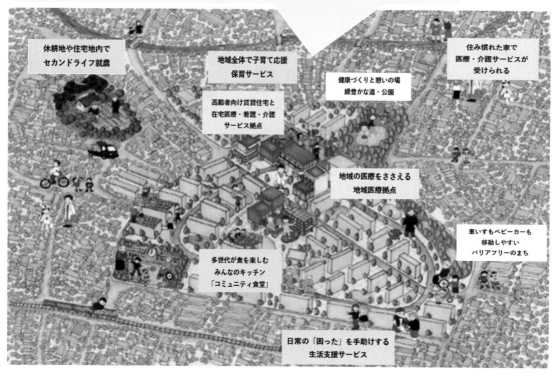

これまでに整理した方法を、法人等同士の連携の強さ、連携の形や内容ごとに傾向化して比較すると、以下のとおりになる。

　合併や事業譲渡など、資本や事業・運営全般における再編、統合や大規模化につながる複数法人間の連携は、非常に強い関係性であり、多くの場合において、主導権を握る側の主体が存在する。

　地域医療連携推進法人の場合は、より水平に近い連携関係でありつつも、地域における同一目的を持った一般社団法人として都道府県に登録し、役割分担やルールが明確であり、各法人等の立ち位置が地域医療連携推進法人内での発言権に一定程度影響を与える可能性はある。

　他方、そのほかのスポット的な連携については、法や制度が先行するものではなく、ゆるやかでありかつ合意・任意に基づく関係性である。

■ 各手法の特徴の傾向

連携方法	合併、事業譲渡	地域医療連携推進法人	そのほか（協定など）
強度・方向	強・垂直	中程度・水平	ゆるやか・水平
スタンス	統合・再編・大規模化	分担・協同・同一目的	協力・友好・合意
内容の傾向	資本、事業全般	ビジョン、事業運営面	業務の一部、局所的

4 │ これからの地域連携にむけて

　前項までに、地域連携の好循環の3要素について整理するとともに、参考となる事例を、ハードルとその乗り越え方も含めて示した。また、これまでの政策の大きな流れの中で、どのように地域連携が重要視されるようになってきたか、加えてどのような連携の手法がとられているかについて整理した。

　人口減少、高齢化に伴い、地域の将来人口すなわち将来患者数の変動がある程度予測できる中で、いずれの医療機関においても、中長期的な経営計画を考えるためには、自機関の地域における立ち位置の見直しや、どのように機能転換し、医療の質をどう担保しつつ業務効率を上げて行くかが最重要課題の1つとなる。

　一方で、患者目線の地域連携のあり方としては、医療と介護の切れ目無い連携を地域で完結させ、可能な限り住み慣れた環境で暮らし続けることができる体制の構築が求められている。

　本章第1節の各事例においては、こうした経営面での中長期的な方向性と患者目線の地域連携をうまく融合させ、他法人、多職種との連携のための人材育成やICTツール・データの活用、他法人・他機関との共存共栄関係を構築することで、地域の中での自法人の価値を高めてきた。

　示した事例以外にも、例えば、他法人との共同で実施することにより経営や業務が効率化した例としては、電子カルテと連動したPFM（Patient Flow Managementの略で、より安全・安心できる入院生活や退院支援を行うために入院患者の基本的情報を入院前に収集し、アセスメントする組織的な仕組みのこと）設置及び稼働など、多くの好事例がある。その背景には、法人間での円滑なコミュニケーションと信頼関係があり、データ・ICTを介してコミュニケーションを効果的に行いつつ、データ以外の暗黙的な感覚・価値観までを含めた情報共有が、信頼関係構築の要因となっている。

　さらに、こうした信頼関係やコミュニケーションをとっていくためには、場の設定や、それを実施していく人材が欠かせない。医療系職種に研修を実施するのみならず、ITベンダーなどの民間事業者を含め、幅広い関係者とコミュニケーションをとる観点から、医療系以外の分野からの人材を厚遇して採用している法人の例も、ヒアリング調査では見受けられた。

　当然、このように積極的に地域連携活動を行っていくために前提として必須であるのが、柔軟で先進的な組織カルチャーである。

　本章第1節6及び7で示したように、地域連携が進んだ先には、さらなる発展形として、地域全体の最適化という視点を持ち、地域の関係者が課題や目標を共有し、それに向かった行動ができていることが望ましい。例えば、データ及びICTという観点では、データを地域の関係者間で共有し、地域全体で住民の保健・医療・介護サービスの向上を目指せることが望ましいが、究極的な個人情報を保有する医療・介護分野で、いかに情報を共有する枠組みを構築し、関係者がWin-Winの関係を保ちながら同じ目線で地域を見つめ、情報を有効に活用していくかは、今後の大きな課題である。

　「地域包括ケアシステム」という用語が使われはじめてから20年近くが経とうとしている。住み慣れた地域で可能な限り暮らし続けるよう、住まい・生活支援・介護・医療・予防が一体となった体制の整備に向け、上述のような発展段階を見据えて、医療や介護を中心とした地域連携の最前線にいる法人のみならず、地域の関係者全体の、さらなるカルチャーの転換が求められている。

【参考文献】
・厚生労働省「2040年を展望した社会保障・働き方改革について」
・厚生労働省「地域医療構想の基本的な進め方について」
・厚生労働省「地域医療構想」「参考資料　医療提供体制について」
・厚生労働省「2022年度病床機能報告」
・厚生労働省「地域医療構想の実現に向けた取組について」「地域医療構想の推進について」
・厚生労働省「地域医療介護総合確保基金の概要」
・厚生労働省「地域医療連携推進法人制度について」及び各法人ＨＰ
・厚生労働省「地域医療連携推進法人制度に関するアンケート調査結果（令和４年１月実施）」
・厚生労働省「地域医療連携推進法人制度の概要」
・厚生労働省「第１回「医療ＤＸ令和ビジョン2030」厚生労働省推進チーム資料について「資料１　医療ＤＸについて」
・厚生労働省「第３回医療介護総合確保促進会議」「参考資料１　医療及び介護に関する各種方針・計画等の関係について」（2014年９月８日）
・厚生労働省「第19回医療介護総合確保促進会議」「資料１　総合確保方針の見直しについて（案）」、「資料３　ポスト2025年の医療・介護提供体制の姿（案）」（2023年２月16日）
・厚生労働省「医療介護総合確保促進会議」「地域における医療及び介護を総合的に確保するための基本的な方針（総合確保方針）の一部改正について」（2023年３月17日）
・厚生労働省医政局地域医療計画課　「新たな病床機能の再編支援について」（2020年10月９日）
・厚生労働省医政局長通知「地域医療連携推進法人制度について」（医政発1225第17号 令和２年12月25日）
・厚生労働省医政局地域医療計画課長通知「地域医療介護総合確保基金（医療分）に係る標準事業例の取扱いについて」（医政地発0928第１号 令和３年９月28日）
・厚生労働省医政局特定医薬品開発支援・医療情報担当参事官室「医療情報共有の現状について」（2022年９月12日）
・内閣府　社会保障制度改革国民会議「社会保障制度改革国民会議 報告書（概要）」
・総務省、ＵＲ都市再生機構、東京大学、柏市各ＨＰ
・東京都福祉保健局「医療法人設立、解散、合併認可等に係る年間スケジュール（令和４年度）」
・大阪府「医療法人の合併・分割・解散と必要な申請・届出」
・大阪府「分割認可申請　医療法人の合併・分割・解散と必要な申請・届出」
・吉備中央町ＨＰ
・第12回地域医療構想及び医師確保計画に関するワーキンググループ「資料１　地域医療構想調整会議における検討状況等調査の報告」（2023年５月25日）
・第93回社会保障審議会（医療部会）「資料３-３　地域医療構想の推進について」（2022年11月28日）
・第94回社会保障審議会（医療部会）「資料２-１　医療法人制度の見直しについて」（2022年12月５日）
・未来投資会議第３回産官協議会（次世代ヘルスケア）「資料１　社会福祉法人及び医療法人の経営の大規模化・協働化等の推進について」（2019年３月１日）
・（一社）全国公私病院連盟「令和４年病院経営実態調査報告」（2022年６月）
・ＪＭＡグループホームページ、ヒアリング
・医療法人玉昌会ホームページ、ヒアリング
・社会福祉法人恩賜財団済生会熊本病院ホームページ、ヒアリング

介護に関する政策の動向

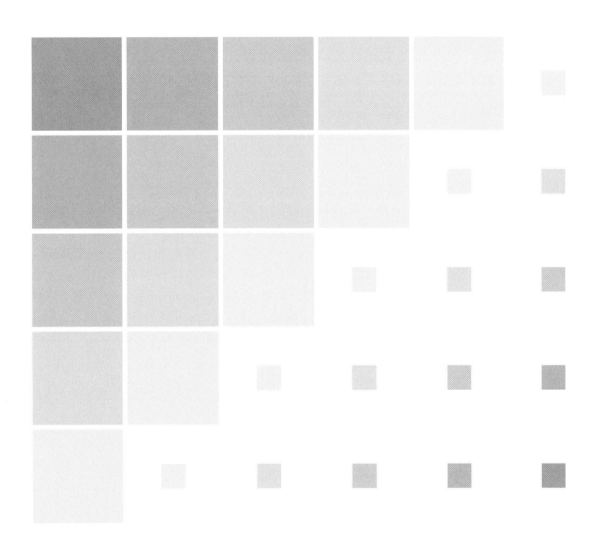

本章では、急激な少子高齢化の進展により、近年最も注目される政策の１つである介護に関して、次年度予定されている介護保険制度の改正議論について整理・分析することにより、日本の介護に関する政策の今後について論じる。なお、介護保険制度以前の政策の振り返り、現状の政策・制度の詳細等は、第２部第２章に後述する。

1 │ 制度の概要

介護保険制度は概ね５年ごとに改正されている。原則３年を１期とするサイクルで財政収支を見通し、事業運営を行っており、サービス費用にかかる介護報酬も３年に一度改定される。次期の改正及び改定議論の前提となる過去の改正内容を簡単に確認する。

1 次期改正のポイントとなる近年の制度改正の内容

過去の制度改正は第２部第２章で詳述するが、もっとも留意すべき近年の改正内容の１つは、2011年改正、2012年施行の「地域包括ケアシステム」の概念の登場である。制度開始から約10年が経過し、サービス利用者数が急増、医療ニーズの高い高齢者・要介護度の高い高齢者の増加と介護人材の確保が課題となった。これを背景に、高齢者が住み慣れた地域で自立した生活を営めるよう、医療、介護、予防、住まい、生活支援サービスが切れ目なく提供される「地域包括ケアシステム」の概念が登場した。地域包括ケアシステム構築に向け、「医療と介護の連携の強化」、「介護人材の確保とサービスの質の向上」、「高齢者の住まいの整備等」、「認知症対策の推進」、「保険者による主体的な取組の推進」、「保険料の上昇の緩和」の各取組みが進められることとなった。

また、「地域における医療及び介護の総合的な確保を推進するための関係法律の整備等に関する法律（以下、医療介護総合確保推進法）」が2014年に成立した。この法律は、介護保険法や医療法など19の法律を一括改正し、効率的かつ質の高い医療提供体制と地域包括ケアシステムの構築を通じ、地域における医療及び介護の総合的な確保を推進するものである。医療介護総合確保推進法第３条第１項の規定に基づき、いわゆる「総合確保方針」が策定された。医療計画と介護保険事業計画の上位に位置し、総合確保方針の見直しの方向性が、次期の医療計画、介護計画の見直しの基礎となる。（※「地域包括ケアシステム」「総合確保方針」については第２部第２章で詳述）

■ 総合確保方針と各計画の関係性

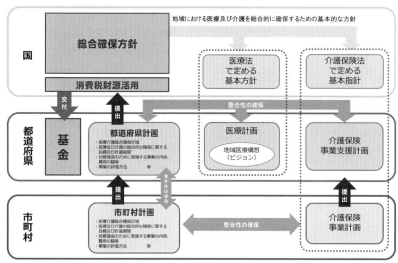

出典：厚生労働省「第３回医療介護総合確保促進会議」「参考資料１　医療及び介護に関する各種方針・計画等の関係について」（2014年９月８日）

■ これまでの主な改正内容の一覧と地域包括ケアシステムの概念

介護保険制度の主な改正の経緯

第1期 （平成12年度〜）	**平成12年4月　介護保険法施行**
	平成17年改正（平成18年4月等施行） ○**介護予防の重視**（要支援者への給付を介護予防給付に。**地域包括支援センターを創設**、介護予防ケアマネジメントは地域包括支援センターが実施。介護予防事業、包括的支援事業などの地域支援事業の実施） ○**小規模多機能型居宅介護等の地域密着サービスの創設**、介護サービス情報の公表、負担能力をきめ細かく反映した第1号保険料の設定　など
第2期 （平成15年度〜）	
第3期 （平成18年度〜）	**平成20年改正（平成21年5月施行）** ○介護サービス事業者の法令遵守等の業務管理体制整備。休止・廃止の事前届出制。休止・廃止時のサービス確保の義務化等
	平成23年改正（平成24年4月等施行） ○**地域包括ケアの推進**。24時間対応の定期巡回・随時対応サービスや複合型サービスの創設。介護予防・日常生活支援総合事業の創設。介護療養病床の廃止期限の猶予（公布日） ○**医療的ケアの制度化**。介護職員によるたんの吸引等。有料老人ホーム等における前払金の返還に関する利用者保護
第4期 （平成21年度〜）	
第5期 （平成24年度〜）	**平成26年改正（平成27年4月等施行）** ○**地域医療介護総合確保基金の創設** ○地域包括ケアシステムの構築に向けた**地域支援事業の充実**（**在宅医療・介護連携**、認知症施策の推進等） ○全国一律の予防給付（訪問介護・通所介護）を市町村が取り組む**地域支援事業に移行**し、多様化 ○低所得の第一号被保険者の**保険料の軽減割合を拡大**、一定以上の所得のある利用者の自己負担引上げ（平成27年8月）　等 ○**特別養護老人ホームの入所者を中重度者に重点化**
第6期 （平成27年度〜）	
第7期 （平成30年度〜）	**平成29年改正（平成30年4月等施行）** ○全市町村が保険者機能を発揮し、**自立支援・重度化防止**に向けて取り組む仕組みの制度化 ○「日常的な医学管理」、「看取り・ターミナル」等の機能と「生活施設」としての機能を兼ね備えた、**介護医療院の創設** ○特に所得の高い層の利用者負担割合の見直し（2割→3割）、介護納付金への総報酬割の導入　など
第8期 （令和3年度〜）	**令和2年改正（令和3年4月施行）** ○地域住民の複雑化・複合化した支援ニーズに対応する**市町村の包括的な支援体制の構築の支援** ○**医療・介護のデータ基盤の整備の推進**

出典：第92回社会保障審議会（介護保険部会）「資料1　介護保険制度をめぐる最近の動向について」（2022年3月24日）

地域包括ケアシステム

○　団塊の世代が75歳以上となる2025年を目途に、重度な要介護状態となっても住み慣れた地域で自分らしい暮らしを人生の最後まで続けることができるよう、住まい・医療・介護・予防・生活支援が一体的に提供される地域包括ケアシステムの構築を実現していきます。

○　今後、認知症高齢者の増加が見込まれることから、認知症高齢者の地域での生活を支えるためにも、地域包括ケアシステムの構築が重要です。

○　人口が横ばいで75歳以上人口が急増する大都市部、75歳以上人口の増加は緩やかだが人口は減少する町村部等、高齢化の進展状況には大きな地域差が生じています。

　地域包括ケアシステムは、保険者である市町村や都道府県が、地域の自主性や主体性に基づき、地域の特性に応じて作り上げていくことが必要です。

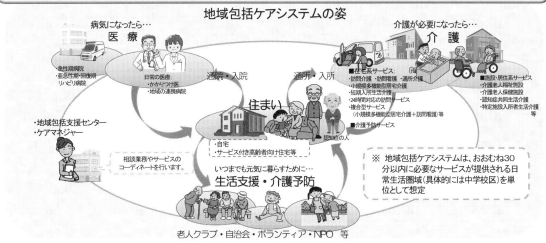

出典：厚生労働省「地域包括ケアシステム」

■ 2003年度以降の介護報酬改定の概要

改定時期	改定にあたっての主な視点	改定率
2003年度改定	○ 自立支援の観点に立った居宅介護支援の確立 ○ 自立支援を指向する在宅サービスの評価 ○ 施設サービスの質の向上と適正化	▲ 2.3%
2005年10月改定	○ 居住費（滞在費）に関連する介護報酬の見直し ○ 食費に関連する介護報酬の見直し ○ 居住費（滞在費）、食費に関連する運営基準等の見直し	
2006年度改定	○ 中重度者への支援強化、サービスの質の向上 ○ 介護予防、リハビリテーションの推進 ○ 地域包括ケア、認知症ケアの確立 ○ 医療と介護の機能分担・連携の明確化	▲ 0.5% [▲ 2.4%] ※ [ ] は2005年10月改定分を含む。
2009年度改定	○ 介護従事者の人材確保・処遇改善 ○ 医療との連携や認知症ケアの充実 ○ 効率的なサービスの提供や新たなサービスの検証	3.0%
2012年度改定	○ 在宅サービスの充実と施設の重点化 ○ 自立支援型サービスの強化と重点化 ○ 医療と介護の連携・機能分担 ○ 介護人材の確保とサービスの質の評価	1.2%
2014年度改定	○ 消費税の引き上げ（8%）への対応 ・基本単位数等、区分支給限度基準額の引き上げ	0.63%
2015年度改定	○ 中重度の要介護者や認知症高齢者への対応の更なる強化 ○ 介護人材確保対策の推進 ○ サービス評価の適正化と効率的なサービス提供体制の構築	▲ 2.27%
2017年度改定	○ 介護人材の処遇改善	1.14%
2018年度改定	○ 地域包括ケアシステムの推進 ○ 自立支援・重度化防止に資する質の高い介護サービスの実現 ○ 多様な人材の確保と生産性の向上 ○ 介護サービスの適正化・重点化を通じた制度の安定性・持続可能性の確保	0.54%
2019年10月改定	○ 介護人材の処遇改善 ○ 消費税の引き上げ（10%）への対応 ・基本単位数等、区分支給限度基準額や補足給付に係る基準費用額の引上げ	2.13%
2021年度改定	○ 感染症や災害への対応力強化 ○ 地域包括ケアシステムの推進 ○ 自立支援・重度化防止の取組の推進 ○ 介護人材の確保・介護現場の革新 ○ 制度の安定性・持続可能性の確保	0.70%

出典：厚生労働省「令和3年度介護報酬改定の主な事項について」を基に作成。

2 | 2040年への備え（地域共生社会という概念の登場）

1 介護を取り巻く状況

　介護保険制度では、65歳以上の第1号被保険者及び一部の第2号被保険者がサービスの受け手であり、これを40歳以上が納める保険料と国・自治体の負担で支えてきた。ところが、下記の図のとおり、介護保険制度が開始した2000年と比較すると、65歳以上の被保険者数は1.7倍、要介護（要支援含む）認定者数は、3.2倍、サービス利用者は平均して3.5倍（在宅サービス利用者数は4.2倍、施設サービス利用者数は1.8倍）と大幅に増加している。

■ サービス対象者・利用者等の増加

これまでの22年間の対象者、利用者の増加

　○介護保険制度は、制度創設以来22年を経過し、65歳以上被保険者数が約1．7倍に増加するなかで、サービス利用者数は約3．5倍に増加。高齢者の介護に無くてはならないものとして定着・発展している。

①65歳以上被保険者の増加

	2000年4月末		2022年3月末	
第1号被保険者数	2,165万人	⇒	3,589万人	1.7倍

②要介護（要支援）認定者の増加

	2000年4月末		2022年3月末	
認定者数	218万人	⇒	690万人	3.2倍

③サービス利用者の増加

	2000年4月		2022年3月	
在宅サービス利用者数	97万人	⇒	407万人	4.2倍
施設サービス利用者数	52万人	⇒	96万人	1.8倍
地域密着型サービス利用者数	―		89万人	
計	149万人	⇒	516万人※	3.5倍

（出典：介護保険事業状況報告令和4年3月及び5月月報）

※ 居宅介護支援、介護予防支援、小規模多機能型サービス、複合型サービスを足し合わせたもの、並びに、介護保険施設、地域密着型介護老人福祉施設、特定施設入居者生活介護（地域密着型含む）、及び認知症対応型共同生活介護の合計。在宅サービス利用者数、施設サービス利用者数及び地域密着型サービス利用者数を合計した、延べ利用者数は592万人。

出典：第217回社会保障審議会（介護給付費分科会）「資料1　介護分野の最近の動向について」（2023年5月24日）

　高齢者及び介護保険のサービス利用者が大幅に増加する一方、支える世代の状況を見ると、人口構造の変化により、2000年には8,638万人であったいわゆる生産年齢世代の15歳〜64歳の人口が、2040年（推計）では5,978万人まで減少し、中でも就業者数は、5,650万人まで減少すると予想されている。この「生産年齢人口の急減」局面は、2025年を境に顕著になり、2040年までの重大な課題になるとみられる。

　今後2040年までの人口構造の変化は、高齢者世代の増加に加え、現役世代が減少していくという、これまでにないものになる。財源、人手両面で担い手が減少していく状況に直面しており、これまでの介護制度・介護施策では立ち行かなくなる恐れが出てきている。

■ 現役世代の減少局面への変化

〇人口構造の推移を見ると、2025年以降、「高齢者の急増」から「現役世代の急減」に局面が変化。

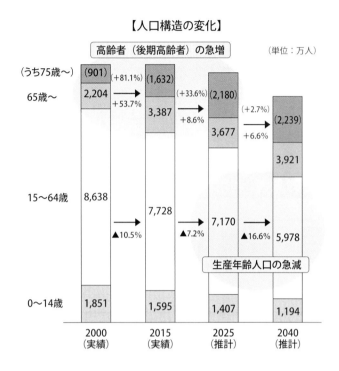

【人口構造の変化】

高齢者（後期高齢者）の急増

（単位：万人）

生産年齢人口の急減

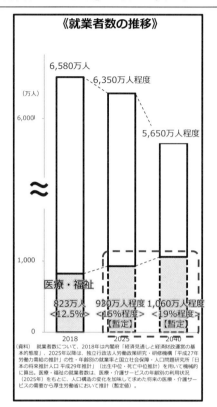

《就業者数の推移》

（出典）平成30年4月12日経済財政諮問会議加藤臨時委員提出資料（厚生労働省）

出典：第92回社会保障審議会（介護保険部会）「資料1　介護保険制度をめぐる最近の動向について」（2022年3月24日）

2 2040年を展望した社会保障・働き方改革本部における議論

　前述のとおり、2040年を見通すと現役世代（担い手）の減少が最大の課題である一方で、高齢者の就業が増加するなど「若返り」が見られる状況を踏まえ、厚生労働省は、2018年に「2040年を展望した社会保障・働き方改革本部」（以下、「社会保障・働き方改革本部」という）を設置した。

　2019年５月開催の会議では、「誰もがより長く元気に活躍できる社会の実現」のために、「より少ない人手でも回る医療・福祉の現場を実現」することを目指し、下記に取り組むとしている。

> ① 多様な就労・社会参加の環境整備
> ② 健康寿命の延伸
> ③ 医療・福祉サービスの改革による生産性の向上
> ④ 給付と負担の見直し等による社会保障の持続可能性の確保

2040年を展望し、誰もがより長く元気に活躍できる社会の実現を目指す。

≪現役世代の人口の急減という新たな局面に対応した政策課題≫

多様な就労・社会参加	健康寿命の延伸	医療・福祉サービス改革
【雇用・年金制度改革等】 ○ 更なる高齢者雇用機会の拡大に 向けた環境整備 ○ 就職氷河期世代の就職支援・職業的自立促進の強化 ○ 中途採用の拡大 ○ 年金受給開始年齢の柔軟化、被用者保険の適用拡大、私的年金（iDeCo（イデコ）等）の拡充 ○ 地域共生・地域の支え合い	**【健康寿命延伸プラン】** ※来夏を目途に策定 ○ 2040年の健康寿命延伸に向けた目標と2025年までの工程表 ○ ①健康無関心層へのアプローチの強化、②地域・保険者間の格差の解消により、以下の3分野を中心に、取組を推進 ・次世代を含めたすべての人の健やかな生活習慣形成等 ・疾病予防・重症化予防 ・介護予防・フレイル対策、認知症予防	**【医療・福祉サービス改革プラン】** ※来夏を目途に策定 ○ 2040年の生産性向上に向けた目標と2025年までの工程表 ○ 以下の４つのアプローチにより、取組を推進 ・ロボット・AI・ICT等の実用化推進、データヘルス改革 ・タスクシフティングを担う人材の育成、シニア人材の活用推進 ・組織マネジメント改革 ・経営の大規模化・協働化

≪引き続き取り組む政策課題≫

給付と負担の見直し等による社会保障の持続可能性の確保

出典：厚生労働省「第１回2040年を展望した社会保障・働き方改革本部資料」（2018年10月22日）

　社会保障・働き方改革本部では、医療・福祉に関するものとして、まず「健康寿命延伸プラン」を打ち出し、2040年までに健康寿命を男女共に75歳以上とすることを目指し、「次世代を含めたすべての人の健やかな生活習慣形成等」「疾病予防・重症化予防」「介護予防・フレイル対策・認知症予防」の３分野の達成を目指している。この中には、保険者インセンティブの強化（保険者努力支援制度の見直し）や、高齢者の保健事業と介護予防の一体的な実施（2024年度までに全市区町村で展開）、介護報酬上のインセンティブ措置の強化、「共生」・「予防」を柱とした認知症施策が含まれる。

　また、「医療・福祉サービス改革プラン」として、医療・福祉サービスの生産性を向上させるため、次の４つの改革を行うことを打ち出した。

> ■ 医療・福祉サービスにおける４つの改革
> 　１．ロボット・ＡＩ・ＩＣＴ等の実用化推進、データヘルス改革
> 　２．組織マネジメント改革
> 　３．タスクシフティング、シニア人材の活用推進
> 　４．経営の大規模化・協働化

健康寿命延伸プランの概要

● ①健康無関心層も含めた予防・健康づくりの推進、②地域・保険者間の格差の解消に向け、「自然に健康になれる環境づくり」や「行動変容を促す仕掛け」など「新たな手法」も活用し、以下3分野を中心に取組を推進。

→2040年までに健康寿命を男女ともに3年以上延伸し（2016年比）、**75歳以上**とすることを目指す。
  2040年の具体的な目標（男性：75.14歳以上　女性：77.79歳以上）

①健康無関心層も含めた予防・健康づくりの推進	②地域・保険者間の格差の解消

自然に健康になれる環境づくり		行動変容を促す仕掛け	
健康な食事や運動ができる環境	居場所づくりや社会参加	行動経済学の活用	インセンティブ

I　次世代を含めたすべての人の健やかな生活習慣形成等	II　疾病予防・重症化予防	III　介護予防・フレイル対策、認知症予防
◆ 栄養サミット2020を契機とした食環境づくり（産学官連携プロジェクト本部の設置、食塩摂取量の減少（8g以下）） ◆ ナッジ等を活用した自然に健康になれる環境づくり（2022年度までに健康づくりに取り組む企業・団体を7,000に） ◆ 子育て世代包括支援センター設置促進（2020年度末までに全国展開） ◆ 妊娠前・妊産婦の健康づくり（長期的に増加・横ばい傾向の全出生数中の低出生体重児の割合の減少） ◆ PHRの活用促進（検討会を設置し、2020年度早期に本人に提供する情報の範囲や形式について方向性を整理） ◆ 女性の健康づくり支援の包括的実施（今年度中に健康支援教育プログラムを策定）　等	◆ ナッジ等を活用した健診・検診受診勧奨（がんの年齢調整死亡率低下、2023年度までに特定健診実施率70％以上等を目指す） ◆ リキッドバイオプシー等のがん検査の研究・開発（がんの早期発見による年齢調整死亡率低下を目指す） ◆ 慢性腎臓病診療連携体制の全国展開（2028年度までに年間新規透析患者3.5万人以下） ◆ 保険者インセンティブの強化（本年夏を目途に保険者努力支援制度の見直し案をとりまとめ） ◆ 医学的管理と運動プログラム等の一体的提供（今年中に運動施設での標準的プログラム策定） ◆ 生活保護受給者への健康管理支援事業（2021年1月までに全自治体において実施） ◆ 歯周病等の対策の強化（60歳代における咀嚼良好者の割合を2022年度までに80％以上）　等	◆ 「通いの場」の更なる拡充（2020年度末までに介護予防に資する通いの場への参加率を6％に） ◆ 高齢者の保健事業と介護予防の一体的な実施（2024年度までに全市区町村で展開） ◆ 介護報酬上のインセンティブ措置の強化（2020年度中に介護給付費分科会で結論を得る） ◆ 健康支援型配食サービスの推進等（2022年度までに25％の市区町村で展開等） ◆ 「共生」・「予防」を柱とした認知症施策（本年6月目途に認知症施策の新たな方向性をとりまとめ予定） ◆ 認知症対策のための官民連携実証事業（認知機能低下抑制のための技術等の評価指標の確立）　等

医療・福祉サービス改革プランの概要

● **以下4つの改革を通じて、医療・福祉サービス改革による生産性の向上を図る**

→2040年時点において、医療・福祉分野の単位時間サービス提供量（※）について**5％（医師については7％）以上の改善**を目指す

※（各分野の）サービス提供量÷従事者の総労働時間で算出される指標（テクノロジーの活用や業務の適切な分担により、医療・福祉の現場全体で必要なサービスがより効率的に提供されると改善）

I　ロボット・AI・ICT等の実用化推進、データヘルス改革	III　組織マネジメント改革
◆ 2040年に向けたロボット・AI等の研究開発、実用化（未来イノベーションWGの提言を踏まえ、経済産業省、文部科学省等と連携し推進） ◆ データヘルス改革（2020年度までの事業の着実な実施と改革の更なる推進） ◆ 介護分野で①業務仕分け、②元気高齢者の活躍、③ロボット・センサー・ICTの活用、④介護業界のイメージ改善を行うパイロット事業を実施（2020年度から全国に普及・展開） ◆ オンラインでの服薬指導を含めた医療の充実（本通常国会に薬機法改正法案を提出、指針の定期的な見直し）　等	◆ 意識改革、業務効率化等による医療機関における労働時間短縮・福祉分野の生産性向上ガイドラインの作成・普及・改善（優良事例の全国展開） ◆ 現場の効率化に向けた工夫を促す報酬制度への見直し（実績評価の拡大など）（次期報酬改定に向けて検討） ◆ 文書量削減に向けた取組（2020年代初頭までに介護の文書量半減）、報酬改定対応コストの削減（次期報酬改定に向けて検討）　等

II　タスクシフティング、シニア人材の活用推進	IV　経営の大規模化・協働化
◆ チーム医療を促進するための人材育成（2023年度までに外科等の領域で活躍する特定行為研修を修了した看護師を1万人育成　等） ◆ 介護助手等としてシニア層を活かす方策（2021年度までに入門的な研修を通じて介護施設等とマッチングした者の数を2018年度から15％増加）	◆ 医療法人・社会福祉法人それぞれの合併等の好事例の普及（今年度に好事例の収集・分析、2020年度に全国に展開） ◆ 医療法人の経営統合等に向けたインセンティブの付与（今年度に優遇融資制度を創設、2020年度から実施） ◆ 社会福祉法人の事業の協働化等の促進方策等の検討会の設置（今年度に検討会を実施し、検討結果をとりまとめ）　等

出典：厚生労働省「第2回2040年を展望した社会保障・働き方改革本部資料」（2019年5月29日）

3 社会保障政策の転換と「地域共生社会」の概念

　社会保障・働き方改革本部の議論に加え、予想される人口構造の変化は、制度分野を超えた複合的な課題である。社会保障を内包する観点から、社会参加や地域社会の持続という大きな枠組みでも議論が進められてきた。

　地域の中で医療・介護・予防・住まい・生活支援を一体的に提供する「地域包括ケアシステム」の構築がより一層重要であり、支え手側と受け手側が常に固定しているのではなく、皆が役割を持ち、支え合いながら、自分らしく活躍できる地域社会（「地域共生社会」）の実現が求められている。

日本の福祉制度の変遷

○日本の福祉制度は、1980年代後半以降、高齢者介護を起点に発展し、介護保険制度の後、障害福祉、児童福祉など各分野において相談支援の充実など、高齢者介護分野に類似する形で制度化

○属性別・対象者のリスク別の制度となり専門性は高まったものの、8050問題のような世帯内の複合的なニーズや個々人のライフステージの変化に柔軟に対応できないといった課題が表出

〈共同体機能の脆弱化〉

○高齢化による地域の支え合いの力の一層の低下、未婚化の進行など家族機能が低下

○経済情勢の変化やグローバル化により、いわゆる日本型雇用慣行が大きく変化
　血縁、地縁、社縁という、日本の社会保障制度の基礎となってきた「共同体」の機能の脆弱化

＜人口減による担い手の不足＞

○人口減少が本格化し、あらゆる分野で地域社会の担い手が減少しており、地域の持続そのものへの懸念

○高齢者、障害者、生活困窮者などは、社会とのつながりや社会参加の機会に十分恵まれていない

◆一方、地域の実践では、多様なつながりや参加の機会の創出により、「第4の縁」が生まれている例がみられる

◆一方、地域の実践では、福祉の領域を超えて、農業や産業、住民自治などの様々な資源とつながることで、多様な社会参加と地域の持続の両方を目指す試みがみられる

⇒制度・分野ごとの「縦割り」や「支える側」「支えられる側」という従来の関係を超えて、地域や一人ひとりの人生の多様性を前提とし、人と人、人と社会がつながり支え合う取組が生まれやすいような環境を整える新たなアプローチが求められている。

出典：厚生労働省「第1回　地域共生社会に向けた包括的支援と多様な参加・協働の推進に関する検討会」（2019年5月16日）

4 2040年に向けた総合確保方針の改定

　前頁までの流れに呼応するように、2024年度の第8次医療計画と、第9期介護保険事業（支援）計画の同時改定を前に、医療計画、介護計画の見直しの方向性の基礎となる総合確保方針の改定案の見直しの方向性が見えてきた。

　第2章第1節3でも示したように、全体として、全国で見れば65歳以上人口は2040年を超えるまで増加が続く一方、都道府県や二次医療圏単位で見れば、65歳以上人口が増加する地域と減少する地域に分かれる。入院・外来・在宅それぞれの医療需要も、ピークを迎える見込みの年が地域ごとに異なり、生産年齢が減少する中でも、急激に高齢化が進行する地域もあれば、高齢化がピークを越える地域もある。人口構成の変化や医療及び介護需要の動向は地域で異なるため、地域の実情に応じた医療及び介護提供体制の確保を図っていくことが重要である。また、求められる患者・利用者の医療・介護ニーズも変化している。高齢単身世帯が増えるとともに、慢性疾患や複数の疾患を抱える患者、医療・介護の複合ニーズを有する患者・利用者が増加しており、医療・介護の連携の必要性が高まっている。

　こうした実情を踏まえ、改定案では、生産年齢人口の減少加速等を見据え、「患者・利用者・国民の視点」に立った医療・介護の提供体制を確保していくことが示された。「地域完結型」の医療と介護の提供体制を構築し、デジタル化やデータヘルス化によって医療と介護の連携を強化し、地域の包括的な支援体制の構築、「地域共生社会」の実現をめざすものである。

■ 総合確保方針の見直しの方向性 （再掲）

【現行】

意義

「団塊の世代」が全て75歳以上となる2025年に向け、利用者の視点に立って切れ目のない医療及び介護の提供体制を構築。自立と尊厳を 支えるケアを実現

基本的方向性

(ア) 効率的で質の高い医療提供体制の構築と地域包括ケアシステムの構築

(イ) 地域の創意工夫を活かせる仕組み

(ウ) 質の高い医療・介護人材の確保と多職種連携の推進

(エ) 限りある資源の効率的かつ効果的な活用

(オ) 情報通信技術（ICT）の活用

【見直し案】

意義

「団塊の世代」が全て75歳以上となる2025年、その後の生産年齢人口の減少の加速等を見据え、患者・利用者・国民の視点に立った医療・介護の提供体制を構築。自立と尊厳を支えるケアを実現。

基本的方向性

(ア) 「地域完結型」の医療・介護提供体制の構築

(イ) サービス提供人材の確保と働き方改革

(ウ) 限りある資源の効率的かつ効果的な活用

(エ) デジタル化・データヘルスの推進

(オ) 地域共生社会の実現

出典：厚生労働省「第19回医療介護総合確保促進会議」「資料1　総合確保方針の見直しについて（案）」（2023年2月16日）を基に作成。

（1）「地域完結型」の医療・介護提供体制の構築

　以下5点を進めていくとされている。

・今般の新型コロナウイルス対応で浮彫りになった、地域における医療・介護の提供に係る様々な課題にも対応できるよう、平時から医療機能の分化と連携を一層重視し、国民目線で提供体制の改革を進めるとともに、新興感染症等の発生時に提供体制を迅速かつ柔軟に切り替える体制を確保する。

・入院医療は、まず2025年に向け地域医療構想を推進した上で、その後の生産年齢人口の減少の加速等を見据え、更に医療機能の分化・連携を進める。外来医療・在宅医療は、外来機能報告制度を踏まえ紹介受診重点医療機関の明確化と、かかりつけ医機能が発揮される制度の整備が重要である。地域医療構想を更に推進する中でこれらに対応するとともに、医療従事者の確保と働き方改革を一体的に進めることが重要である。また、医薬品の安定供給や提供体制の確保を図ることが必要である。

・地域包括ケアシステムは、介護サービスの提供体制の整備、住まいと生活の一体的な支援、医療と介護の連携強化、認知症施策の推進、総合事業、介護予防、地域の支え合い活動の充実等を含めた地域づくりの取組みを通じて更に深化・推進を図る。

・人口構成の変化や医療・介護需要の動向は地域ごとに異なるため、医療及び介護の総合的な確保には、地域の創意工夫を活かせる柔軟な仕組みが必要である。

・行動変容を促す情報発信、人生の最終段階に本人が望む医療やケアについて家族等や医療・ケアチームと繰り返し話し合う人生会議（ＡＣＰ：アドバンス・ケア・プランニング）の普及啓発等、国民視点の医療・介護の提供体制の整備が重要である。

（2）サービス提供人材の確保と働き方改革

以下３点に向けた取組みを行うこととされている。

・2040年に向け生産年齢人口が急減する中で、医療・介護提供体制に必要な質の高い医療・介護人材を確保するとともに、サービスの質を確保しつつ、従事者の負担軽減が図られた医療・介護現場の実現が必要となる。

・医療従事者の働き方改革の取組推進とともに、各職種が高い専門性を十分に発揮するための勤務環境の整備やタスク・シフト／シェア、チーム医療の推進、復職支援等が重要である。介護従事者は、これまでの処遇改善の取組みに加え、ＩＣＴや介護ロボット等の活用、手続のデジタル化等により介護現場の生産性を向上させ、専門性を生かして働き続けられる環境づくりや復職支援、介護の仕事の魅力発信に取り組むとともに、多様な人材の活用を図ることで、必要な人材の確保を図る。

・上記の取組みを通じて、患者・利用者など国民の理解を得ながら、医療・介護サービス提供人材の確保と働き方改革を地域医療構想と一体的に進めることが重要である。

（3）限りある資源の効率的かつ効果的な活用

人口減少に対応した全世代型の社会保障制度構築が必要であり、急速に少子高齢化が進む中、医療と介護の提供体制を支える医療保険制度及び介護保険制度の持続のため、限りある地域の社会資源を効率的・効果的に活用する必要がある。そのため、医療機能の分化・連携や地域包括ケアシステムの構築、複合的なニーズを有する高齢者への医療・介護の効果的・効率的な提供、介護サービスの質の向上や事業者の経営の協働化・大規模化、ケアマネジメントの質の向上が重要である。

（4）デジタル化・データヘルスの推進

以下５点を念頭に取組みを進めていくとしている。

・オンライン資格確認等システムは、患者の同意の下に、医療機関・薬局で特定健診等情報や薬剤情報等を確認し、より良い医療を提供する環境の整備が進められている。

・介護についても、地域包括ケアシステムを深化・推進するため、介護情報を集約し、医療情報とも一体的に運用する情報基盤の全国一元的な整備を進める。

・オンライン資格確認等システムのネットワークを拡充し、レセプト・特定健診等に加え、

予防接種、電子処方箋、自治体検診、電子カルテ等の医療（介護を含む。）全般にわたる情報について共有・交換できる「全国医療情報プラットフォーム」を創設する方向が示されている。
・医療・介護連携を推進する観点から、医療・介護分野でのＤＸ（デジタルトランスフォーメーション）を進め、患者・利用者自身の医療・介護情報の標準化を進め、デジタル基盤を活用して医療機関・薬局・介護事業所等の間で必要なときに必要な情報を共有・活用していくことが重要である。
・医療・介護提供体制の確保に向けた施策の立案に当たり、ＮＤＢ（レセプト情報・特定健診等情報データベース）、公的データベース等やこれらの連結解析等を通じ、客観的なデータに基づいてニーズの分析や将来見通し等を行っていくＥＢＰＭ（エビデンス・ベースド・ポリシー・メイキング）の取組みが重要である。

（5）地域共生社会の実現

以下3点を意識して取り組むとしている。
・孤独・孤立や生活困窮の問題を抱える人々が地域社会と繋がりながら、安心して生活を送ることができるようにするため、地域の包括的な支援体制の構築、いわゆる「社会的処方」の活用など「地域共生社会」の実現に取り組む必要がある。現に、従来からの地域包括ケアシステムに係る取組みを多世代型に展開し、地域共生社会の実現を図る地方自治体も現れてきている。
・医療・介護提供体制の整備は、住宅や居住に係る施策との連携も踏まえつつ、地域の将来の姿を踏まえた「まちづくり」の一環に位置付ける視点も重要である。
・医療・介護提供体制の確保のために、地域住民や地域の多様な主体の参画や連携を通じ、こうした「地域共生社会」を目指す文脈の中に位置付けることが重要である。

3 | 次期介護保険制度改正の方向性

　前頁の総合確保方針の改定を基礎とする、第9期に向けた介護保険制度改正について、2022年春より、社会保障審議会介護保険部会及び介護給付費分科会で検討を始めている。

　介護保険制度は、2040年にかけて生産年齢人口が急減し、65歳以上人口の急増が見込まれる中、2025年に向け構築を図っている地域包括ケアシステムを更に深化・推進するとともに、介護ニーズの増大と労働力の制約への対応を両立させつつ、制度の持続可能性を確保するため、下記に基づいた見直しになる見込みである。

> 1　論点1：地域包括ケアシステムの更なる深化・推進
> 2　論点2：介護人材の確保、介護現場の生産性向上の推進
> 3　論点3：給付と負担

　2023年9月現在も議論が続いており、結論は確定していないが、特にサービス提供者及び利用者にとって変化の多い内容にかかる議論や、大きな方向性の変化に関する項目について、下記に列挙していく。

1 論点1：地域包括ケアシステムの更なる深化・推進

　地域包括ケアシステムの更なる深化・推進は、5つの項目にそって議論が進められている。
　① 在宅・施設を通じた介護サービスの基盤整備、住まいと生活の一体的支援
　② 医療と介護の連携強化、自立支援・重度化防止の取組みの推進
　③ 認知症施策、家族を含めた相談支援体制
　④ 地域における介護予防や社会参加活動の充実
　⑤ 保険者機能の強化

　このうち、「① 在宅・施設を通じた介護サービスの基盤整備、住まいと生活の一体的支援」及び「② 医療と介護の連携強化、自立支援・重度化防止の取組みの推進」について、経営の大規模化・協働化、高齢者人口増加地域と減少地域それぞれの実情に応じたサービスの実施、医療と介護の連携強化に向けたデータ利活用等について意見が出ており、介護事業所の経営に大きな影響を与える可能性が出ている。

（1）経営の大規模化・協働化
　第92回・第93回の社会保障審議会介護保険部会（以下、「介護保険部会」という）において、訪問看護等をはじめとして、介護事業者に小規模事業者が多いことを踏まえ、「人材確保により大規模化を図りサービスの安定供給につなげられるよう、大規模化の評価の仕組みを検討することが必要」という意見が出た。
　大規模化や事業の協働化については、2（2）に記載した「医療・福祉サービス改革プラン」の4つの改革のうちの1つにも挙げられており、今後は国により促進の流れが一層強化されると思われる。
　2021年4月1日より施行された「地域共生社会の実現のための社会福祉法等の一部を改正する法律（令和2年法律第52号）」において、①社員の社会福祉に係る業務の連携を推進し、②地域における良質かつ適切な福祉サービスを提供するとともに、③社会福祉法人の経営基盤の強化に資することを目的として、福祉サービス事業者間の連携方策の新たな選択肢として「社会福祉連携法人制度」が創設され、2022年より認定が開始された。

（2）社会福祉連携法人制度

２以上の社会福祉法人等の法人が社員として参画し、その創意工夫による多様な取組みを通じて、地域福祉の充実、災害対応力の強化、福祉サービス事業に係る経営の効率化、人材の確保・育成等を推進する。社会福祉連携推進法人の設立により、同じ目的意識を持つ法人が個々の自主性を保ちながら連携し、規模の大きさを活かした法人運営が可能となるとされ、2023年５月現在で15法人が認定されている。

a　運営業務のポイント

・社会福祉連携推進区域（業務の実施地域。実施地域の範囲に制約なし。）を定め、社会福祉連携推進方針（区域内の連携推進のための方針）を決定・公表する
・社会福祉連携推進業務を実施（後述の６業務の中から全部又は一部を選択して実施）する
・上記以外の業務の実施は、社会福祉連携推進業務の実施に支障のない範囲で実施可（社会福祉事業や同様の事業は実施不可）
・社員からの会費、業務委託費等による業務運営（業務を遂行するための寄附の受付も可）を行う
・社員である法人の業務に支障が無い範囲で、職員の兼務や設備の兼用可（業務を遂行するための財産の保有も可）

b　社会福祉連携推進業務（６業務）

①地域福祉支援業務（地域貢献事業の企画・立案、地域ニーズ調査の実施、事業実施に向けたノウハウ提供 等）
②災害時支援業務（応急物資の備蓄・提供、被災施設利用者の移送、避難訓練、ＢＣＰ策定支援 等）
③経営支援業（経営コンサルティング、財務状況の分析・助言、事務処理代行 等）
④貸付業務（社会福祉法人である社員に対する資金の貸付）
⑤人材確保等業務（採用・募集の共同実施、人事交流の調整、研修の共同実施、現場実習等の調整 等）
⑥物資等供給業務（紙おむつやマスク等の物資の一括調達、給食の供給 等）

■ 社会福祉連携推進法人の管理運営体制

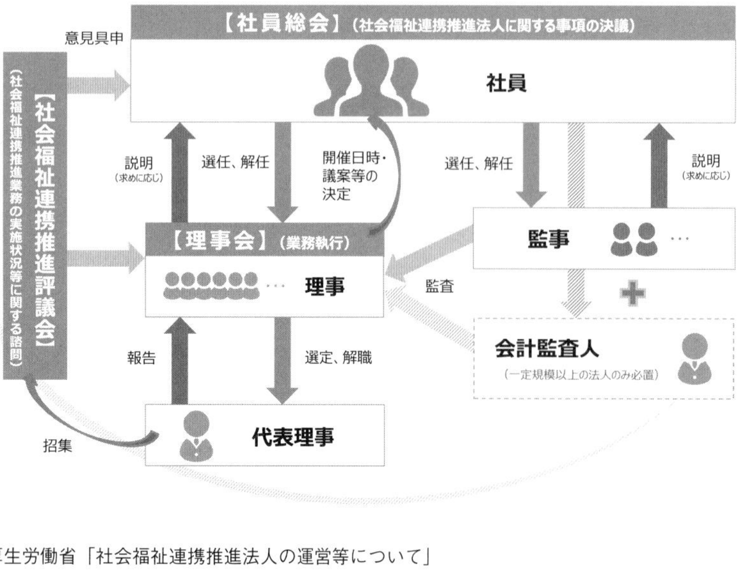

出典：厚生労働省「社会福祉連携推進法人の運営等について」

■ これまでの連携方策との比較

		特徴	主な項目の比較			
			参加可能な法人形態	参加、脱退の難易	地域	資金
緩やかな連携	自主的な連携、業務連携	○ 合意形成が比較的容易 ○ 資金面、人事面も含めた一体的な連携は稀。	限定なし	参加、脱退は法人の自主的判断	限定なし	対価性がある費用以外は法人外流出として禁止
	社会福祉協議会を通じた連携		限定なし	参加、脱退は法人の自主的判断	社協の圏域に限定（都道府県、市町村）	対価性がある費用以外は法人外流出として禁止
社会福祉連携推進法人		➢ 法人の自主性を確保しつつ、法的ルールに則った一段深い連携、協働化が可能 ➢ 連携法人と社員との資金融通を限定的に認める ➢ 社会福祉事業を行うことは不可	➢ 社会福祉法人その他社会福祉事業を経営する者 ➢ 社会福祉法人の経営基盤を強化するために必要な者	➢ 参加、脱退は原則法人の自主性を尊重（連携法人から貸付を受けた法人については、社員総会における全員一致の決議を必要とすることなどを定款に定めることが望ましい）	➢ 限定なし（活動区域は指定）	➢ 社員である社会福祉法人から連携法人への貸付を本部経費の範囲内で認める
（法人レベル）合併 （施設レベル）事業譲渡		○ 経営面、資金面も一体になることで、人事制度も含めて一体経営が可能 ○ 経営権、人事制度の変更につながるため合意形成に時間を要する。（合併は年間10件程度）	（合併） ・社会福祉法人 （事業譲渡） ・限定なし	・参加は法人の自主的判断だが脱退は困難	限定なし	・同一法人であれば資金の融通は可能 ・事業譲渡の資金の融通は事例による

出典：厚生労働省「社会福祉連携推進法人制度施行に向けた自治体説明会」（2021年12月21日）

（3）社会福祉連携推進法人で行っている実際の業務例
■ 社会福祉連携推進法人一覧（2023年5月までに認定されたもの）（認定順）

番号	認定時期	地域	社会福祉連携推進法人名
法人1	2022年5月	京都	社会福祉連携推進法人 リガーレ
法人2	2022年6月	大阪	社会福祉連携推進法人 リゾムウェル
法人3	2022年8月	兵庫	社会福祉連携推進法人 日の出医療福祉グループ
法人4	2022年10月	千葉	社会福祉連携推進法人 光る福祉
法人5	2022年11月	東京	社会福祉連携推進法人 共栄会
法人6	2022年11月	和歌山	社会福祉連携推進法人 あたらしい保育イニシアチブ
法人7	2022年12月	東京	社会福祉連携推進法人 青海波グループ
法人8	2023年1月	岐阜	社会福祉連携推進法人 黎明
法人9	2023年1月	東京	社会福祉連携推進法人 園経営支援協会
法人10	2023年2月	福岡	社会福祉連携推進法人 福岡親和会
法人11	2023年2月	京都	社会福祉連携推進法人 きょうと福祉キャリアサポート
法人12	2023年3月	埼玉	社会福祉連携推進法人 さくらグループ
法人13	2023年4月	新潟	社会福祉連携推進法人 乳幼児教育ユニティ
法人14	2023年4月	福岡	社会福祉連携推進法人 幸輪ホールディングス
法人15	2023年5月	熊本	社会福祉連携推進法人 ジョイント＆リップル

出典：厚生労働省「社会福祉連携推進法人制度」

■ 各法人の業務の内容　※公表資料で把握可能な内容（行っている業務には○）

	業務①	業務②	業務③	業務④	業務⑤	業務⑥
法人1			○		○	
法人2	詳細不明					
法人3	○	○	○		○	○
法人4	詳細不明					
法人5	○	○	○		○	○
法人6			○		○	○
法人7	○	○	○		○	○
法人8	○	○	○		○	○
法人9			○		○	○
法人10	詳細不明					
法人11	詳細不明					
法人12	詳細不明					
法人13	○	○	○		○	○
法人14	詳細不明					
法人15	詳細不明					

※法人10以降は認定後間もない法人であり、2023年5月時点では詳細不明が多い。

a　業務①：地域福祉支援業務の例
　・大学等との連携によるニーズ把握や新たな取組みの企画立案
　・合同研究発表会の開催支援
　・地域住民への法人取組みの周知
　・取組みの周知・広報などの支援　等

b　業務②：災害時支援業務の例
　・危機管理（災害）対策本部設置
　・地震、災害時や感染症発生時のＢＣＰ策定支援
　・災害に対し、社会福祉連携推進法人を構成する社員が継続的に福祉サービスを実施す
　　るための支援（ニーズ把握、人材の応援派遣や物資の提供調整）　等

c　業務③：経営支援事業の例
　・業務へのＩＣＴ化の推進
　・ウェブ広報等を含む広報活動の推進
　・国の政策の把握や分析を通じた経営ノウハウや人事制度のコンサルティング業務
　・財務状況の分析・助言　等

d　業務④：貸付業務の例
　　実際の社会福祉連携推進法人では実施している例を確認できなかった。

e　業務⑤：人材確保等業務の例
　・各法人からリクルーターを選出
　・ツアーの企画、就職フェアへの出展、広報
　・外国人技能実習生の受入
　・キャリアパス、評価制度、給与体系の移行など、異なる給与・労働条件の一元化に向

第1部　分析編

けた取組み
・合同研修等の実施
・介護福祉職の理解促進
・人事交流調整　等

f　業務⑥：物資等供給業務の例
・機器・物品、ＩＣＴ活用システムの一括発注、業務用物資の共同調達の支援　等

出典：各社会福祉連携推進法人ＨＰ、各認定元自治体ＨＰ

（４）地域の状況に合わせた介護サービスの提供
　介護保険部会では、「大都市部では高齢者が急増している一方で、高齢者が減少していく地域もある。地域の状況に応じた対応が必要」という点にも言及された。特に山間、へき地、離島等の高齢者が減少する地域の小規模特養の入所要件の変更について意見が出た。特養は、数年ごとに入所申込者の調査を行っており、今後の調査の結果次第で、原則要介護3以上である入所要件の変更が今後生じる可能性がある。

■ 特養の入所要件
　入所待ちの状況等を踏まえ、2015年4月より、原則、特養への新規入所者は要介護3以上に限定され、在宅での生活が困難な中重度の要介護者を支える施設として機能が重点化された（既入所者は継続して入所可能）。他方、要介護1・2の高齢者は、特例的に、やむを得ない事情で特養以外での生活が困難であると認められる場合に、市町村の適切な関与のもと入所可能である。しかし、入所申込者が高齢者人口に占める割合は地域ごとにばらつきが大きく、地域により定員割れする可能性もあり得る。

65歳以上人口に占める特養入所申込者の割合

○　65歳以上人口に占める特養入所申込者の割合は、地域ごとにばらつきがある。

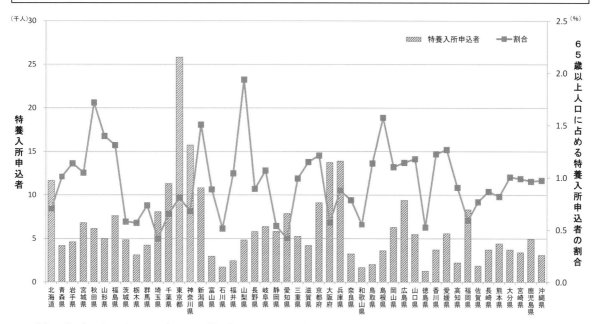

※1　特養入所申込者は、令和元年12月25日プレスリリース「特別養護老人ホームの入所申込者の状況」（原則、平成31年4月1日）における要介護度3～5の入所申込者数である。
※2　65歳以上人口に占める特養入所申込者の割合は、特養入所申込者数を、65歳以上人口（令和元年10月人口推計（総務省統計局））で割ったものである。

出典：第93回社会保障審議会（介護保険部会）「資料2　地域包括ケアシステムの更なる深化・推進について」（2022年5月16日）

（5）医療と介護の連携強化と自立支援・重度化防止

　介護保険部会では、介護保険事業（支援）計画と地域医療構想との整合も含め、医療提供体制の在り方との一体的な議論や、医療介護連携のためのICTやデータ利活用の推進、国や都道府県が市町村支援の充実を図る必要性について意見が出ている。

　データ活用に関連して、エビデンスに基づく介護サービスの提供や、ケアの質の向上のため、良いアウトカムを引き出すプロセスの充実について言及されており、医療介護連携という面に加え、効率的・効果的な介護サービスの提供という面においても、ICTとデータ利活用の促進の流れは年々強まってきている。2019年の健康保険法改正で、レセプト情報・特定健診等情報データベース（NDB）・介護DB・匿名診療等関連情報（DPCDB）の３つの公的データベースを連結し、研究者や民間・保険者など第三者がデータ解析できるようになった。2022年４月からはDPCDBも合わせた連結規定が施行された他、2021年には介護DBに科学的介護情報システム「LIFE」の情報も格納されるようになった。

第1部 分析編

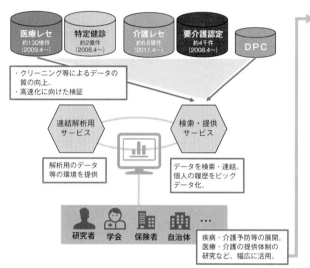
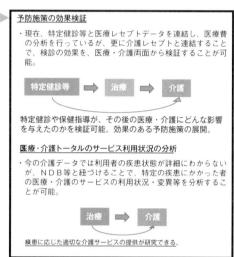

出典：未来投資会議「データ利活用基盤の構築」（2017年10月27日）を基に作成。

■ LIFEの概要と課題点

　介護の科学的分析のためのデータベース構築（介護DB等のデータ分析と介護現場でのエビデンス蓄積を進め、ケアのみならず認知症のキュアにも焦点を充てたデータベースを整備）に資するものとして、2021年４月に「LIFE」が本格稼働した。

科学的介護情報システム（LIFE）

○ **介護サービス利用者の状態**や、介護施設・事業所で行っている**ケアの計画・内容**などを一定の様式で入力すると、**インターネットを通じて厚生労働省へ送信**され、入力内容が分析されて、**当該施設等にフィードバック**される情報**システム**

○ 介護事業所においてPDCAサイクルを回すために活用するための**ツール**

LIFEにより収集・蓄積したデータの活用

・ LIFEにより収集・蓄積したデータは、**フィードバック情報としての活用**に加えて、施策の効果や**課題等の把握**、見直しのための分析にも活用される。

・ LIFEにデータが蓄積し、分析が進むことにより、エビデンスに基づいた質の高い介護の実施につながる。

・ 今後、データの集積に伴い、事業所単位、利用者単位のフィードバックを順次行う予定である。

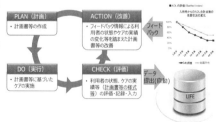

出典：厚生労働省「科学的介護情報システム（LIFE）について」

これは、介護サービスの利用者の状態や、介護施設・事業所で行っているケアの計画・内容等を様式に沿って入力すると、インターネットを通じて厚生労働省へ送信され、入力内容が分析・フィードバックされる情報システムである。狙いとしては、分析が進むことにより、エビデンスに基づいた介護サービスの提供がなされ、適切なPDCAサイクルの実施や政策の有効性への検証につながる。介護報酬にも「科学的介護推進体制加算」が措置され、登録・導入が推奨されている。

　厚生労働省は、近年、LIFEを活用した取組状況について把握するため、事業者に対してアンケートを行っている。2022年度下半期に行ったアンケートでは、2021年度の同調査にも回答した約500の事業所・施設のみを対象として集計した、LIFE登録済事業所への「LIFEの活用場面」（複数回答可）という質問に対して、「利用者状態の管理・課題把握」という回答が63.6%と最も高く、前年度よりも6.7ポイント増加した。「利用者状態の多職種での情報連携」や、「ケアの質の向上に関する方針の策定・実施」という回答も多い他、選択肢にあるような場面について「いずれも活用していない」という回答は2割程度あるものの前年度よりも減少した。一方、「データ入力の負担感」という質問に対しては、「負担を感じる」「やや負担を感じる」という回答が合計8割近くにのぼった。事業所では、活用できる場面はあるものの入力への負担感を強く感じていることがわかる。

■ LIFEの活用場面

図表1　LIFEの活用場面（回答数：503）
※複数回答可

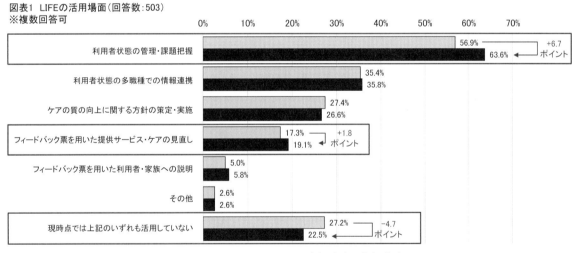

■ LIFEのデータ入力の負担感

図表6　データ登録の負担感（回答数：503）

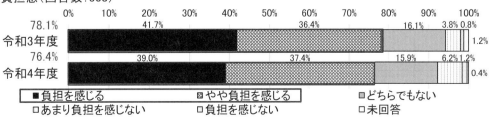

出典：第26回社会保障審議会（介護給付費分科会）介護報酬改定検証・研究委員会「（4）LIFEを活用した取組状況の把握及び訪問系サービス・居宅介護支援事業所におけるLIFEの活用可能性の検証に関する調査研究事業（結果概要）（案）」（2023年2月27日）

■ 地域医療介護総合確保基金を利用したＩＣＴ導入支援事業

ＩＣＴを活用した介護サービス等の業務効率化を通じて職員の負担軽減を図るため、都道府県が主体となって実施する、「地域医療介護総合確保基金を利用したＩＣＴ導入支援事業」が拡充されている。

補助対象となるのは、「介護ソフト」、「情報端末（タブレット端末、スマートフォン端末、インカム等）」、「通信環境機器（Ｗｉ-Ｆｉルーター等）」「その他運用経費（クラウド利用料、サポート費、研修費、他事業所からの照会対応経費、バックオフィスソフト等）」である。補助金額は事業規模数（職員数）に応じて異なり、10人以下では上限額100万円、31人以上では260万円となる。

ただし、補助要件として、「ＬＩＦＥによる情報収集・フィードバックに協力」、「他事業所からの照会に対応」、「導入計画の作成、導入効果報告（2年間）」などがある。

ＩＣＴ導入支援事業について、厚生労働省は毎年アンケート形式で全国の介護事業所に対し、実績を調査している。2021年度の実績では、職員数の多い施設系サービスで2,199事業所が同事業の補助を活用している。

サービス類型別	補助実績		職員数（人）※常勤換算			
	事業所数	割合	1～10	11～20	21～30	30～
施設系サービス	2,199	40.9%	15.5%	24.7%	12.4%	44.9%
訪問系サービス	978	18.2%	48.6%	28.8%	9.1%	11.6%
居宅介護支援サービス	602	11.2%	83.7%	8.8%	1.8%	4.0%
通所系サービス	1,318	24.5%	47.2%	36.8%	6.8%	7.7%
複合型サービス	239	4.4%	35.1%	55.2%	4.2%	3.8%
その他	35	0.7%	60.0%	22.9%	8.6%	8.6%

出典：厚生労働省老健局高齢者支援課「ICT導入支援事業 令和3年度 導入効果報告取りまとめ」を基に作成。

また、補助を活用して導入した機器としては、介護ソフトが最も多く（67.5%）、タブレット端末が53.6%と続いている。

補助したＩＣＴ機器等	割合	備考
介護ソフト	67.5%	うち、オンプレミス型は27.0%、クラウド型は70.3%
モバイルＰＣ	10.9%	
タブレット端末	53.6%	
スマートフォン	9.1%	
Ｗｉ-Ｆｉ機器	20.8%	
バックオフィスソフト	2.4%	
その他	8.6%	

出典：厚生労働省老健局高齢者支援課「ICT導入支援事業 令和3年度 導入効果報告取りまとめ」を基に作成。

一方で、ＩＣＴ機器の導入に関して課題と感じていることとして、「パソコンやソフトに対する職員の苦手意識の解消、職員への研修等」、「パソコンやソフト、システム等の導入のための費用補助」等の回答の割合が高かった。自由意見では、医療機関を含めてデータを共有できる仕組み、異なるベンダーのソフト同士でも連携できる環境の必要性や管理者の運営や組織作りに対するマネジメント能力、また、個人情報やプライバシーへの配慮、セキュリティへの不安などについて回答があった。

課題と感じていること	割合
ペーパーレス化に対する経営者の理解・法人の方針	55.5%
パソコンやソフトに対する職員の苦手意識の解消、職員への研修等	89.5%
利用者や家族の理解・スキル	62.7%
ペーパーレス化のためのシステム（設備）の導入	75.4%
ペーパーレスにするためのシステムの選定方法、導入方法についての情報	74.2%
使いやすい介護ソフトの導入	73.9%
パソコンやソフト、システム等の導入のための費用補助	89.8%
パソコンやソフト、システム等に精通した人材の確保や派遣の仕組み	82.3%
他の事業所の介護ソフトの種類にかかわらず、データ連携ができる環境整備	87.0%
行政と事業所で文書授受するための共通のプラットフォーム	83.8%

出典：厚生労働省老健局高齢者支援課「ICT導入支援事業 令和３年度 導入効果報告取りまとめ」を基に作成。

　一部の事業者においては、「介護保険制度に基づき１人あたりサービス価格も収入全体が固定され、配置すべき人員についての人員基準もあるため、生産性向上には限界がある」という現状はありつつも、積極的にＩＴやロボットを導入し、職員の負担軽減や効率化を図る動きが活発化している。

■ 生産性向上や質を高めるＤＸ推進例

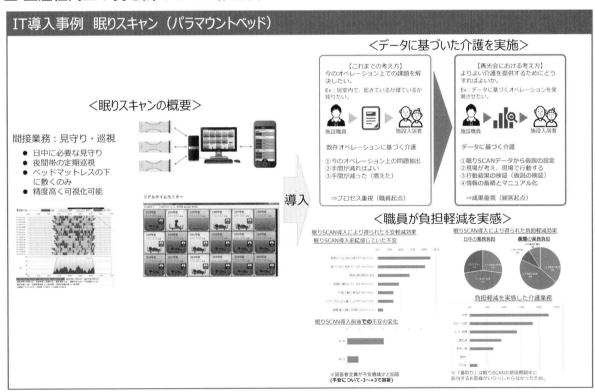

出典：経済産業省サービス振興課「第３回サービス産業×生産性研究会　事務局資料」（2020年９月29日）
　　※「サービス産業×生産性研究会」は、「『日本再興戦略』改訂 2014 」に定められた「サービス産業の労働生産性の伸び率が、2020年までに2.0%となることを目指す」とのＫＰＩのもとに、経済産業省が2020年７月から開催している研究会である。

従来の介護サービスを提供する事業者のみならず、福祉・介護業界以外の業種の民間企業も、市場として拡大し続ける介護業界にＩＣＴ技術を活用して参入している。

■ ＩＣＴを活用した介護事業を行う企業　※各社ＨＰから把握できる情報

分野	企業名	事業内容	サービス内容の例
保険	ＳＯＭＰＯホールディングス株式会社	ＩＣＴ遠隔システム介護ロボット	施設入居者の異変を探知し、医師に緊急に情報を共有 介護人材の業務負担を軽減
警備	綜合警備保障株式会社（ＡＬＳＯＫ）	異変察知システム	高齢者の異変を緊急察知
警備	セコム株式会社	遠隔画像診断支援電子カルテ	契約先医療機関のＣＴやＭＲの画像をセコムの放射線科専門医が読影 安全な情報ネットワークを介していつでもどこでも利用でき持ち運べる電子カルテ
情報	株式会社グッドツリー	業務効率化ソフト日常生活記録	介護スタッフの日常業務を支援、効率化する利用者の生活実態を自動的に記録
情報	Ｓｋｙ株式会社	介護記録システム	クラウド型記録システムで日々の記録業務を軽減
情報	株式会社ウェルモ	ＡＩ業務支援サービス	ケアプラン作成のサポート 介護情報検索サービスの提供
情報	株式会社カナミックネットワーク	業務支援システム	スマートフォン、タブレットで業務記録できるアプリ
情報	コニカミノルタＱＯＬソリューションズ株式会社	行動分析センサー	天井の行動分析センサーが行動を分析しスタッフのスマートフォンへ映像とともに通知
情報	富士ソフト株式会社	見守り・コミュニケーションロボット	人工知能搭載ロボットが会話をすることでライフログ（行動や趣向をデジタルデータで記録する）を蓄積。高齢者レク等にも活用可能
通信	ＫＤＤＩ株式会社	ハンズフリーの介護業務支援	ＡＲメガネが相手を認識し、インターネット回線を通じて相手のヘルスケアデータを読み取り、メガネのレンズに投影
健康美容	タニタヘルスリンク株式会社	介護予防個別プログラム	体の状態や生活習慣をデータで可視化、生活習慣改善のアドバイス
電機	パナソニック株式会社	見守りサービス	高感度センサー等センシング技術とＡＩで部屋での状態や生活リズムをリアルタイムで把握
電機	三菱電機株式会社	シフト管理システム	声でメモをとる、専用アプリで外部から日誌をつけられる等のサービス
電機	日本電気株式会社（ＮＥＣ）	歩行状態把握のセンサー付インソール	靴に入れて日常生活の歩行状態をデータ化し、リハビリ・施術等の計画立案や退院後を支援するインソール
バイオ・情報	ＣＹＢＥＲＤＹＮＥ株式会社	介護ロボット	装着型ロボットにより介護者の腰や脚部の負担を軽減
電機	フォルシアクラリオン・エレクトロニクス株式会社	服薬管理ロボット	薬の飲み忘れや飲み間違いを予防、高齢者の安全と介護者の負担を軽減

バイオ	株式会社菊池製作所	介護ロボット	人工筋肉を用いて介護者をアシストする 歩行運動リズムが不安定な人の支援
化学	住友理工株式会社	体動情報センサー	介護施設での健康状態の確認による見守り等 様々な用途に使用
福祉	フランスベッド株式会社	見守りセンサー	ベッドが療養者の状態と安全を見守り、介助負担を軽減
福祉	パラマウントベッド株式会社	見守りセンサー	マットレスの下に敷いて人の体動を捉えることで、睡眠状態に加え、起きあがりや離床・在床を把握

出典：各事業者ＨＰ

2 論点２：介護人材の確保、介護現場の生産性向上の推進

　2040年にかけ生産年齢人口は急激に減少すると見込まれており、既に介護現場の人手不足への喫緊の対応が必要である。テクノロジーの導入等により質を確保しつつ効率的なサービス提供を行うとともに、業務の切り分けや、事務処理負担軽減を徹底し、介護職員が専門性を生かして働き続けられる環境づくりを進め、職員の待遇改善などにつなげる必要がある。こうしたことから介護部会では、① 介護職員の処遇改善、② 多様な人材の確保・育成、③ 離職防止・定着促進・生産性向上、④ 介護職の魅力向上、⑤ 外国人材受入れ環境整備 に取り組むとしている。

第８期介護保険事業計画に基づく介護職員の必要数について

○　第８期介護保険事業計画の介護サービス見込み量等に基づき、都道府県が推計した介護職員の必要数を集計すると、
　　・2023年度には約２３３万人（＋約２２万人（5.5万人/年））
　　・2025年度には約２４３万人（＋約３２万人（5.3万人/年））
　　・2040年度には約２８０万人（＋約６９万人（3.3万人/年））
となった。　　　　　　　　　　　　　　※（）内は2019年度（211万人）比
　　※　介護職員の必要数は、介護保険給付の対象となる介護サービス事業所、介護保険施設に従事する介護職員の必要数に、介護予防・日常生活支援総合事業のうち従前の介護予防訪問介護等に相当するサービスに従事する介護職員の必要数を加えたもの。

○　国においては、①介護職員の処遇改善、②多様な人材の確保・育成、③離職防止・定着促進・生産性向上、④介護職の魅力向上、⑤外国人材の受入環境整備など総合的な介護人材確保対策に取り組む。

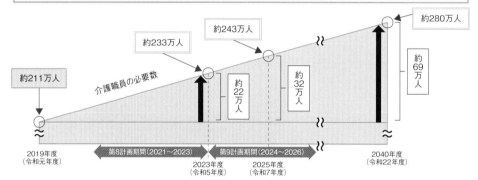

注1）2019年度（令和元年度）の介護職員数約211万人は、「令和元年度介護サービス施設・事業所調査」による。
注2）介護職員の必要数（約233万人・243万人・280万人）については、足下の介護職員数を約211万人として、市町村により第８期介護保険事業計画に位置付けられたサービス見込み量（総合事業を含む）等に基づく都道府県による推計値を集計したもの。
注3）介護職員数には、総合事業のうち従前の介護予防訪問介護等に相当するサービスに従事する介護職員数を含む。
注4）2018年度（平成30年度）分から、介護職員数を調査している「介護サービス施設・事業所調査」の集計方法に変更があった。このため、同調査の変更前の結果に基づき必要数を算出している第７期計画と、変更後の結果に基づき必要数を算出している第８期計画との比較はできない。

介護人材確保の目指す姿　〜「まんじゅう型」から「富士山型」へ〜

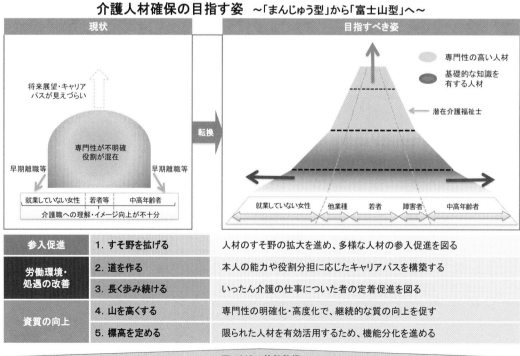

出典：第95回社会保障審議会（介護保険部会）「資料1　介護人材の確保、介護現場の生産性向上の推進について」（2022年7月25日）

（1）地域医療介護総合確保基金による支援

　前述①〜⑤の取組みにかかるものとして、ＩＣＴの活用などを含む介護現場の生産性向上や人材発掘、マッチング等について、2020年度から大幅に拡充した地域医療介護総合確保基金による支援が現行の対応策に挙げられる。今後、基金のメニューの拡大や、関連新規事業の立ち上げが期待される。

■ 地域医療介護総合確保基金による支援メニュー（介護施設の整備分）

介護離職ゼロのための量的拡充	**介護施設等の整備にあわせて行う広域型施設の大規模修繕・耐震化整備（令和2年度新規）** 50万人受け皿整備と老朽化した広域型施設の大規模修繕を同時に進めるため、介護施設等の整備（創設）とあわせて行う、定員30名以上の広域型施設の大規模修繕・耐震化について補助する。※令和5年度までの実施。
	介護付きホームの整備促進（拡充） 「介護離職ゼロ」に向けて、介護サービス基盤として介護付きホーム（特定施設入居者生活介護）も含めた整備の促進が適当であるため、特定施設入居者生活介護の指定を受ける介護付きホームも補助対象に追加する。
	介護職員の宿舎施設整備（令和2年度新規） 外国人を含む介護人材確保のため、介護施設等の事業者による介護職員用の宿舎整備す費用の一部を補助し、介護職員が働きやすい環境を整備する。※令和5年度までの実施。
介護サービスの質の向上	**施設の大規模修繕の際にあわせて行うロボット・センサー、ICTの導入支援（拡充）** 生産性向上のため、施設等の大規模修繕の際にあわせて行うロボット・センサー、ICTの導入を補助対象に追加する。※令和5年度までの実施。
	特養併設のショートステイ多床室のプライバシー保護改修支援（拡充） 居住環境の質向上にむけた、多床室のプライバシー保護のための改修について、これまでの特別養護老人ホームに加えて、併設のショートステイ用居室を補助対象に追加する。
	介護予防拠点（通いの場等）における健康づくりと防災の意識啓発の取組支援（拡充） 市町村の介護予防拠点（通いの場等）における住民の健康づくりと防災の意識啓発のための取組みを補助対象に追加する。
	介護施設等における看取り環境の整備推進（令和2年度新規） 看取り及び家族等の宿泊のための個室確保を目的として行う施設の改修費を補助する。
	共生型サービス事業所の整備推進（令和2年度新規） 共生型サービス事業所の整備を推進するため、介護保険事業所で障害児・者を受け入れるために必要な改修・設備を補助する。

出典：厚生労働省「令和2年度 地域医療介護相互確保基金の予算案等について」

■ 地域医療介護総合確保基金による支援メニュー（介護従事者の確保分）

地域の実情に応じた介護従事者の確保対策を支援するため、都道府県計画を踏まえて実施される「参入促進」・「資質の向上」・「労働環境・処遇の改善」に資する事業を支援。

参入促進	資質の向上	労働環境・処遇の改善
○ 地域住民の介護の**仕事への理解促進** ○ 多世代対象の介護の**職場体験** ○ 地域住民による生活支援の**担い手の養成、**支え合い活動継続支援 ○ 介護未経験者への**研修支援** ○ ボランティアセンターとシルバー人材センター等の**連携強化** ○ 介護事業所での**インターンシップ**等の導入促進 ○ 介護の入門的研修～マッチングまでの**一体的支援**、参入促進、介護周辺業務等の体験支援 ○ 人材確保のための**ボランティアポイント活用支援** ○ 介護福祉士国家資格の取得を目指す**外国人留学生や1号特定技能外国人等の受入環境整備** ○ 福祉系高校修学**資金貸付**、介護分野就職**支援金貸付、多様な働き方**の導入 等（令和3年度新規）	○ キャリアアップ研修支援・中堅職員研修・喀痰吸引等研修・キャリア段位のアセッサー講習受・介護支援専門員、介護相談員育成への**研修** ○ 研修に係る**代替要員の確保**、出前研修の実施 ○ 潜在介護福祉士の**再就業促進**・知識や技術を**再確認する研修の実施**・離職した介護福祉士の所在等の把握 ○ **認知症ケアに携わる人材育成**のための研修 ○ **地域包括ケアシステム構築に資する人材育成**・生活支援コーディネーターの養成研修 ○ 認知症高齢者等の**権利擁護のための人材育成** ○ 介護施設等防災リーダーの養成 等	○ **エルダー・メンター（新人指導担当者）養成研修** ○ 雇用改善方策の普及・雇用管理改善のための労働関係法規、休暇・休職制度等の理解のための説明会の開催・従事者の**負担軽減に資する介護ロボット・ICTの導入**支援（拡充） （※拡充分は令和5年度まで） 事業所への業務改善支援・雇用管理体制の改善に取り組む事業所のコンテスト・表彰を実施 ○ **従事者の子育て支援**のための施設内保育設運営等の支援 ○ 子育て支援のための**代替職員のマッチング** ○ 職員の**悩み相談窓口の設置、ハラスメント対策**の推進、若手介護職員の交流の推進、両立支援等環境整備

○ 関係者との連携・協働の推進を図るための、都道府県単位、市区町村単位での**協議会等の設置**
○ 介護人材育成等に取り組む事業所に対する都道府県の**認証評価制度**の運営支援
○ 離島、中山間地域等への**人材確保支援**

出典：四国厚生局「地域医療介護総合確保基金の概要」を基に作成。

（2）外国人介護人材に関する施策

　取組み⑤ 外国人材受け入れ環境整備にかかる状況として、ＥＰＡ介護福祉士・候補者の在留者が3,586人（うち資格取得者675人）、「介護」の在留資格者が3,064人、技能実習認定件数が22,858人と（2022年実績）、関連事業も年々充実してきている。

■ 外国人介護人材の関連予算

事業名	事業内容（令和4年度）
【外国人介護人材受入環境整備事業】（生活困窮者就労準備支援事業費等補助金）	
介護技能評価試験等実施事業	特定技能１号外国人について、送り出し国と日本国内で、介護技能評価試験及び介護日本語評価試験を実施
外国人介護人材受入促進事業	就労希望の特定技能１号外国人を確保するため、現地説明会の開催やWEB・SNSで情報発信
外国人介護人材受入支援事業	就労する人材の介護技能向上のため、集合研修や研修講師の養成、技術指導等を行う職員への研修等を実施
介護の日本語学習支援等事業	介護の日本語学習を自律的に行う環境整備のため、日本語WEBコンテンツの開発・運用や学習教材の作成、技能実習指導員を対象にした講習会の開催等を実施
外国人介護人材相談支援事業	介護業務の悩みへの相談支援の実施や、外国人介護職員の交流会の開催支援、特定技能外国人の受入施設への巡回訪問等を実施
【ＥＰＡ介護福祉士候補者への支援】（（※１）衛生関係指導者養成等委託費、（※２）生活困窮者就労準備支援事業費等補助金）	
外国人介護福祉士候補者等受入支援事業（※１）	就労前の「介護導入研修」や受入施設への巡回訪問、就労・研修に係る相談・助言等を実施
外国人介護福祉士候補者学習支援事業（※２）	専門知識等を学ぶ集合研修、専門知識の通信添削指導、資格を取得せず帰国した者の母国での再チャレンジ支援等
外国人介護福祉士候補者受入施設学習支援事業（※２）	受入施設が行う就労中の日本語学習や専門的知識の学習、学習環境の整備、喀痰吸引等研修の受講費用、研修を担当する者の活動に要する費用等を補助
【外国人留学生及び特定技能１号外国人の受入環境整備事業】（地域医療介護総合確保基金）	
外国人留学生への奨学金の給付等に係る支援事業	留学生に対して奨学金の給付等支援を行う介護施設等に対し、当該支援に係る経費を助成
外国人留学生及び特定技能１号外国人のマッチング支援事業	支援団体が、送り出し国で特定技能就労希望者等の情報収集を行うとともに、現地での合同説明会を開催するなどマッチング支援を実施
【外国人介護人材受入施設等環境整備事業】（地域医療介護総合確保基金）	
外国人介護人材受入施設等環境整備事業	職員間、利用者等との相互間のコミュニケーション支援、外国人介護人材の資格取得支援や生活支援の体制強化、介護福祉士養成施設での留学生への教育・指導の質の向上への取組等に対する費用を助成

出典：介護分野における特定技能協議会運営委員会「外国人介護人材関係予算（特定技能関連）の概要及び活用状況」（2022年３月29日）を基に作成。

（3）タスクシェア・タスクシフティング

　③ 離職防止・定着促進・生産性向上に関連して、テクノロジーの活用や人員基準・運営基準の緩和を通じた業務効率化・業務負担軽減の推進の取組みがあげられる。すでにテクノロジーの活用や、いわゆる「介護助手」の活用メリットについて2022年度に実証事業が行われており、結果は次期介護報酬改定の根拠となる予定である。

> **目的**
>
> 介護現場において、テクノロジーの活用やいわゆる介護助手の活用等による生産性向上の取組を推進するため、介護施設における効果実証を実施するとともに実証から得られたデータの分析を行い、次期介護報酬改定の検討に資するエビデンスの収集等を行うことを目的とする。

実証テーマ①　見守り機器等を活用した夜間見守り

令和3年度介護報酬改定（夜間の人員配置基準緩和等）を踏まえ、特養（従来型）以外のサービスも含め、夜間業務における見守り機器等の導入による効果を実証。

実証テーマ②　介護ロボットの活用

施設の課題や状況等に応じた適切な介護ロボットの導入とそれに伴う業務オペレーションの見直しによる効果を実証。

実証テーマ③　介護助手の活用

身体的介護以外の業務や介護専門職のサポート等の比較的簡単な作業を行う、いわゆる介護助手を活用することによる効果を実証。

実証テーマ④　介護事業者等からの提案手法

生産性向上の取組に意欲的な介護事業者等から、取組の目標や具体的な取組内容等に関する提案を受け付け、提案を踏まえた実証を実施。

想定する調査項目　※具体的な調査項目、調査手法（実証施設数含む）については、事業内に設置する有識者で構成する実証委員会にて検討

- 介護職員の業務内容・割合がどのように変化したか
- ケアの質が適切に確保されているかどうか（利用者のADL、認知機能、意欲等に関する評価、ケア記録内容　等）
- 介護職員の働き方や職場環境がどう改善したのか（職員の勤務・休憩時間、心理的不安、意欲の変化　等）　　　　　等

出典：第95回社会保障審議会（介護保険部会）「資料１　介護人材の確保、介護現場の生産性向上の推進について」（2022年7月25日）

（4）処遇改善

　取組み① 介護職員の処遇改善に関して、2022年10月以降、介護・障害福祉職員については「コロナ克服・新時代開拓のための経済対策」を踏まえ、収入を３％（月額9,000円程度）引き上げるための措置が講じられており、概要は以下のとおりである。

a　加算額

　対象障害福祉サービス事業所等の福祉・介護職員（常勤換算）１人当たり月額平均9,000円の賃金引上げに相当する額を加算。

　対象サービスごとに福祉・介護職員数（常勤換算）に応じて必要な加算率を設定し、各事業所の報酬にその加算率を乗じて単位数を算出する。

b　取得要件

・処遇改善加算Ⅰ〜Ⅲのいずれかを取得している事業所（現行の処遇改善加算の対象サービス事業所）
・賃上げ効果の継続に資するよう、加算額の２／３は福祉・介護職員等のベースアップ等（※）の引上げに使用することを要件とする。
　※「基本給」又は「決まって毎月支払われる手当」

c　対象職種

・福祉・介護職員
・事業所の判断により、他の職員の処遇改善にこの処遇改善の収入を充てることができるよう柔軟な運用が認められる

d　申請方法

　各事業所が、都道府県等に福祉・介護職員とその他職員の月額の賃金改善額を記載した計画書（※）を提出する。
　※月額の賃金改善額の総額（対象とする職員全体の額）の記載を求める（職員個々人の賃金改善額の記載は求めない）。

e　報告方法

　各事業所が、都道府県等に賃金改善期間経過後、計画の実績報告書（※）を提出する。
　※月額の賃金改善額の総額（対象とする職員全体の額）の記載を求める（職員個々人の賃金改善額の記載は求めない）。

f　交付方法

　対象事業所は都道府県等に対して申請し、対象事業所に対して報酬による支払
　（国費１／２：128億円程度（2022年度分））。

出典：厚生労働省「福祉・介護職員の処遇改善」

　なお、この処遇改善は、確実に賃金に反映されるように適切な担保策を講じることとされている。具体的には、現行の処遇改善加算(Ⅰ)(Ⅱ)(Ⅲ)を取得していることに加えて、賃金改善の合計額の３分の２以上は、基本給又は決まって毎月支払われる手当の引上げにより改善を図るなどの措置を講じる。

　また、「処遇改善加算」・「特定処遇改善加算」について、処遇改善計画書と実績報告書の

提出を求め、処遇改善のための加算額が確実に職員の処遇改善に充てられることを担保している。

　介護職員の処遇改善は、これまでも断続的に行われてきており、介護人材の確保、離職防止のために第一に必要な政策とされてきた。

　社会保障審議会介護保険部会（第99回）（2022年10月17日開催）で、介護人材の確保、介護現場の生産性向上の推進にかかる検討について、「介護現場において、テクノロジーの導入等により質を確保しつつ効率的なサービス提供を行うとともに、介護職員が行うべき業務の切り分けや、事務処理等の職員負担軽減を徹底することにより、介護職員が専門性を生かしながら働き続けられる環境づくりを早急に進めつつ、職員の待遇改善などにつなげていく必要がある」と示されたように、待遇改善のみならず、ＩＣＴ等の活用による効率化や専門性による業務分担など他の方策も組み合わせて実施し、働き続けられる環境づくりをする必要性が強調されている。

■ これまでの処遇改善についての取組み

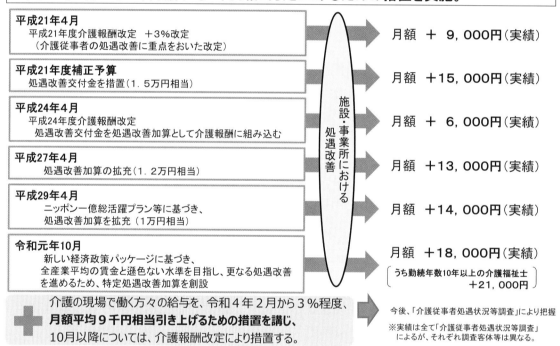

出典：第95回社会保障審議会（介護保険部会）「資料１　介護人材の確保、介護現場の生産性向上の推進について」（2022年７月25日）

3 論点３：給付と負担

　高齢化に伴い、介護費用の総額も制度創設時から約3.7倍の13.3兆円になるとともに、１号保険料の全国平均は6,000円超となっている。

■ 保険給付費と保険料の推移

　市町村は３年を１期（2005年度までは５年を１期）とする介護保険事業計画を策定し、３年ごとに見直しを行う。また保険料は、３年ごとに、事業計画に定めるサービス費用見込額等に基づき、３年間を通じて財政の均衡を保つよう設定される。

事業運営期間		事業計画		給付（総費用額）	保険料	介護報酬の改定率
2000年度 2001年度 2002年度	第一期	第一期		3.6兆円 4.6兆円 5.2兆円	2,911円 （全国平均）	H15年度改定 ▲2.3%
2003年度 2004年度 2005年度	第二期	第二期		5.7兆円 6.2兆円 6.4兆円	3,293円 （全国平均）	H17年度改定 ▲1.9% H18年度改定
2006年度 2007年度 2008年度	第三期		第三期	6.4兆円 6.7兆円 6.9兆円	4,090円 （全国平均）	▲0.5% H21年度改定 +3.0%
2009年度 2010年度 2011年度	第四期		第四期	7.4兆円 7.8兆円 8.2兆円	4,160円 （全国平均）	H24年度改定 +1.2%
2012年度 2013年度 2014年度	第五期		第五期	8.8兆円 9.2兆円 9.6兆円	4,972円 （全国平均）	消費税率引上げに伴う H26年度改定 +0.63% H27年度改定 ▲2.27%
2015年度 2016年度 2017年度	第六期		第六期	9.8兆円 10.0兆円 10.2兆円	5,514円 （全国平均）	H29年度改定 +1.14% H30年度改定 +0.54%
2018年度 2019年度 2020年度	第七期		第七期	10.4兆円 10.8兆円 12.4兆円	5,869円 （全国平均）	R1年度改定 +2.13% R3年度改定 +0.70%（※）
2021年度 2022年度 2023年度	第八期		第八期	12.8兆円 13.3兆円	6,014円 （全国平均）	※うち、新型コロナウイルス感染症に対応 するための特例的な評価0.05%（令 和3年9月末まで） R4年度改定 +1.13%

※ 2019年度までは実績、2020～2022年度は当初予算である。
出典：社会保障審議会（介護保険部会）「社会保障審議会介護保険部会意見」「介護保険制度の見直しに関する意見（参考資料）」（2022年12月20日）

　2040年に向けて、１人当たり給付費の高い年齢層の急増が見込まれる中、高齢者の保険料負担水準も踏まえた対応が必要となる。その中で、要介護状態等の軽減・悪化の防止といった制度の理念を堅持し、必要なサービスを提供すると同時に、給付と負担のバランスを図りつつ、保険料、公費及び利用者負担の適切な組み合わせにより、制度の持続可能性を高めていくことが重要な課題となっている。

　このような認識の下、支払能力に応じた負担（応能負担）、公平性等を踏まえた給付内容の適正化の視点に立ち、主に以下の論点で介護保険制度改正の検討が行われている。

（１）被保険者・受給者範囲

　介護保険制度は、老化に伴う介護ニーズに適切に応えることを目的とし、制度の設立以来、被保険者は、65歳以上の第１号被保険者と40歳以上64歳以下の第２号被保険者からなってきた。

　社会保障審議会介護保険部会（第103回）（2022年11月28日）において、制度創設以降の過去の論点の振り返りとして、「被保険者・受給者の範囲については、要介護となった理由や年齢の如何に関わらず介護を必要とする全ての人にサービスの給付を行い、併せて保険料を負担する層を拡大する『制度の普遍化』を目指すべきか、『高齢者の介護保険』を維持するかを中心に議論が行われてきた」とした上で、第９期介護保険制度改正にかかる大論点である「給付と負担」について、被保険者と受給者の範囲の変更の是非に切り込んだ議論を行っている。範囲の変更の視点は以下のとおりである。

■ 被保険者と受給者の範囲の変更の視点
・被保険者範囲を40歳未満に引き下げるか（第2号被保険者の年齢幅の拡大）
・被保険者・受給者ともに年齢の如何を問わないとするか
（第1号・第2号被保険者の年齢幅ともに拡大）
・受給者の対象年齢の引き上げ（第1号被保険者年齢幅の縮小）

　2022年度末時点で、社会保障審議会介護保険部会では結論は出ていないが、第10期の介護保険改正の議論の期間までに結論を出すとの方向性となっている。

（2）補足給付に関する給付の在り方
　制度発足時の介護保険では、特養、介護老人保健施設、介護療養型医療施設及び短期入所生活・療養介護（ショートステイ）については居住費・食費が給付に含まれていたが、2005年改正により、在宅との公平性等の観点から、これらを給付の対象外とした。一方、これらの施設に低所得者が多く入所している実態を考慮して、住民税非課税世帯である入所者に対しては、世帯の課税状況や本人の年金収入及び所得を勘案し、特定入所者介護サービス費（いわゆる補足給付）として介護保険3施設の居住費・食費の負担軽減を行ってきた。また、在宅サービスであるショートステイについても、サービス形態が施設入所に類似していることに鑑み、あわせて同様の負担軽減を行っている。これらの負担軽減を維持するかに関して、低所得者の生活状況への影響も踏まえつつ、議論が行われている。

（3）ケアマネジメントに関する給付の在り方
　現行は、ケアマネジメントに要する費用は10割給付であり、利用者負担を求めていない。介護保険制度創設時にケアマネジメントという新しいサービスを導入する際、要介護者等が積極的に本サービスを利用できるようにしたためである。
　一方で、ケアマネジメントでは、利用者の心身の状況・置かれている環境・要望等を把握し、多職種と連携しながらケアプランを作成し、ケアプランに基づくサービスが適切に提供されるよう事業者との連絡調整を行う。介護保険制度創設から22年が経過し広く普及しており、ケアマネジャーは、医療と介護の連携や、地域における多様な資源の活用等の役割をより一層果たすことが期待されている職種でもある。
　ケアマネジメントに利用者負担を導入すべきかについては、これまでも多くの議論がなされ、有識者間でも意見が分かれている。社会保障審議会介護保険部会でも、「施設サービスの利用者は実質的にケアマネジメントの費用を負担していることなどから、利用者負担を導入すべき」、「将来的なケアマネに対する財源確保や人材確保の観点からも、他のサービスと同様に利用者負担を求めることも1つの方向性としてあってもよいのでは」という意見の他方、「介護支援専門員は、本来業務であるケアマネジメントに付随して各種の生活支援等を行っているほか、公正・中立性が重視されている点などを踏まえると、一部負担を求めている他の介護保険サービスとは異なる」と、現状維持が良いとする意見に分かれている。
　他の介護保険サービスの利用者負担料増の議論が行われるなど、財源確保が喫緊の課題の中で、ケアマネジメントと付随する生活支援業務の切り分けが困難ではあるものの、多職種連携、医療介護連携の中で一層大きな役割を持つことを念頭にケアマネジメント料に利用者負担を導入するかは、大きな争点の1つである。

（4）軽度者への生活援助サービス等に関する給付の在り方

　要支援１・２の者の訪問介護及び通所介護については、市町村が地域の実情に応じて提供し、住民主体の取組みを含む多様なサービス主体が行う総合事業へと移行されたが、要介護１・２の生活支援サービスも同様に総合事業へと移行するかにつき介護保険部会で議論が行われている。人材や財源に限りがあるため、「専門的なサービスをより必要とする重度の方に給付を重点化することが必要であり、見直しを行うべき」とする意見と、「軽度者とされる要介護１・２は認知症の方が多く、総合事業の住民主体サービスが不十分で、地域ごとにばらつきがある中、効果的・効率的・安定的な取組みは期待できない」とする意見があり、現在の総合事業に関する評価・分析等を踏まえ包括的に検討して10期の介護保険改正までに結論を出すとされている。

（5）「現役並み所得」、「一定以上所得」の判断基準

　介護保険制度創設時、利用者負担割合は所得に関わらず一律１割としていたが、2014年の介護保険法改正で、医療保険に先行し、「一定以上所得のある方」（第１号被保険者の上位２割相当）の負担割合を２割とし、また2017年の介護保険法改正では、介護保険制度の持続可能性を高めるため、世代内・世代間の公平や能力に応じた負担の観点から「現役並みの所得」がある人の負担割合を２割から３割に引き上げた。

　これについても、利用者負担が２割となる「一定以上所得」の判断基準の見直しに関して、後期高齢者医療制度との関係や介護サービスは長期間利用されること等を踏まえつつ、生活実態や生活への影響等も把握しながら検討を行うとしている。

（6）高所得者の１号保険料負担の在り方

　第１号被保険者の支払う保険料（以下「１号保険料」という。）は、能力に応じた負担を求める観点から、制度創設時より「所得段階別保険料」としており、低所得者への負担を軽減する一方で高所得者は所得に応じた負担としてきた（施行当初は５段階設定）。

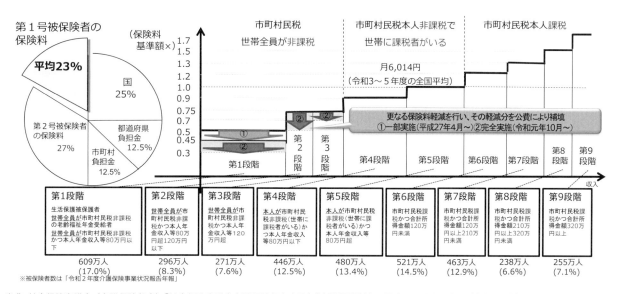

出典：社会保障審議会（介護保険部会）「社会保障審議会介護保険部会意見」「介護保険制度の見直しに関する意見（参考資料）」（2022年12月20日）

　高齢化の進展に伴い介護費用の総額が制度創設時から約3.7倍に増加し、１号保険料の全国平均は、制度創設時の2,911円（第１期）から、2040年には9,000円程度に達することが見込まれる状況にある中で、高所得者の１号保険料を引き上げるかどうかの検討が重ねられてきた。応能負担、低所得者層の状況などから、これ以上の１号保険料の上昇は避けるべきで

あるなど様々な意見の元、国の定める保険料の標準段階の多段階化、高所得者の標準乗率の引上げ、低所得者の標準乗率の引下げ等について検討が引き続き行われていくものと思われる。

4 │ 次期介護事業計画と介護報酬改定

　次期介護報酬改定につながる第9期の介護保険事業計画の基本指針についても、介護保険制度改正議論と並行して、現在の第8期からの変更内容に関して検討が進んでいる。

■ 改定スケジュール

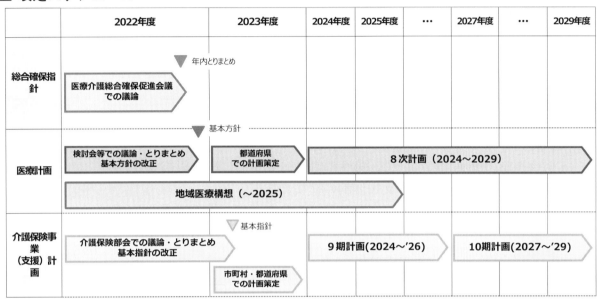

出典：厚生労働省「第17回医療介護総合確保促進会議」「資料3　介護保険事業（支援）計画関係等の検討状況の報告」（2022年9月30日）

■ 第9期介護保険事業計画の作成に向けたスケジュール

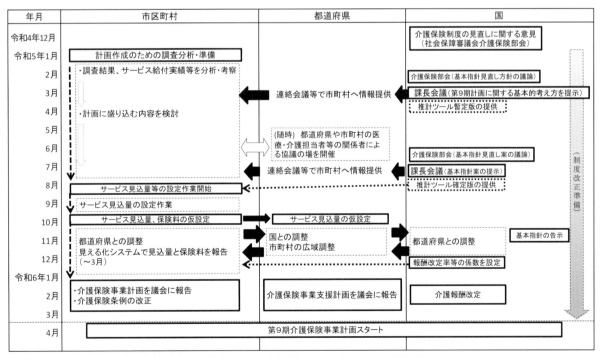

出典：第106回社会保障審議会（介護保険部会）「資料1－1　基本指針について」（2023年2月27日）

　第9期介護保険事業（支援）計画の基本指針は、第8期と比較して特に次の記載が充実する予定である。

■ 第8期（現行）と比較して基本指針の記載を充実するとされている事項（案）

1 介護サービス基盤の計画的な整備
- 中長期的な地域の人口動態や介護ニーズの見込み等を適切に捉えて、施設・サービス種別の変更など既存施設・事業所のあり方も含め検討し、地域の実情に応じて介護サービス基盤を計画的に確保していく必要性
- 医療・介護を効率的かつ効果的に提供する体制の確保、医療・介護の連携強化
- サービス提供事業者を含め、地域の関係者とサービス基盤の整備の在り方を議論することの重要性
- 居宅要介護者の様々な介護ニーズに柔軟に対応できるよう、複合的な在宅サービスの整備を推進することの重要性
- 居宅要介護者の在宅生活を支える定期巡回・随時対応型訪問介護看護、小規模多機能型居宅介護、看護小規模多機能型居宅介護など地域密着型サービスの更なる普及

2 地域包括ケアシステムの深化・推進に向けた取組
- 総合事業の充実化について、第9期計画に集中的に取り組む重要性
- 地域リハビリテーション支援体制の構築の推進
- 認知症高齢者の家族やヤングケアラーを含む家族介護者支援の取組
- 地域包括支援センターの業務負担軽減と質の確保、体制整備等
- 重層的支援体制整備事業などによる障害者福祉や児童福祉など他分野との連携促進
- 認知症施策推進大綱の中間評価を踏まえた施策の推進
- 高齢者虐待防止の一層の推進
- 介護現場の安全性の確保、リスクマネジメントの推進
- 地域共生社会の実現という観点からの住まいと生活の一体的支援の重要性
- 介護事業所間、医療・介護間での連携を円滑に進めるための情報基盤を整備
- 地域包括ケアシステムの構築状況を点検し、結果を第9期計画に反映。国の支援として点検ツールを提供
- 保険者機能強化推進交付金等の実効性を高めるための評価指標等の見直しを踏まえた取組の充実
- 給付適正化事業の取組の重点化・内容の充実・見える化、介護給付費の不合理な地域差の改善と給付適正化の一体的な推進

3 地域包括ケアシステムを支える介護人材確保及び介護現場の生産性向上の推進
- ケアマネジメントの質の向上及び人材確保
- ハラスメント対策を含めた働きやすい職場づくりに向けた取組の推進
- 外国人介護人材定着に向けた介護福祉士の国家資格取得支援等の学習環境の整備
- 介護現場の生産性向上に資する様々な支援・施策に総合的に取り組む重要性
- 介護の経営の協働化・大規模化により、サービスの品質を担保しつつ、人材や資源を有効に活用
- 文書負担軽減に向けた具体的な取組（標準様式例の使用の基本原則化、「電子申請・届出システム」利用の原則化）
- 財務状況等の見える化
- 介護認定審査会の簡素化や認定事務の効率化に向けた取組の推進

出典：第106回社会保障審議会（介護保険部会）「資料1－1　基本指針について」（2023年2月27日）を基に作成。

前述の中でも、特に「社会保障審議会介護給付費分科会介護報酬改定検証・研究委員会（以下、「検証・研究委員会」）」で取り上げられた内容に関連する事項を以下に記す。検証・研究委員会は2021年度介護報酬改定の効果の検証や、それを踏まえた2024年度介護報酬改定に向けた検討課題に関する調査・研究等を実施しており、今後の診療報酬改定議論が本格化する中でも、注目すべき示唆となり得るからである。

1 介護サービス基盤の計画的な整備

（1）医療・介護を効率的かつ効果的に提供する体制の確保、医療・介護の連携強化

要介護者の自立支援及び重度化防止の観点から、リハビリテーションについては、2021年度の診療報酬改定で医療と介護をはじめ多職種のさらなる連携促進を後押しする改定が相次いだ。例えば、リハビリテーション・機能訓練、口腔、栄養に関する加算等の算定要件とされている計画作成や会議に、リハビリテーション専門職、管理栄養士、歯科衛生士が必要に応じて参加することを明確化した。また、退院・退所後のリハビリテーションは、1週に6回を限度に算定が認められる訪問リハビリテーションに関して、退院（所）の日から起算し3月以内の利用者が医師の指示により継続してリハビリテーションを行う場合は、1週に12回まで算定が認められるとした。

訪問・通所リハビリテーション施設について、利用者の状態や生活環境等を踏まえた計画の作成と適切な実施、評価、計画の見直しを行い、質の高いリハビリテーションの提供を評価するリハビリテーションマネジメント加算も、加算の区分、単位数、算定要件が見直され、質の向上、医師の関与及びＬＩＦＥ活用を促進する内容となった。

これらの動きは、2024年度以降も維持又は強化される方向と思われる。調査・研究委員会が2022年秋に行った調査によると、リハビリテーションマネジメントにおける医師からの指示内容は、「リハビリテーション開始前又は実施中の留意事項」が80.1％、「やむを得ずリハビリテーションを中止する際の基準」が52.6％とそれぞれ高かった。また、報酬改定に合わせ実施した取組みは、「理学療法士の採用」が20.4％、「作業療養士の採用」が16.3％、「言語聴覚士の採用」が12.8％であった。関連専門職種の採用・強化とともに、医学的視点が重要であるという認識が根付いていることがわかる。

■ リハビリテーションマネジメントにおける医師の指示内容と報酬改定に合わせて実施した取組み

設問と回答選択肢	回答割合
設問：リハビリテーションマネジメントにおける医師からの指示内容（複数回答可）	
リハビリテーション開始前又は実施中の留意事項	80.1％
やむを得ずリハビリテーションを中止する際の基準	52.6％
リハビリテーションにおける入所者に対する負荷等	46.4％
設問：報酬改定に合わせて実施した取組み（複数回答可）	
訪問リハビリテーション事業所の開設	14.5％
訪問リハビリテーション以外の居宅サービスの開設	1.5％
理学療法士の採用	20.4％
作業療法士の採用	16.3％
言語聴覚士の採用	12.8％
その他	19.6％

出典：第26回社会保障審議会（介護給付費分科会）介護報酬改定検証・研究委員会資料「（3）介護保険施設における医療及び介護サービスの提供実態等に関する調査研究事業（結果概要）（案）」（2023年2月27日）を基に作成。

（2）居宅要介護者の様々な介護ニーズに柔軟に対応できるよう、複合的な在宅サービスの整備を推進することの重要性

2023年度予算案として、地域医療介護総合確保基金を活用し、以下のような介護施設等の整備支援が予定されている。

第1部 分析編

a　地域密着型サービス施設等の整備への助成
　　① 可能な限り住み慣れた地域で安心して暮らせるよう、地域密着型サービス施設事業所等の整備（土地所有者（オーナー）が施設運営法人に有償で貸し付ける目的で整備する場合や、改築・増改築を含む）に対する支援。
　　　※定員30人以上の広域型施設の整備費については、2006年度より一般財源化され、各都道府県が支援を行っている（介護医療院を含む）。
　　② 上記対象施設を合築・併設を行う場合に、それぞれ補助単価の５％を加算。
　　③ 空き家を活用した地域密着型サービス施設・事業所等の整備の支援。
　　④「介護離職ゼロ」に向けた50万人分の受け皿整備と老朽化した広域型施設の大規模修繕を同時に進めるため、介護離職ゼロ対象サービス(※)を整備する際にあわせて行う、広域型特別養護老人ホーム等の大規模修繕・耐震化の支援。（2023年度までの実施）
　　　※特別養護老人ホーム、介護老人保健施設、介護医療院、認知症高齢者グループホーム、小規模多機能型居宅介護、定期巡回・随時対応型訪問介護看護、看護小規模多機能型居宅介護、特定施設（ケアハウス、介護付きホーム）。いずれも定員規模を問わない。
　　⑤ 一定の条件の下で、災害レッドゾーン・災害イエローゾーンに立地する老朽化等した広域型介護施設の移転建替（災害イエローゾーンにおいては現地建替も含む。）に係る整備費を支援。
b　介護施設の開設準備経費等への支援
　　① 特別養護老人ホーム等の円滑な開設のため、施設の開設準備（既存施設の増床や再開設時、大規模修繕時を含む）に要する経費の支援。
　　　※定員30人以上の広域型施設を含む。広域型・地域密着型の特別養護老人ホームに併設されるショートステイ用居室を含む。
　　　※「大規模修繕時」は、施設の大規模修繕の際に、あわせて行う介護ロボット、ＩＣＴの導入支援に限る。（2023年度までの実施）
　　　※介護予防・健康づくりを行う介護予防拠点における防災意識啓発取組み支援。
　　② 在宅での療養生活に伴う医療ニーズの増大に対応するため、訪問看護ステーションの大規模化やサテライト型事業所の設置に必要な設備費用等の支援。
　　③ 土地取得が困難な地域での施設整備を支援するため、定期借地権（一定の条件の下、普通借地権）の設定のための一時金の支援。
　　④ 施設整備候補地（民有地）の積極的な掘り起こしのため、地域の不動産事業者等を含めた協議会の設置等の支援。また、土地所有者と介護施設等整備法人のマッチングの支援。
　　⑤ 介護施設で働く職員等を確保するため、施設内の保育施設の整備、介護職員用の宿舎の整備（2023年度までの実施）に対する支援。
c　特養多床室のプライバシー保護のための改修等による介護サービスの改善
　　① 特別養護老人ホーム及び併設されるショートステイ用居室における多床室のプライバシー保護のための改修費用の支援。

② 特別養護老人ホーム等のユニット化改修費用の支援。
③ 介護療養型医療施設等から老人保健施設等（介護医療院を含む）への転換整備支援。
④ 施設の看取りに対応できる環境を整備するため、看取り・家族等の宿泊のための個室の確保を目的として行う施設の改修費用を支援。
⑤ 共生型サービス事業所の整備を推進するため、介護保険事業所において、障害児・者を受け入れるために必要な改修・設備の支援。

　中でも注目すべきは、介護医療院の転換支援である。介護医療院は、2018年の第7期介護保険事業計画に則り、新たに法定化された施設である。「介護療養型医療施設」に代わり、長期的な医療と介護の両方を必要とする高齢者を対象に、「日常的な医学管理」・「看取りやターミナルケア」等の医療機能と、「生活施設」機能の双方を提供する。介護医療院はⅠ型とⅡ型にわかれ、Ⅰ型は従来の介護療養病床に相当する施設、Ⅱ型は介護老人保健施設に相当する。長期療養が必要な要介護者に対し、医学的管理のもと行われる介護、必要な医療等を提供していた「介護療養型医療施設」は2024年度以降に存続が認められず、介護医療院や医療療養病床へ転換・移行しなければならない。

■ 介護医療院の概要

	介護医療院	
	（Ⅰ）	（Ⅱ）
基本的性格	要介護高齢者の長期療養・生活施設	
設置根拠 （法律）	介護保険法 ※ 生活施設としての機能重視を明確化。 ※ 医療は提供するため、医療法の医療提供施設にする。	
主な利用者像	重篤な身体疾患を有する者及び身体合併症を有する認知症高齢者　等（療養機能強化型A・B相当）	左記と比べて、容体は比較的安定した者
施設基準 （最低基準）	介護療養病床相当 （参考：現行の介護療養病床の基準） 医師　　48対1（3人以上） 看護　　6対1 介護　　6対1　　　　　〜 ※ 医療機関に併設される場合、人員配置基準の弾力化を検討。 ※ 介護報酬については、主な利用者像等を勘案し、適切に設定。具体的には、介護給付費分科会において検討。	老健施設相当以上 （参考：現行の老健施設の基準） 医師　　100対1（1人以上） 看護 介護　　3対1 ※ うち看護2/7程度
面積	老健施設相当（8.0㎡/床） ※ 多床室の場合でも、家具やパーテーション等による間仕切りの設置など、プライバシーに配慮した療養環境の整備を検討。	
低所得者への配慮 （法律）	補足給付の対象	

出典：第144回社会保障審議会（介護給付費分科会）「参考資料3　介護療養型医療施設及び介護医療院（参考資料）」（2017年8月4日）

　介護医療院への転換を促進するために、2021年3月までは移行定着支援加算が算定でき、早期移行にインセンティブが設定されていた。検証・研究委員会は、2021年から2023年にかけて断続的に調査を実施し、介護医療院の転換に関する加算の効果、移行状況を把握、移行促進のための対応を検討しており、移行期間が2023年度末に迫る中、2022年秋に、全国から無作為に抽出した介護療養型医療施設の調査を行った。
　この調査によると、2024年4月1日時点の予定病床について、介護医療院へ移行している予定という回答が49.2%、医療療養病床へ移行しているという回答が29.7%の一方で、「未定」が17.6%、うち「移行（または廃止）に関して院内で検討しておらず、まったくの未定である」と回答した割合は6.7%であった。

■ 介護療養型医療施設（病院87.2％、診療所12.8％）の2024年4月1日時点の予定

2024年4月1日時点における予定	割合
Ⅰ型介護医療院（従来の介護療養病床に相当する施設）へ移行	34.4％
Ⅱ型介護医療院（介護老人保健施設に相当する施設）へ移行	14.8％
医療療養病床（病院）へ移行	24.9％
医療療養病床（診療所）へ移行	4.8％
上記のいずれにも移行せず病床廃止	3.5％
未定	17.6％

■ 上記で「未定」と答えた介護療養型医療施設の検討状況（2022年9月1日時点）

検討状況	割合
2024年4月度までに移行（または廃止）することは検討しているが、移行先が未定である	93.3％
移行（または廃止）に関して院内で検討しておらず、全くの未定である	6.7％

出典：第26回社会保障審議会（介護給付費分科会）介護報酬改定検証・研究委員会資料「（3）介護保険施設における医療及び介護サービスの提供実態等に関する調査研究事業（結果概要）（案）」（2023年2月27日）を基に作成。

　介護医療院への転換のハードルは何かについて、2021年12月に介護療養型医療施設及び医療療養病床を対象に行った調査によると、「介護医療院に移行する場合の課題」として、介護療養型医療施設では、「移行するにあたり工事が必要である」が40.9％で最も多い回答となった。医療療養病床では、「施設経営の見通しが立たない」が31.5％、「地域で医療機関としての機能を残すことにニーズがある」が30.4％であった。

■ 介護医療院に移行する場合の課題（上位回答項目）

　※介護療養型医療施設（132施設）、医療療養病床（352施設）が選択肢の中から選んだ「課題」のうち、選んだ割合がいずれかで20％を超えたもの。（複数回答可）

課題内容	課題と答えた割合（介護療養型医療施設）	課題と答えた割合（医療療養病床）
移行するにあたり工事が必要である	40.9％	17.9％
施設経営の見通しが立たない	21.2％	31.5％
地域で医療機関としての機能を残すことにニーズがある	21.2％	30.4％
利用者の生活の場となるようなケアの配慮が難しい	25.0％	12.8％
移行した場合、十分な数の介護職員を雇用できない	23.5％	16.5％

出典：第24回社会保障審議会（介護給付費分科会）介護報酬改定検証・研究委員会資料「（1）介護医療院におけるサービス提供実態等に関する調査研究事業（結果概要）（案）」（2022年3月7日）を基に作成。

　先の地域医療介護総合確保基金に基づく支援のほか、福祉医療機構でも介護医療院への移行の建築資金等の融資制度を設けているが、前述のように介護療養型医療施設の2割弱が移行期間後も未定という状況である。介護療養型医療施設は、介護医療院や医療療養病床等に転換・移行しなければ、入所者が行き場をなくすため、「行先未定」の介護療養型医療施設の早期解消は極めて重要であり、今後、国から何らかの対応方針が示されるものと思われる。

2 地域包括ケアシステムの深化・推進に向けた取組み

（1）介護事業所間、医療・介護間での連携を円滑に進めるための情報基盤を整備

　政府は、「経済財政運営と改革の基本方針2022」（骨太の方針）において、電子カルテ情報の標準化や診療報酬改定ＤＸに加え、「全国医療情報プラットフォームの創設」を社会保障分野における経済・財政一体改革の強化・推進項目として掲げた。

　背景には、少子高齢化が深刻な日本で、健康増進や切れ目のない質の高い医療の提供のために医療分野のデジタル化を進めて情報を利活用する必要性と、新型コロナの感染流行により、平時からの迅速なデータ収集と収集範囲の拡充、業務効率化や医療の「見える化」の必要性が認識されたことにある。

　「全国医療情報プラットフォーム」は、オンライン資格確認システムのネットワークを拡充して医療・介護情報のクラウド間連携を実現し、自治体や介護事業者等間を含め、必要なときに必要な情報を共有・交換できる全国的なプラットフォームである。これにより、マイナンバーカードで受診した患者は本人同意の下、これらの情報を医師や薬剤師と共有することができ、より良い医療につながる上、自らの予防・健康づくりを促進できる。感染症危機時に必要な情報を迅速かつ確実に取得できる仕組みとしての活用も見込まれる。2023年１月25日に開催された、健康・医療・介護情報利活用検討会介護情報利活用ワーキンググループでは、この「全国医療情報プラットフォーム」上で共有する介護情報について議論が行われ、ＬＩＦＥのフィードバックデータ、要介護認定情報、介護サービスの報酬請求・給付情報、ケアプラン情報が候補に挙げられた。2023年３月現在、共有する範囲や、優先的に共有する事項などの議論が進められている。

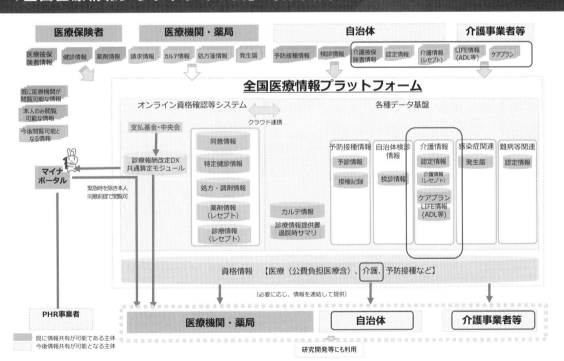

「全国医療情報プラットフォーム」（将来像）

出典: 第３回健康・医療・介護情報利活用検討会　介護情報利活用ワーキンググループ「資料１　共有すべき介護情報にかかる検討について」（2023年1月25日）を基に作成。

（2）保険者機能強化推進交付金等の実効性を高めるための評価指標等の見直しを踏まえた取組みの充実

　前頁の「全国医療情報プラットフォーム」が近い将来稼働する際のメリットの1つは、状況の見える化である。例えば、現状として、自治体側は、自らの市区町村の被保険者が受けているサービスの実態、自市区町村内の事業所別サービス利用者特性や、そのサービスを利用した利用者の状態変化等について把握すること、すなわち「質の把握」が難しい。「全国医療情報プラットフォーム」を活用することにより、被保険者が受けているサービスの実態を把握し、被保険者のニーズに基づく介護保険事業に係る計画の策定や事業の運営に活用することが可能となる。また、事業所別サービス利用者特性等を把握することにより、地域の実情に応じた介護保険事業の運営が可能となる。

　こうしたメリットが求められる背景に、膨張し続ける一方の介護関係の社会保障費を少しでも抑え、自立支援・重度化防止により資するように効率的・効果的に活用することが必要な状況がある。

　上記を踏まえ、2018年度より、自立支援・重度化防止等に向けた保険者の取組みや都道府県による保険者支援の取組みが実施されるよう、PDCAサイクルによる取組みが制度化された。その一環として、国は、取組みの達成状況を評価できるよう客観的な指標を設定し、達成度に併せた自治体への財政的インセンティブ（保険者機能強化推進交付金・介護保険保険者努力支援交付金）を交付している。

　評価指標の中には、地域ケア会議の活性化（多職種が連携し、自立支援・重度化防止等に資するよう個別事例の検討と対応をしているか、また個別事例の検討件数割合）、介護給付適正化事業の推進（適切なケアマネジメントで真に必要なサービスを見極め、事業者がサービスを適切に提供する）が含まれており、この指標の達成のために取り組むこと自体が官民連携、多職種連携につながる。

　2023年度予算においては、保険者機能強化推進交付金と介護保険保険者努力支援交付金の評価指標や配分基準が重複していたとして一部整理の上、全体で50億円が減額されたとともに、アウトカム指標に関連するアウトプット・中間アウトカム指標の充実や、評価指標の縮減等の見直しが行われた。

■ 保険者機能強化推進交付金・介護保険保険者努力支援交付金

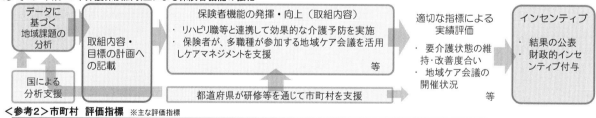

＜参考1＞平成29年介護保険法改正による保険者機能の強化

＜参考2＞市町村　評価指標　※主な評価指標

①PDCAサイクルの活用による保険者機能の強化
☑地域包括ケア「見える化」システムを活用して他の保険者と比較する等、地域の介護保険事業の特徴を把握しているか　等

②ケアマネジメントの質の向上
☑保険者として、ケアマネジメントに関する保険者の基本方針を、ケアマネジャーに対して伝えているか　等

③多職種連携による地域ケア会議の活性化
☑地域ケア会議において多職種が連携し、自立支援・重度化防止等に資する観点から個別事例の検討を行い、対応策を講じているか
☑地域ケア会議における個別事例の検討件数割合はどの程度か　等

④介護予防の推進
☑介護予防の場にリハビリ専門職が関与する仕組みを設けているか
☑介護予防に資する住民主体の通いの場への65歳以上の方の参加者数はどの程度か　等

⑤介護給付適正化事業の推進
☑ケアプラン点検をどの程度実施しているか
☑福祉用具や住宅改修の利用に際してリハビリ専門職等が関与する仕組みを設けているか　等

⑥要介護状態の維持・改善の度合い
☑要介護認定者の要介護認定の変化率はどの程度か

※ 都道府県指標については、管内の地域分析や課題の把握、市町村向けの研修の実施、リハビリ専門職等の派遣状況等を設定

出典：第26回 経済・財政一体改革推進委員会「資料1　経済・財政一体改革の加速に向けた社会保障分野の取組について」（2019年5月28日）

3 地域包括ケアシステムを支える介護人材確保及び介護現場の生産性向上の推進

（1）介護現場の生産性向上に資する様々な支援・施策に総合的に取り組む重要性

　ＩＣＴやデータ、テクノロジーの利活用は、科学的介護によってケアマネジメントの質の向上や、自立支援・重度化防止状況の見える化のみならず、人材確保にも資する。

　ケアプランをＡＩが自動入力する、見守りセンサーがバイタル情報から非常時に職員を自動で呼び出すなどの機器は、業務効率化や職員の負担削減、人材不足の補填などに非常に有効である。

　中でも介護ロボットは、限られた介護人材を有効に活用しつつ、高齢者の自立支援を促進し、質の高い介護を実現することを期待できる機器であり、近年、複数省庁が協力して、民間企業・研究機関の開発支援や現場実証を行っている分野である。

　拡大し続ける高齢者向けサービス市場を意識する民間企業にとって、魅力のある開発対象であるとともに、現場実証が欠かせないことから、介護サービス事業者にとっても、実証実験事業への公募等を通じ、開発に協力する形で介護の負担を軽減する機器の導入を試行できるチャンスであると言える。

■ 介護ロボットの定義

> 　以下３つの要素技術を有する、知能化した機械システム（ロボット）のうち、ロボット技術が応用され利用者の自立支援や介護者の負担の軽減に役立つ介護機器をいう。
> 　・情報を感知（センサー系）
> 　・判断し（知能・制御系）
> 　・動作する（駆動系）

出典：厚生労働省「介護ロボットの開発・普及の促進」

■ 重点的に開発するとされ、介護利用が期待される介護ロボットの分野（重点分野）

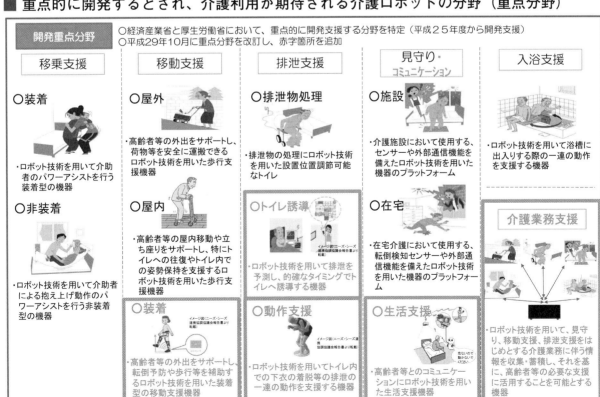

出典：厚生労働省「介護ロボットの開発・普及の促進」

検証・研究委員会において、福祉用具貸与・特定福祉用具販売、介護予防サービスを除く介護保険サービスの施設・事業所を、「①訪問系」「②通所系」「③入所・泊まり・居住系」にわけ、前頁の分野ごとの介護ロボットの導入概況を調査したところ、「③入所・泊まり・居住系」への導入割合が他の2つの施設種別よりも高く、長時間滞在する施設への導入割合が高いことがわかる。機器別では「見守り支援機器」が30%で最も多く、「入浴支援機器」（11.1%）、「介護業務支援機器」（10.2%）がこれに続いている。

■ 介護ロボットの導入概況（2022年8月1日時点、4,842施設からの回答）

導入割合	①訪問系	②通所系	③入所・泊まり・居住系
移乗支援機器	0.9%	1.3%	9.7%
移動支援機器	—	0.9%	1.2%
排泄支援機器	—	0.1%	0.5%
見守り支援機器	—	—	30.0%
入浴支援機器	—	8.8%	11.1%
介護業務支援機器	—	4.9%	10.2%

※同調査では2021年度介護報酬改定（テクノロジー）の加算届出施設・事業所からの回答が多数になる等の偏りが起きないように対象抽出している。

最も導入割合が多かった「③入所・泊まり・居住系」施設の「見守り支援機器」について、導入により効果を感じられたことは、「職員の精神的・肉体的負担軽減」「業務の効率化」「ヒヤリハット・介護事故の防止」「ケアの質の向上」が上位であった。

■ 「見守り支援機器」の導入（※）で効果を感じられたこと（導入の目的別）

機器を導入したことで効果を感じられたこと（複数回答可）※	回答割合
職員の精神的・肉体的負担軽減	69.7%
業務の効率化	57.2%
ヒヤリハット・介護事故の防止	66.2%
ケアの質の向上	45.6%
職員の確保・離職防止・定着に資する取組の推進	13.7%
会議や他職種連携におけるICTの活用	7.0%
その他	1.7%
無回答	6.2%

※「③入所・泊まり・居住系」施設で「見守り支援機器」の導入状況として「導入済み」と回答した施設・事業所のみを対象に集計。

出典：第26回社会保障審議会（介護給付費分科会）介護報酬改定検証・研究委員会資料「（5）介護現場でのテクノロジー活用に関する調査研究事業（結果概要）（案）」（2023年2月27日）を基に作成。

以上のように、介護保険制度改正議論と介護保険事業（支援）計画、及び検証・研究委員会による2021年度介護報酬改定の効果の検証等が続いてきたところであるが、2023年5月の社会保障審議会・介護給付費分科会にて、介護報酬改定の具体的なスケジュール案が示されるとともに、次の4つのテーマを念頭に報酬改定議論を進めていくことが示された。

■ スケジュール案

令和５年
○６月～夏頃 主な論点について議論
○９月頃 事業者団体等からのヒアリング
○10～12月頃 具体的な方向性について議論
○12月中 報酬・基準に関する基本的な考え方の整理・とりまとめ
※地方自治体における条例の制定・改正に要する期間を踏まえて、基準に関しては先行してとりまとめを行う。

令和６年度政府予算編成

令和６年
１月頃 介護報酬改定案 諮問・答申

■ 2024年度介護報酬改定の議論に向けたテーマ

・地域包括ケアシステムの深化・推進
・自立支援・重度化防止を重視した質の高い介護サービスの推進
・介護人材の確保と介護現場の生産性の向上
・制度の安定性・持続可能性の確保

出典：第217回社会保障審議会（介護給付費分科会）「資料３ 令和６年度介護報酬改定に向けた今後の検討の進め方について（案）」（2023年５月24日）

　これらのテーマは、診療報酬との同時改定であることや新型コロナへの対応の経験、2021年度介護報酬改定に関する審議報告及び社会保障審議会介護保険部会意見書（2022年12月10日）での指摘などに基づき、サービス種類毎の論点とあわせた分野横断的な内容である。

　2023年６月には、第218回社会保障審議会（介護給付費分科会）資料として、中央社会保険医療協議会総会及び社会保障審議会介護給付費分科会がそれぞれ具体的な検討に入る前に、両会議の委員のうち、検討項目に主に関係する委員で2024年度の同時報酬改定に向けて意見交換会を行ったことが公表された。（なお、この意見交換は、課題や方向性を共有するため「地域包括ケアシステムのさらなる推進のための医療・介護・障害サービスの連携」、「リハビリテーション・口腔・栄養」、「要介護者等の高齢者に対応した急性期入院医療」、「高齢者施設・障害者施設等における医療」、「認知症」、「人生の最終段階における医療・介護」、「訪問看護」、「薬剤管理」、「その他」の９つの議題に沿って行われた。）

　このようなステップを経て、2024年の改定に向けては、今後、本格的に議論が加速化していくものと思われる。

　社会保障財政はひっ迫しており、地域包括ケアシステムの概念の誕生を契機として、介護の在り方は、在宅を中心とした住み慣れた地域・コミュニティでの暮らしと、介護予防にシフトしている。一方で介護人材の不足という課題は大きく、人的資源を有効に活用する必要がある。例えば前頁のように、在宅や入居施設に広く活用されやすい「見守り支援機器」をはじめ、テクノロジーとＩＣＴの活用が、業務効率化や有効化を通して、介護事

業所の経営そのものを大きく左右する時代になろうとしている。

　制度開始から20年を経過して、次期介護保険制度改正と介護報酬改定は、「地域包括ケアシステム」、「生産性向上」、「持続可能性」をキーワードに、「社会保障」と「介護」の概念の再構築が行われるような新たな時代の到来を予感させるものとなるであろう。

【参考文献】
・厚生労働省「地域包括ケアシステム」
・厚生労働省「令和３年度介護報酬改定の主な事項について」
・厚生労働省「社会福祉連携推進法人の運営等について」
・厚生労働省「社会福祉連携推進法人制度」
・厚生労働省「科学的介護情報システム（ＬＩＦＥ）について」
・厚生労働省「福祉・介護職員の処遇改善」
・厚生労働省「介護ロボットの開発・普及の促進」
・厚生労働省「令和２年度 地域医療介護相互確保基金の予算案等について」
・厚生労働省「第１回2040年を展望した社会保障・働き方改革本部資料」（2018年10月22日）
・厚生労働省「第２回2040年を展望した社会保障・働き方改革本部資料」（2019年５月29日）
・厚生労働省「第１回　地域共生社会に向けた包括的支援と多様な参加・協働の推進に関する検討会」（2019年５月16日）
・厚生労働省「第３回医療介護総合確保促進会議」「参考資料１　医療及び介護に関する各種方針・計画等の関係について」（2014年９月８日）
・厚生労働省「第17回医療介護総合確保促進会議」「資料３　介護保険事業（支援）計画関係等の検討状況の報告」（2022年９月30日）
・厚生労働省「第19回医療介護総合確保促進会議」「資料１　総合確保方針の見直しについて（案）」（2023年２月16日）
・厚生労働省「社会福祉連携推進法人制度施行に向けた自治体説明会」（2021年12月21日）
・厚生労働省老健局高齢者支援課「ICT導入支援事業 令和３年度 導入効果報告取りまとめ」
・経済産業省サービス振興課「第３回サービス産業×生産性研究会　事務局資料」（2020年９月29日）
・四国厚生局「地域医療介護総合確保基金の概要」
・第92回社会保障審議会（介護保険部会）「資料１　介護保険制度をめぐる最近の動向について」（2022年３月24日）
・第93回社会保障審議会（介護保険部会）「資料２　地域包括ケアシステムの更なる深化・推進について」（2022年５月16日）
・第95回社会保障審議会（介護保険部会）「資料１　介護人材の確保、介護現場の生産性向上の推進について」（2022年７月25日）
・第106回社会保障審議会（介護保険部会）「資料１－１　基本指針について」（2023年２月27日）
・社会保障審議会（介護保険部会）「社会保障審議会介護保険部会意見」「介護保険制度の見直しに関する意見（参考資料）」（2022年12月20日）
・第144回社会保障審議会（介護給付費分科会）「参考資料３　介護療養型医療施設及び介護医療院（参考資料）」（2017年８月４日）
・第217回社会保障審議会（介護給付費分科会）「資料１　介護分野の最近の動向について」、「資料３　令和６年度介護報酬改定に向けた今後の検討の進め方について（案）」（2023年５月24日）
・第24回社会保障審議会（介護給付費分科会）介護報酬改定検証・研究委員会資料「（１）介護医療院におけるサービス提供実態等に関する調査研究事業（結果概要）（案）」（2022年３月７日）
・第26回社会保障審議会（介護給付費分科会）介護報酬改定検証・研究委員会資料「（３）介護保険施設における医療及び介護サービスの提供実態等に関する調査研究事業（結果概要）（案）」、「（４）ＬＩＦＥを活用した取組状況の把握及び訪問系サービス・居宅介護支援事業所におけるＬＩＦＥの活用可能性の検証に関する調査研究事業（結果概要）（案）」、「（５）介護現場でのテクノロジー活用に関する調査研究事業（結果概要）（案）」（2023年２月27日）
・未来投資会議「データ利活用基盤の構築」（2017年10月27日）
・第26回経済・財政一体改革推進委員会「資料１ 経済・財政一体改革の加速に向けた社会保障分野の取組について」（2019年５月28日）
・介護分野における特定技能協議会運営委員会「外国人介護人材関係予算（特定技能関連）の概要及び活用状況」（2022年３月29日）
・第３回健康・医療・介護情報利活用検討会　介護情報利活用ワーキンググループ「資料１　共有すべき介護情報にかかる検討について」（2023年1月25日）
・各事業者ＨＰ
・各社会福祉連携推進法人HP

第 4 章

アフターコロナの病院経営

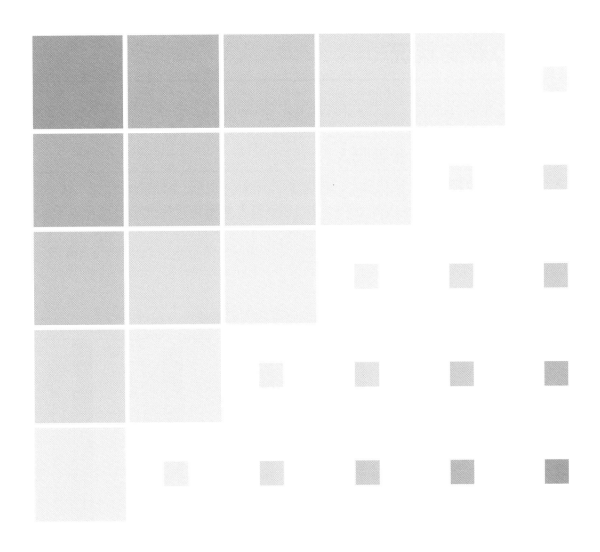

　2020年1月に国内で初感染者が確認されて以来、感染者数の急拡大や度重なるウイルス変異株の登場等により、新型コロナウイルスは日本経済と人々の暮らしに大きな影響を及ぼし続けてきた。

　新型コロナウイルスの登場を受け、本書では2021年度版、2022年度版の過去2か年にわたり、医療機関に与えた影響について論じた。2021年度は、急激な感染拡大が医療機関に与えた影響について、また2022年度は、新型コロナウイルスと共生しながら社会経済活動を両立させる「ウィズコロナ」施策の中での病院経営と医療への影響を取り上げた。

　2023年5月以降、新型コロナウイルスが5類感染症相当（感染症法が定める感染症の5類型のうちの1つで季節性インフルエンザや麻疹等と同じカテゴリー）に位置づけられ、国内の経済活動は急速にコロナ前の状態へ戻りつつある。そこで今年度は、「アフターコロナ」に転換しつつある状況における病院経営に注目し、現状の分析と今後の病院経営の課題・留意点の整理を試みる。数年間にわたり各種政策・経済活動の前提にあった新型コロナウイルス対策が変化・縮小する中、浮かび上がる課題や注目すべき点を可視化することで、今後の病院経営の見通しに資するものとしたい。

1 ｜ 病院の収支状況

　本項では、2019年までの「コロナ前」、2020年のコロナ禍初期、2021年以降のコロナ禍後期（「ウィズコロナ」政策以降）にかけ、病院の収支状況の変化を見ていく。

1 総収益・総費用・補助金等収入

　100床あたりひと月の総収益、総費用と、補助金収入等の推移を下記に示した。近年、総費用は2020年を除き右肩上がりに上昇しており、総収益も総額は同様の傾向はあるものの、2020年、2021年はひと月あたりの総費用と総収益の差額が20百万円前後に拡大している。一方、コロナ関係補助金が含まれる「他会計負担金・補助金等収入」は2021年に26百万円、2022年は30百万円を超えるなど大きく増加しており、この補助金収入等増加が総費用と総収益の差（赤字）を埋める状況となっている。

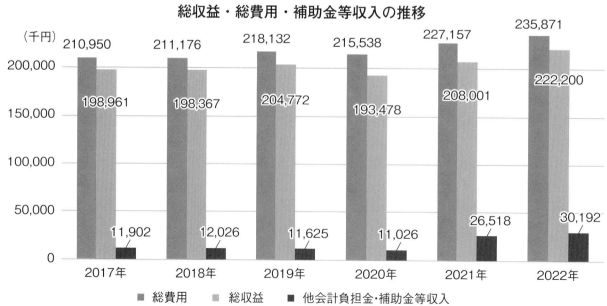

総収益・総費用・補助金等収入の推移

（千円）

	2017年	2018年	2019年	2020年	2021年	2022年
総費用	210,950	211,176	218,132	215,538	227,157	235,871
総収益	198,961	198,367	204,772	193,478	208,001	222,200
他会計負担金・補助金等収入	11,902	12,026	11,625	11,026	26,518	30,192

■ 総費用　■ 総収益　■ 他会計負担金・補助金等収入

※総収益…医業収益（入院収入、室料差額収入、外来収入、公衆衛生活動収入、医療相談収入、その他の医業収入医業外収益、特別利益の合計。
※総費用…医業費用（給与費、材料費、経費）、医業外費用（支払利息、看護師養成費等）、特別損失（退職給付引当金等）の合計。
　出典：（一社）全国公私病院連盟「病院経営実態調査報告」（平成29年～令和4年）を基に作成。

2 コロナ前からコロナ後期にかけての総費用・総収益・補助金等収入比較

　2017年から2019年までのコロナ前・2019年から2020年の拡大期・拡大期から2022年の５類移行前までの時期の３つにわけ、総収益・補助金等収入及び総費用の増加率を下記に示した。

　コロナ前は、医業収益増加等により収益が拡大し、一方で給与費や経費の拡大により総費用も増加している。

　2020年にかけてのコロナ拡大期は医業収益の大幅悪化等により総収益が悪化したものの、患者数の減少等により医療消耗備品費や資産減耗費も抑えられ、総費用はわずかに減少している。

　その後、コロナ後期にかけては、医業収益が回復し、またコロナ関係を含む補助金等収入の大幅増加により総収益は拡大した。他方、給与費の増加や、物価高騰等による材料費等支出が急増し、総費用も増加している。

　コロナ前からコロナ後期にかけての経緯や収支の内訳変化を見ると、材料費や給与費増加など、コロナに限らず複数の要因が考えられる費用の増加（下記赤色部分）と、コロナによって大きく影響を受けたと思われる経費項目・収入項目（下記灰色部分）があることがわかる。

(単位:千円)

	2017年	2018年	2019年	2020年	2021年	2022年	2017年-2019年増加率(コロナ前)	2019年-2020年増加率(コロナ拡大)	2020年-2022年増加率(〜コロナ後期)
総　収　益	198,961	198,367	204,772	193,478	208,001	222,200	2.92%	-5.52%	14.85%
Ⅰ 医業収益	194,735	194,097	200,610	188,957	203,917	217,618	3.02%	-5.81%	15.17%
1.入院収入	129,191	129,673	133,327	124,498	130,718	142,044	3.20%	-6.62%	14.09%
2.室料差額収入	2,254	2,306	2,427	2,111	2,049	2,200	7.68%	-13.02%	4.22%
3.外来収入	58,776	57,783	60,056	58,832	65,883	68,491	2.18%	-2.04%	16.42%
4.公衆衛生活動収入	1,761	1,555	1,720	1,227	2,184	1,888	-2.33%	-28.66%	53.87%
5.医療相談収入	2,432	2,277	2,365	1,981	2,352	2,365	-2.75%	-16.24%	19.38%
6.その他の医業収入	322	503	715	308	730	630	122.05%	-56.92%	104.55%
Ⅱ 医業外収益	3,467	3,688	3,404	4,016	3,204	3,622	-1.82%	17.98%	-9.81%
他会計負担金・補助金等収入	11,902	12,026	11,625	11,026	26,518	30,192	-2.33%	-5.15%	173.83%
総　費　用	210,950	211,176	218,132	215,538	227,157	235,871	3.40%	-1.19%	9.43%
1.給　与　費	107,251	107,926	111,451	111,738	115,390	119,324	3.92%	0.26%	6.79%
(1)常勤職員給	65,863	65,715	68,934	68,252	70,810	73,548	4.66%	-0.99%	7.76%
(2)非常勤職員給	7,486	7,753	7,750	7,764	8,370	7,932	3.53%	0.18%	2.16%
(3)臨時給与費	15,547	15,698	16,062	16,627	16,644	17,555	3.31%	3.52%	5.58%
(4)退職給付費用	4,475	4,380	4,555	4,527	4,318	4,534	1.79%	-0.61%	0.15%
(5)法定福利費	13,880	14,380	14,149	14,568	15,248	15,754	1.94%	2.96%	8.14%
2.材　料　費	52,658	52,568	53,945	52,839	58,591	62,850	2.44%	-2.05%	18.95%
(1)薬品費	30,903	31,075	32,431	32,309	35,565	37,425	4.94%	-0.38%	15.83%
(2)診療材料費	20,009	19,970	19,867	19,009	21,442	23,741	-0.71%	-4.32%	24.89%
(3)食事材料費	1,048	880	877	856	831	903	-16.32%	-2.39%	5.49%
(4)医療消耗備品費	697	642	770	665	752	781	10.47%	-13.64%	17.44%
3.経　費	30,805	30,477	32,426	32,039	33,805	35,415	5.26%	-1.19%	10.54%
うち委託費	15,990	16,070	16,568	16,761	17,844	18,613	3.61%	1.16%	11.05%
4.減価償却費	13,613	13,931	14,073	13,673	13,814	13,600	3.38%	-2.84%	-0.53%
5.資産減耗損	400	323	349	229	244	187	-12.75%	-34.38%	-18.34%
6.研究・研修費	1,056	955	990	900	793	810	-6.25%	-9.09%	-10.00%
7.本部費分担金・役員報酬	968	1,010	1,076	1,059	1,068	1,045	11.16%	-1.58%	-1.32%

※コロナ拡大：新型コロナの感染が拡大しはじめた時期
※コロナ後期：コロナ禍ではあるが５類以降前（行動制限等が緩和されはじめた時期）
出典：（一社）全国公私病院連盟「病院経営実態調査報告」（平成29年〜令和４年）を基に作成。

2 | 収益について

1 病院における医業収益の推移

　以下は、総収益のうち、100床あたりのひと月の医業収益の推移とその内訳である。2020年は減少となったものの、2021年、2022年は増加しており、なかでも「入院収入」と「外来収入」の増加が総収益増加の大きな要因と見られるほか、金額規模は小さいが、「その他収入」も増加している。2022年の「入院収入」はコロナ前の2019年と比較して約6.5％、2022年の「外来収入」は2019年と比較して約14.0％増加している。なお、コロナ補助金等による収入はこの「医業収益」に含まれていない。

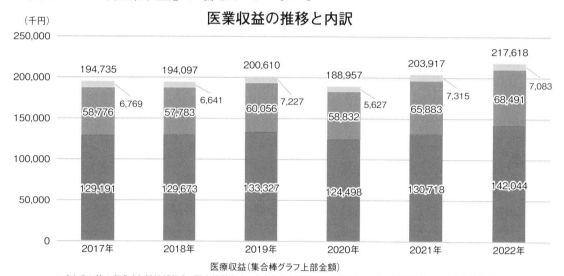

医業収益の推移と内訳

医療収益(集合棒グラフ上部金額)
うちその他の収入(室料差額収入、医療相談収入、公衆衛生活動収入、その他)　うち外来収入　うち入院収入

出典：（一社）全国公私病院連盟「病院経営実態調査報告」（平成29年〜令和4年）を基に作成。

2 患者数

　一方で入院患者数は、特にコロナの影響が大きい2020年に激減したのち、2021年、2022年は徐々に回復し、2019年より若干少ないがほぼ同水準となっている。

■ 1病院1日あたり入院患者数

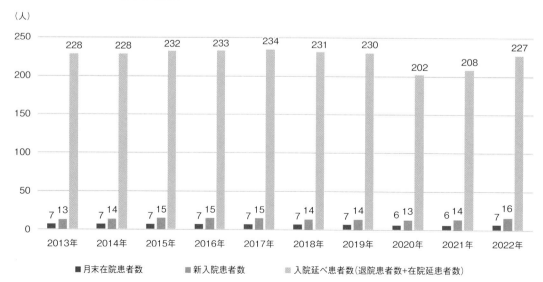

月末在院患者数　　新入院患者数　　入院延べ患者数(退院患者数+在院延患者数)

外来患者数は、受診控え等により2020年に大きく落ち込んだが、その後回復基調にあり、2022年にはコロナ前を若干上回る2015年、2016年と同水準に戻ってきている。

■ 1病院1日あたり外来患者数

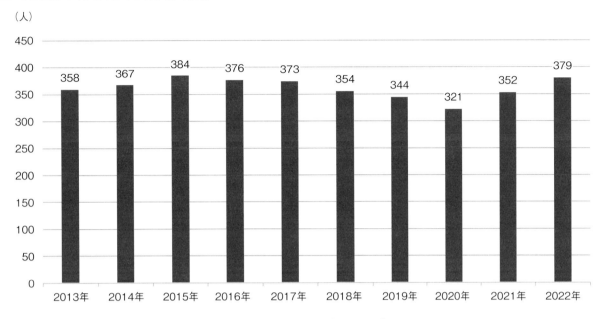

出典：（一社）全国公私病院連盟「病院経営分析調査報告」（平成29年〜令和４年）を基に作成。

3 患者１人１日あたりの診療収入

　患者１人１日あたりの診療収入は、入院・外来ともに増加している。前項2の患者数がコロナ禍で一旦減少し、2022年もコロナ前と同水準にも関わらず、1の医業収益がコロナ前より増加した背景に、患者１人あたりの診療収入増加があると思われる。

　入院については、2020年以降、前年度と比較した増加幅が3,000円前後まで大きくなっている。診療報酬のプラス改定や、コロナ禍での救急医療管理加算、２類感染症患者入院診療加算等の診療報酬上の特例措置が背景にあると推察される。

■ 患者１人１日あたり診療収入（入院）

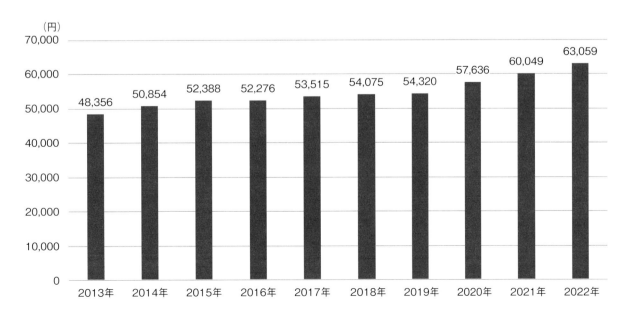

外来についても同様に、診療報酬改定や、新型コロナウイルス患者等の受入れ、そのほか新型コロナウイルス対応のための診療報酬上の特例措置により、2020年以降は17,000円前後にまで大きく増加したと見られる。

■ 患者1人1日あたり診療収入（外来）

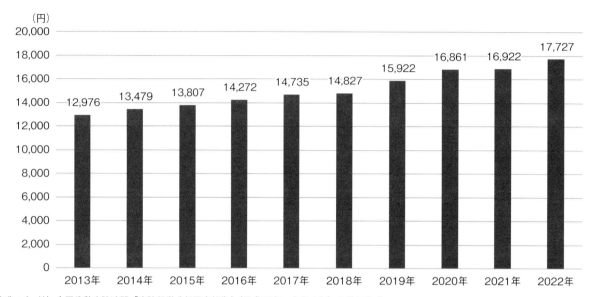

出典：（一社）全国公私病院連盟「病院経営分析調査報告」（平成29年〜令和4年）を基に作成。

3 | 費用について

1 病院における給与費の推移

　前頁のグラフでは総費用の増加傾向を示したが、各費用項目の状況について詳しく見ていく。

　以下はひと月の100床あたりの給与費とその内訳の直近5年間の推移である。給与費全体が増加しているが、そのうち常勤職員の給与及びそれに付随した退職金給付費等が増加しており、給与費増加の主な要因と考えられる。

　医業収益と比較すると、コロナ禍で収益の低かった2020、2021年には給与費のコスト比率が増加したが、2022年には給与費全体、常勤・非常勤給与費ともに、医業収益額に対する割合がそれぞれ約55％、約34％、4％弱と、コロナ前の状況に近くなっている。給与費のコスト比率が2022年時点でコロナ前と比較して上昇していないのは医業収益が増加したためである。

　次頁で示すように、医師や看護師の1人あたりの給与額は、コロナ禍を挟み増減があるものの2010年代後半と比較すると若干増えており、また、100床あたりの医師や看護師の数、なかでも常勤職員数は2022年まで顕著に増加し続けているため、給与費総額は今後もしばらくは現状維持又は増加の傾向が続くと思われる。

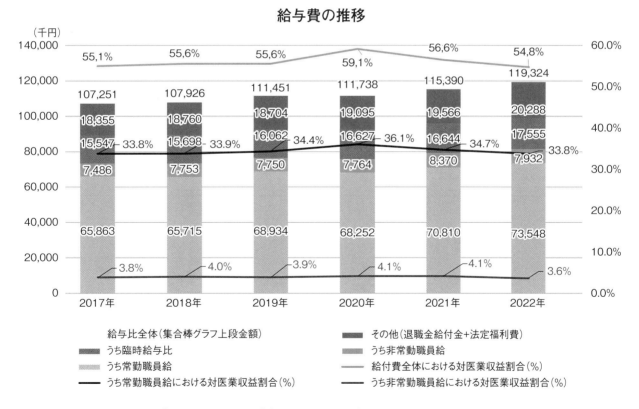

給与費の推移

出典：（一社）全国公私病院連盟「病院経営実態調査報告」（平成29年〜令和4年）を基に作成。

■ （参考）医師・看護師の給与額推移と100床あたり常勤従事者数の推移

一般病院の医師（歯科医師含む）の給与額及び配置人数の推移

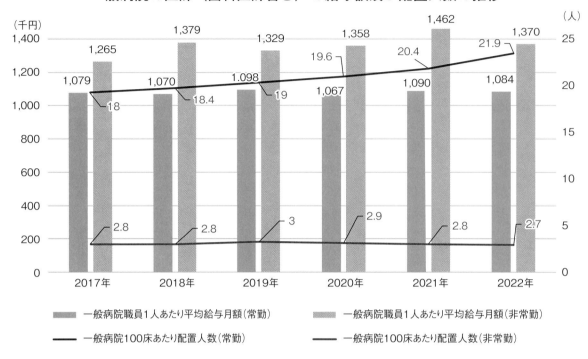

凡例：
- 一般病院職員1人あたり平均給与月額（常勤）
- 一般病院職員1人あたり平均給与月額（非常勤）
- 一般病院100床あたり配置人数（常勤）
- 一般病院100床あたり配置人数（非常勤）

一般病院の看護師の給与額及び配置人数の推移

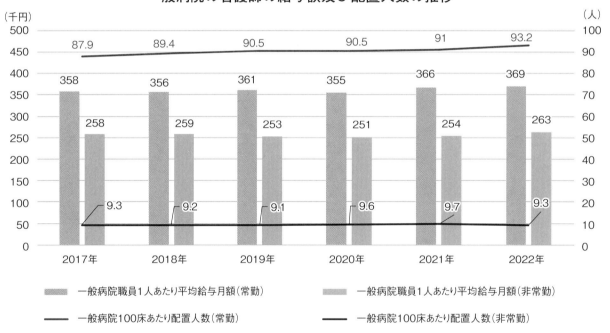

凡例：
- 一般病院職員1人あたり平均給与月額（常勤）
- 一般病院職員1人あたり平均給与月額（非常勤）
- 一般病院100床あたり配置人数（常勤）
- 一般病院100床あたり配置人数（非常勤）

出典：（一社）全国公私病院連盟「病院経営実態調査報告」「病院経営分析調査報告」（平成29年〜令和4年）を基に作成。

第1部 分析編

2 病院における材料費、経費の推移

　100床あたりひと月の材料費も直近２年間で大きく増加している。うち薬品費、診療材料費は、以前から少子高齢化、疾患構造の変化により増加傾向にあった。近年は対医業収益割合も上昇しており、このようにコスト比率が上がっている背景として、急激な為替変動やウクライナ情勢による原材料・エネルギー費の高騰、輸入・輸送コストの増加、新型コロナウイルスによる物流への影響などが考えられる。為替及び海外情勢は今後も見通せないため、この傾向は続く可能性がある。

　同様に、経費についても、委託費を中心に、コロナ禍における一時的な上昇のみならず、近年、総額とコスト比率がともに上昇傾向にある。これも近年の人件費や原材料・エネルギー費の増加などの外的要因が背景にあると思われる。

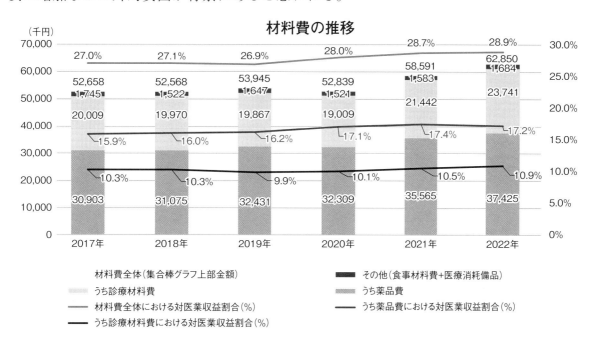

材料費の推移

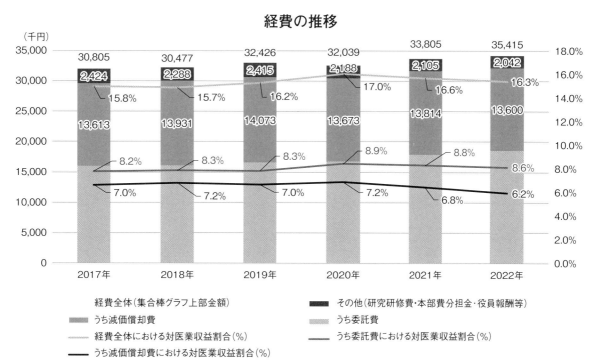

経費の推移

出典：（一社）全国公私病院連盟「病院経営実態調査報告」（平成29年～令和４年）を基に作成。

3 光熱水費の推移

　新型コロナウイルスが直接の大きな要因ではないものの、ウクライナ情勢等によるエネルギー価格の上昇により病院経営に明らかな影響を与えているのが光熱水費の高騰である。
　100床あたりの光熱水費の推移を下記のグラフに示した。特に2022年は光熱水費の総額が増加したことに加え、前項で示した経費全体額の推移と併せてみると、経費に占める割合も11.8％まで上昇しており、経費全体の中でも目立った増加である上に、医業収益と比較したコスト比率についても、2022年には1.9％と上昇している。

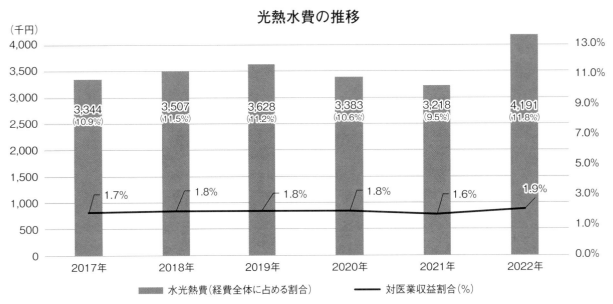

光熱水費の推移

出典：（一社）全国公私病院連盟「病院経営実態調査報告」（平成29年〜令和4年）を基に作成。

■（参考）燃料価格の推移　※燃料価格が電気料金やエネルギーコストに反映する

過去の原油価格下落局面と現在の状況

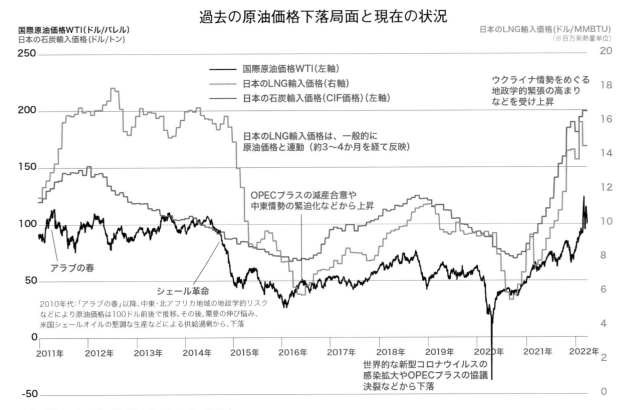

出典：資源エネルギー庁「日本のエネルギー 2022」

4 | 経営収支に影響し得る状況及び情報

　前項で見たように、医業収益の増加等により総収益は拡大しているものの、人件費や光熱水費の増加、またそれらに伴う物価高などによる委託費等諸経費はじめ総費用も増加している。コロナの感染拡大は、病床逼迫や医療従事者に過大な負担とリスクが発生するなど、当然に病院運営に非常に大きな負の影響があったが、一方で、新型コロナに関する補助金や診療報酬の特例等は、厳しい経営状況を補填したという側面もあった。

　費用については、ウクライナ情勢によるエネルギー価格高騰など、先の見通せない要因や、低下が見込めない項目も多く、今後削減していくことが難しいと仮定すると、下記に示したように、5類移行に伴ってコロナ関係の各種補助メニューが縮小・廃止し、診療報酬等の特例措置も変更となり通常に戻る中、病院経営は以前にも増して厳しくなっていくことが予想される。

　また、建設投資の視点から留意すべきなのが、建設単価の上昇及び工事予定額の増加である。2022年度における国・自治体立及び私的病院・診療所を含めた全体の1㎡当たりの平均建設単価は355（千円／㎡）であり、これまでで最も高い値となった。加えて、工事予定単価も上昇しており、背景には建築資材高騰や、人件費増があると思われる。（第2章で詳述。）こうした状況により、大規模改修や新病院の開設などを含めた長期的な経営計画にも影響を及ぼす可能性がある。

■（参考）診療報酬等の特例措置の変更　　※○：5類移行前　●：5類移行後

診療報酬の特例措置の見直し
①外来・在宅医療〈コロナ疑いの患者〉
○感染予防策を講じた上でのコロナ疑い患者に対する診療では、【院内トリアージ実施料】（300点）の算定を可能
↓
●コロナ対応医療機関の枠組みを前提として、院内感染対策に加え「受け入れ患者を限定しない」形への8月末までの移行を条件に【院内トリアージ実施料】（300点）の算定継続を可能。上記非該当で院内感染対策を実施する場合は「147点」のみ算定を可能。 ※なお、発熱外来の疑い患者への診療について、現在の「初診時の上乗せ特例」（2023年2月までは＋250点、3月は＋147点）は、2023年3月末で終了。※縮小
②外来・在宅医療〈コロナ患者〉
○「コロナ患者への対応特例」（救急医療管理加算（950点））、「中和抗体薬（「カシリビマブ及びイムデビマブ）投与の場合の特例」（救急医療管理加算の3倍（2,850点））
↓
●コロナ患者へ療養指導を行った場合：147点、コロナ患者の入院調整を行った場合：950点 ※縮小
③往診（在宅医療）
○感染予防策を講じた上でのコロナ疑い患者に対する往診等（300点）
○緊急往診の評価（中和抗体薬「カシリビマブ及びイムデビマブ」投与：救急医療管理加算の5倍（4,750点）、その他：3倍（2,850点））
↓
●感染予防策を講じた上でのコロナ疑い患者に対する往診等（300点）※継続
●緊急往診の評価（950点）※縮小
④入院
○感染予防策を講じた上で診療（2類感染症患者入院診療加算1〜4倍（250〜1,000点））
○2類感染症患者療養環境特別加算（個室）の特例算定（300点）

○感染予防策を講じた上での疾患別リハビリテーション（2類感染症患者入院診療加算（250点））
○重症患者への対応（特定集中治療室管理料等の3倍（＋8,448～32,634点））
○中等症等患者への対応（救急医療管理加算の4～6倍（3,800～5,700点））
○回復患者の受入（2類感染症患者入院診療加算750点、30日目までは＋1,900点、その後90日目までは＋950点）
↓
●感染予防策を講じた上で診療（2類感染症患者入院診療加算1～4倍（250～1,000点））　※継続
●2類感染症患者療養環境特別加算（個室）の特例算定（300点）　※継続
●感染予防策を講じた上での疾患別リハビリテーション（2類感染症患者入院診療加算（250点））　※継続
●重症患者への対応（特定集中治療室管理料等1.5倍（＋2,112～8,159点））　※縮小
●中等症等患者への対応（救急医療管理加算の2～3倍（1,900～2,850点））　※縮小
●回復患者の受入（60日目まで750点。14日目までは＋950点）　※縮小

病床確保料の見直し

①病床確保料の補助単価（補助上限額）の見直し
○ ICU：436,000円／日（重点医療機関・特定機能病院等）
　　　　301,000円／日（重点医療機関・一般病院）
　　　　97,000円／日（一般の医療機関）
○ HCU：211,000円／日（重点医療機関・特定機能病院等）
　　　　211,000円／日（重点医療機関・一般病院）
　　　　41,000円／日（一般の医療機関重症者・中等症者病床）
○他：　74,000円／日（重点医療機関・特定機能病院等）
　　　　71,000円／日（重点医療機関・一般病院）
　　　　16,000円／日（一般の医療機関）

↓
● ICU：218,000円／日（重点医療機関・特定機能病院等）　※縮小
　　　　151,000円／日（重点医療機関・一般病院）　※縮小
　　　　97,000円／日（一般の医療機関）
● HCU：106,000円／日（重点医療機関・特定機能病院等）　※縮小
　　　　106,000円／日（重点医療機関・一般病院）　※縮小
　　　　41,000円／日（一般の医療機関重症者・中等症者病床）
●他：　37,000円／日（重点医療機関・特定機能病院等）　※縮小
　　　　36,000円／日（重点医療機関・一般病院）　※縮小
　　　　16,000円／日（一般の医療機関）
②休止病床の補助上限数について、即応病床（※）1床あたり休床1床に見直し
※その他病床の場合（特別な事情がある場合の経過措置あり。）ICU・HCU病床の場合は2床を上限に見直し　※縮小

患者等に関する公費支援の取扱い

①外来医療費　※縮小
○行政による患者の外出自粛要請
○外来医療費の自己負担分を公費支援
↓
●患者の外出自粛は求められない
●高額な治療薬の費用を公費支援
●その他は自己負担
※新型コロナ治療薬（経口薬（ラゲブリオ・パキロビッド、ゾコーバ）、点滴薬（ベクルリー）、中和抗体薬（ロナプリーブ、ゼビュディ、エバジェルド）の費用は、急激な負担増を避けるため、公費支援を一定期間継続（9月末以降については、他の疾病とのバランス、国の在庫の活用や薬価の状況も踏まえて冬の感染拡大に向けた対応を検討）

②入院医療費 　※縮小
○行政による入院 措置・勧告
○入院医療費の自己負担分を公費支援
↓
●行政による入院措置・勧告はなくなる
●入院医療費の一部を公費支援
新型コロナ治療のための入院医療費は、急激な負担増を避けるため、一定期間※、高額療養費の自己負担限度額から、2万円を減額（2万円未満の場合はその額）
※9月末以降については、感染状況等や他の疾患との公平性も考慮しつつ、その必要性を踏まえて取扱いを検討）
③検査 　※縮小
○患者を発見・隔離するため、有症状者等の検査費用を公費支援
↓
●検査費用の公費支援は終了（※高齢者施設等のクラスター対策は支援継続）
※検査キットの普及や他疾患との公平性を踏まえ、公費負担は終了（自己負担）
※重症化リスクが高い者が多い医療機関、高齢者施設等での陽性者発生時の周囲の者への検査や従事者の集中的検査は行政検査として継続

出典：第541回中央社会保険医療協議会総会「採決後資料」（2023年3月10日）、厚生労働省「新型コロナウイルス感染症の感染症法上の位置づけの変更に伴う医療提供体制及び公費支援の見直し等について（ポイント）」を基に作成。

■（参考）建設費の推移

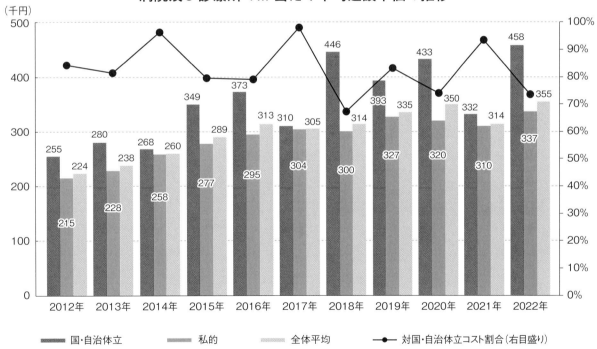

病院及び診療所のm²当たり平均建設単価の推移

※国・自治体立と、私的における病院と診療所のサンプル数が異なることに注意。
出典：国土交通省「建築着工統計調査（年度次）」（2012年度～ 2022年度）を基に作成。

　独立行政法人福祉医療機構では、医療貸付事業として、「設置・整備資金」（建築資金（新築、増改築、購入、賃借などに必要な資金及び土地取得資金）、機械購入資金（病院の先進医療等に使用する高額な医療機器の購入資金であって、民間金融機関が融資しない場合の資金）、「長期運転資金」（経営の安定化を図るために必要な資金（要経営診断・指導）など）の貸付を行っている。コロナ以降、コロナ禍に急増した「長期運転資金」等の貸付実績が急増し、需要の拡大が見て取れる。

　2022年以降は実績が急減したように見えるが、同機構では、政策優先度に即して効果的かつ効率的な政策融資を行うため、毎年度、国と協議の上、当該年度における融資の基本方針を定めた融資方針に基づき、福祉医療貸付事業を実施している。毎年３月に公表する翌事業年度計画の内容を踏まえると、2022年度、2023年度にかけては、段階的に2019年度以前の貸付金額・貸付件数の水準に戻した事業年度計画を立てていることから、貸付の需要が著しく減ったというよりも、貸付する枠・予算が縮小した（コロナ前の水準に戻った）ために実績が減じたように見えているという方が実態に近いと思われる。

■ 独立行政法人福祉医療機構の福祉・医療貸付事業予算額の推移

（単位：億円）

区分		2020年度予算		2021年度予算		2022年度予算		2023年度予算	
		建築資金等	コロナ（※）	建築資金等	コロナ（※）	建築資金等	コロナ（※）	建築資金等	コロナ（※）
福祉貸付	貸付契約	1,748	3,260	1,770	4,601	1,408	2,966	1,560	328
	資金交付	1,789	3,260	1,669	4,601	1,620	2,966	1,406	328
医療貸付	貸付契約	1,273	19,455	1,100	10,389	1,182	3,130	1,145	268
	資金交付	1,036	19,455	1,085	10,389	1,056	3,130	1,173	268
合計	貸付契約	3,021	22,715	2,870	14,990	2,590	6,096	2,705	596
	資金交付	2,825	22,715	2,754	14,990	2,676	6,096	2,579	596

※新型コロナウイルス対応支援資金による優遇融資のこと
出典：独立行政法人福祉医療機構福祉医療貸付部「令和３年度福祉医療貸付事業予算の概要」、「令和５年度福祉医療貸付事業予算の概要」を基に作成。

■ 独立行政法人福祉医療機構の医療貸付状況

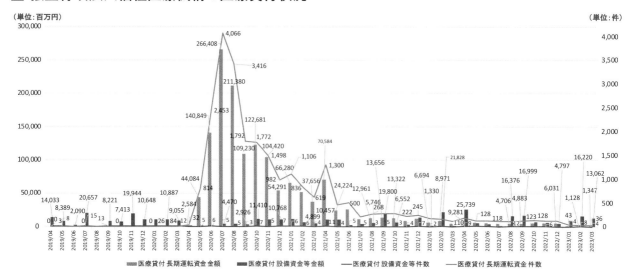

■ 独立行政法人福祉医療機構の福祉貸付状況

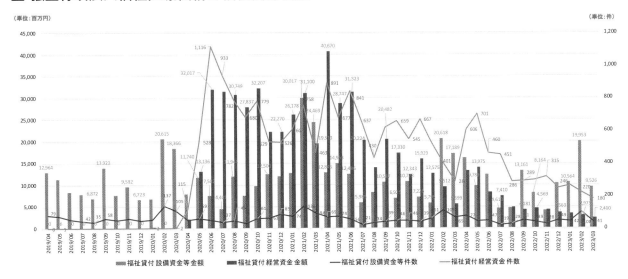

（単位：百万円）

（単位：件）

■ 福祉貸付 設備資金等金額　　■ 福祉貸付 経営資金 金額　　── 福祉貸付 設備資金等件数　　── 福祉貸付 経営資金 件数

出典：独立行政法人福祉医療機構「独立行政法人福祉医療機構における財政投融資の活用　事業実績」（令和元年度～令和４年度）

第４章 ● アフターコロナの病院経営　第４節　経営収支に影響し得る状況及び情報

5 | 収支の改善に係る政策情報及び好事例等

1 紹介受診重点医療機関について

　一部の医療機関に外来患者が集中し、患者の待ち時間や勤務医の外来負担などの課題が生じていることや、人口減少や高齢化、外来医療の高度化等が進む中、かかりつけ医機能の強化、外来機能報告とともに整備が進められているのが、「紹介受診重点医療機関」である。紹介受診重点医療機関は、外来機能の明確化・連携を強化し、患者の流れの円滑化を図るために都道府県ごとに決定される医療機関である。患者がまず地域の「かかりつけ医機能を担う医療機関」を受診し、必要に応じ紹介を受けて紹介受診重点医療機関を受診する、その後状態が落ち着いたら逆紹介を受けて地域に戻る、といった受診の流れの確立が目的である。

■ 紹介受診重点医療機関の概要

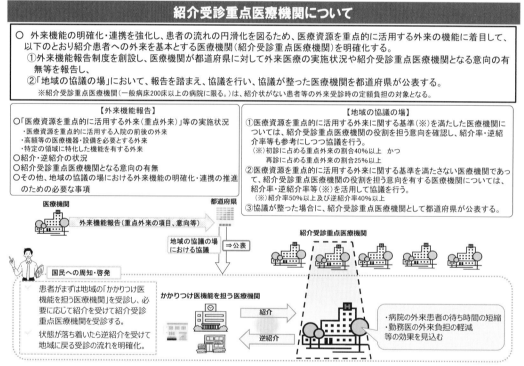

出典：第7回外来機能報告等に関するワーキンググループ「参考資料2　外来医療の機能の明確化・連携」（2022年3月16日）

　紹介受診重点医療機関の診療報酬等のポイントは以下の3つである。

　まず1つめは、紹介状なしで受診する場合の定額負担であり、一般病床200床以上の紹介受診重点医療機関となることにより、特定機能病院と地域医療支援病院と同様に、紹介状なしで受診した患者から、初診時7,000円以上、再診時3,000円を徴収する義務が課される。また、2つめとして、入院機能の強化や勤務医の外来負担の軽減等による入院医療の質の向上を想定した2022年度の新加算である「紹介受診重点医療機関入院診療加算800点（入院初日）」が算定できる。

　加えて、「連携強化診療情報提供料」を算定することも可能となる。かかりつけ医から紹介された患者が紹介先医療機関を受診し、診療状況を示す文書を紹介元に提供した際に算定できる「連携強化診療情報提供料」（旧「診療情報提供料（Ⅲ）」の名称が変更）が、紹介受診重点医療機関でも算定可能となった。

■ 紹介状なしで受診する場合

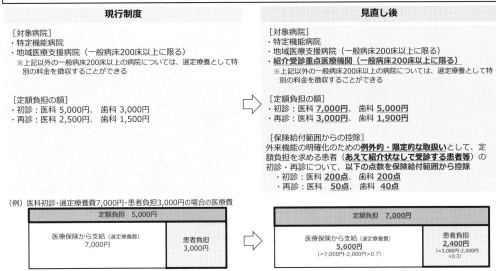

紹介状なしで受診する場合等の定額負担の見直し①

> 外来機能の明確化及び医療機関間の連携を推進する観点から、紹介状なしで受診した患者等から定額負担を徴収する責務がある医療機関の対象範囲を見直すとともに、当該医療機関における定額負担の対象患者について、その診療に係る保険給付範囲及び定額負担の額等を見直す。

現行制度

[対象病院]
・特定機能病院
・地域医療支援病院（一般病床200床以上に限る）
　※上記以外の一般病床200床以上の病院については、選定療養として特別の料金を徴収することができる

[定額負担の額]
・初診：医科 5,000円、　歯科 3,000円
・再診：医科 2,500円、　歯科 1,500円

見直し後

[対象病院]
・特定機能病院
・地域医療支援病院（一般病床200床以上に限る）
・**紹介受診重点医療機関（一般病床200床以上に限る）**
　※上記以外の一般病床200床以上の病院については、選定療養として特別の料金を徴収することができる

[定額負担の額]
・初診：医科 **7,000円**、　歯科 **5,000円**
・再診：医科 **3,000円**、　歯科 **1,900円**

[保険給付範囲からの控除]
外来機能の明確化のための**例外的・限定的な取扱い**として、定額負担を求める患者（**あえて紹介状なしで受診する患者等**）の初診・再診について、以下の点数を保険給付範囲から控除
　・初診：医科 **200点**、　歯科 **200点**
　・再診：医科 **50点**、　歯科 **40点**

（例）医科初診・選定療養費7,000円・患者負担3,000円の場合の医療費

定額負担　5,000円	
医療保険から支給（選定療養費）7,000円	患者負担3,000円

定額負担　7,000円	
医療保険から支給（選定療養費）5,600円（＝7,000円-2,000円×0.7）	患者負担2,400円（＝3,000円-2,000円×0.3）

[施行日等] **令和 4 年10月1日から施行・適用**。また、新たに紹介受診重点医療機関となってから 6 か月の経過措置を設ける。

出典：厚生労働省保険局医療課「令和 4 年度診療報酬改定の概要 外来Ⅰ」

　紹介受診重点医療機関となるには、地域の協議の場により認められる必要がある。協議の際には、医療資源を重点的に活用する件数の占める割合（初診の外来件数に占める割合が40％以上かつ、再診の外来件数に占める割合が25％以上であるかどうか）や、紹介率・逆紹介率がそれぞれ50％、40％以上であるかが参考基準とされる。

■ （参考）・紹介率・逆紹介率の現況

病院（特定機能病院及び地域医療支援病院を除く）の紹介率の分布

紹介率（救急搬送患者を除く）＝ 分母のうち、紹介患者数（他の病院・診療所から紹介状により紹介された者の数） ／ 令和3年9月の初診患者数（休日又は夜間の受診患者を除き、初診があった患者の数）

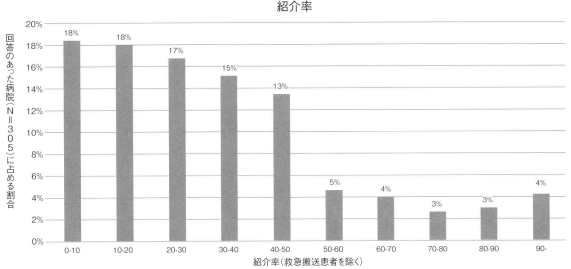

紹介率

出典：レセプト情報・特定健診等情報データベース（NDB）及び「医療機関の外来機能の明確化・連携に資する研究」を基に医政局において作成
出典：外来機能報告等に関するワーキンググループ「外来機能報告等に関する報告書（参考資料）」（2021年12月21日）

病院（特定機能病院及び地域医療支援病院を除く）の逆紹介率の分布

$$逆紹介率＝\frac{逆紹介患者数（他の病院・診療所に紹介した者の数）}{令和3年9月の初診患者数（休日又は夜間の受診患者を除き、初診があった患者の数）}$$

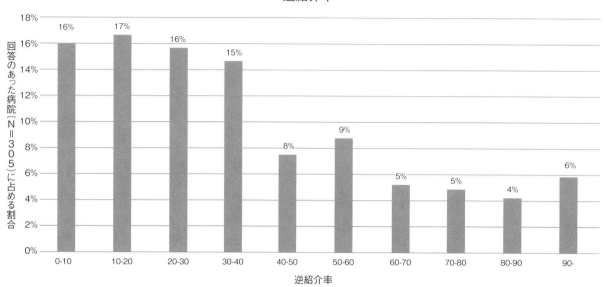

逆紹介率

出典：レセプト情報・特定健診等情報データベース（NDB）及び「医療機関の外来機能の明確化・連携に資する研究」を基に医政局において作成
出典：外来機能報告等に関するワーキンググループ「外来機能報告等に関する報告書（参考資料）」（2021年12月21日）

2 在宅医療について

　厚生労働省が月次・年次で公表している医療費の動向調査（ＭＥＤＩＡＳ）より、制度別概算医療費を見ると、2020年に一旦減額したものの、2021年は全体で44.2兆円と、過去最高額にまで増加している。直近13年にわたり増加傾向にあるが、なかでも医療費が急増しているのが、訪問看護療養であり、13年の間に約6倍にまで医療費が増え、増加の傾向は他の医療費が減額した2020年を含めて続いている。訪問看護などの伸び等も含めると、「在宅医療」は盛んになってきている。コロナによりますます在宅医療への認識が高まっていることや、診療報酬改定でも質の高い在宅医療に向けた加算が加わったこと、またそうした国の動きの背景として、地域包括ケア等の考え方と合致していることから、今後いっそう広がる／広がるための支援が増えると思われる。

■ 制度別概算医療費の推移

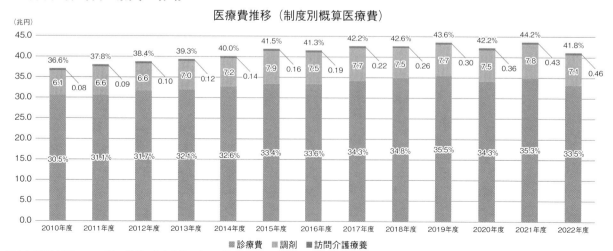

医療費推移（制度別概算医療費）

※なお2022年度については、最新の公表状況により4月〜2月までを計上しており、3月分までを計上している他年より少ない値であることに留意。

続いて、医療機関別に前年同期と比較した医療費の伸び率は以下のとおりである。

訪問看護ステーションは、多くの機関がマイナス伸び率となった2020年にも、大幅な伸びとなっており、前項の訪問看護療養費の医療費増と整合した状況である。

■ 医療機関別医療費の伸び率（対前年同期比）

	総計	医科計	医科医院	医科診療所	歯科計	保険薬局	訪問看護ステーション
2010 年度	3.9%	4.1%	5.4%	1.2%	1.8%	3.6%	11.8%
2011 年度	3.1%	2.1%	2.4%	1.6%	2.6%	7.9%	9.5%
2012 年度	1.7%	1.8%	2.4%	0.3%	1.4%	1.3%	19.0%
2013 年度	2.2%	1.4%	1.7%	0.7%	0.8%	5.9%	14.3%
2014 年度	1.8%	1.5%	1.8%	0.8%	2.9%	2.3%	16.9%
2015 年度	3.8%	2.6%	2.9%	1.7%	1.4%	9.4%	17.3%
2016 年度	-0.4%	-0.4%	0.9%	-0.9%	1.5%	-4.8%	17.3%
2017 年度	2.3%	2.1%	2.5%	1.1%	1.4%	2.9%	16.4%
2018 年度	0.8%	1.5%	2.1%	0.2%	1.9%	-3.1%	17.0%
2019 年度	2.4%	2.0%	2.5%	0.7%	1.9%	3.6%	15.9%
2020 年度	-3.1%	-3.6%	-3.0%	-5.3%	-0.8%	-2.6%	19.8%
2021 年度	4.6%	4.9%	4.1%	7.3%	4.8%	2.7%	18.4%

出典：厚生労働省「最近の医療費の動向-MEDIAS-」（2010年〜 2022年）

訪問看護療養の伸びに加え、在宅患者の訪問診療件数も右肩上がりに増えており、直近10年間で約2倍となっている。コロナ禍でも件数が大きく増加し、在宅医療を実施する機関も増加傾向にある。在宅療養支援診療所の届出数は、2016年までは増加し、それ以降横ばい状態であるものの、近年は「機能強化型在支診」（単独型・連携型）の届出数が増加傾向にある。在宅療養支援病院の届出数は、2010年以降右肩上がりであり、「機能強化型在支援診病」（単独型・連携型）が増えている。

■ 訪問診療料件数

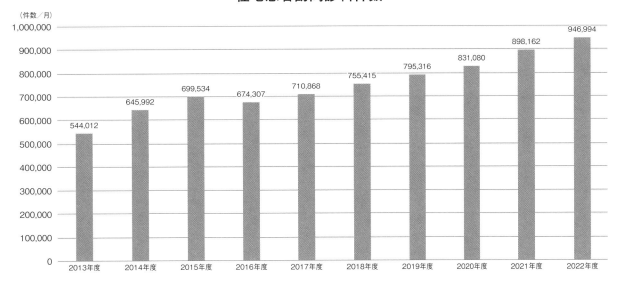

在宅患者訪問診料件数

出典：厚生労働省「社会医療診療行為別統計」（2013年〜 2022年度）

■ 在宅医療を行う機関の届出数

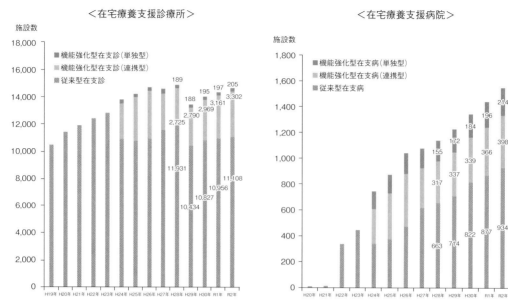

出典：第2回在宅医療及び医療・介護連携に関するワーキンググループ「参考資料 在宅医療の現状について」（2022年3月9日）

　こうした在宅医療の伸長には、高齢化に伴い、地域における医療・介護の関係機関が連携して、包括的かつ継続的な在宅医療・介護を提供することへのニーズの高まりがあり、また、通院・来院がしづらい状況となったコロナ禍において、その有用性が顕著になったことが見て取れる。厚生労働省においても、在宅医療提供体制の構築に向けた技術的支援や、地域医療介護総合確保基金を用いた都道府県における在宅医療に係る取組みへの支援など、在宅医療の充実に向けた取組みを強化していくとしている。2022年の診療報酬改定では、往診及び在宅患者訪問診療料の評価や、外来医療と在宅医療を担う医師が共同指導する場合の評価が新設された。

■ 在宅医療に対する加算の新設（2022年診療報酬改定）

往診及び在宅患者訪問診療料の評価

○ **往診料　　　720点**
➢ 患者又は家族等患者の看護等に当たる者が、保険医療機関に対し電話等で直接往診を求め、当該保険医療機関の医師が往診の必要性を認めた場合に、可及的速やかに患家に赴き診療を行った場合の評価。
　※　定期的ないし計画的に患家又は他の保険医療機関に赴いて診療を行った場合には算定できない。

○ **在宅患者訪問診療料（Ⅰ）　（1日につき）**
　1　在宅患者訪問診療料1
　　イ　同一建物居住者以外の場合　　　888点
　　ロ　同一建物居住者の場合　　　　　213点
　2　在宅患者訪問診療料2
　　イ　同一建物居住者以外の場合　　　884点
　　ロ　同一建物居住者の場合　　　　　187点
➢ 在宅での療養を行っている患者であって、疾病、傷病のために通院による療養が困難な者に対して、患者の入居する有料老人ホーム等に併設される保険医療機関以外の保険医療機関が定期的に訪問して診療を行った場合の評価。
　※　同一建物に居住する当該患者1人のみに対し訪問診療を行う場合は、「同一建物居住者以外の場合」の点数を算定する。
　※　患者の入居する有料老人ホーム等に併設される保険医療機関が定期的に訪問して診療を行った場合は、在宅患者訪問診療料（Ⅱ）150点を算定。

　[算定要件]　（抜粋）
○　在宅患者訪問診療料1
　　1人の患者に対して1つの保険医療機関の保険医の指導管理の下に継続的に行われる訪問診療について、1日につき1回に限り算定。
○　在宅患者訪問診療料2
　　患者の同意を得て、計画的な医学管理のもと、主治医として定期的に訪問診療を行っている保険医が属する他の保険医療機関の求めを受けて、当該他の保険医療機関が診療を求めた傷病に対し訪問診療を行った場合に、求めがあった日を含む月から6月を限度として算定。

出典：厚生労働省保険局医療課「令和4年度診療報酬改定の概要 在宅（在宅医療、訪問看護）」

外来医療を担う医師と在宅医療を担う医師が共同して行う指導の評価

> 通院患者のスムーズな在宅医療への移行を推進する観点から、外来在宅共同指導料を新設する。

（新）　外来在宅共同指導料
　　　　　外来在宅共同指導料１　　　400点　　（在宅療養を担う保険医療機関において算定）
　　　　　外来在宅共同指導料２　　　600点　　（外来において診療を行う保険医療機関において算定）

［対象患者］
・ **外来において継続的に診療（継続して４回以上外来を受診）を受けている患者であって、在宅での療養を行う患者**（他の保険医療機関、社会福祉施設、介護老人保健施設、介護医療院、特別養護老人ホーム、軽費老人ホーム、有料老人ホーム又はサービス付き高齢者向け住宅その他施設等に入院若しくは入所する患者については、対象とはならない。）

［算定要件］
・ 外来在宅共同指導料１
　　保険医療機関の外来において継続的に診療を受けている患者について、**当該患者の在宅療養を担う保険医療機関**の保険医が、当該患者の同意を得て、患家等を訪問して、在宅での療養上必要な説明及び指導を、外来において当該患者に対して継続的に診療を行っている保険医療機関の保険医と共同して行った上で、文書により情報提供した場合に、患者１人につき１回に限り、当該患者の在宅療養を担う保険医療機関において算定する。
・ 外来在宅共同指導料２
　　外来において当該患者に対して継続的に診療を行っている保険医療機関において、患者１人につき１回に限り算定する。なお、当該保険医療機関の保険医が、在宅での療養上必要な説明及び指導を情報通信機器を用いて行った場合においても算定できる。

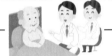

出典：厚生労働省保険局医療課「令和４年度診療報酬改定の概要 在宅（在宅医療、訪問看護）」

③ 人件費等の経費削減に係る好事例

　制度や診療報酬の傾向から方向性を捉え、安定収入につながる病院経営の舵取りをしていくことに加えて、経費の削減も収支改善の重要な要素である。

　病院経営改善に係るケース・スタディは、コンサルタントやアドバイザリー業務を行う民間企業をはじめ、多くの民間団体などが自社広報の一環としてインターネット上等に広く展開しているところであるため、本項では異なる切り口として、厚生労働省の「勤務環境改善に向けた好事例集」をとりあげる。

　医師や看護師の働き方改革を進める厚生労働省では、例年、勤務環境改善の好事例集を公表しているが、中には働き方の改善のみならず経営全般の改善という切り口で有益な事例も見受けられるため、抽出して下記に列挙する。

（１）勤怠管理システムの導入による労働時間管理と給与制度の改変

　神奈川県横浜市にある高度急性期病院では、高機能タイムレコーダーで医師の院内滞在時間を把握し、医師の労働時間と残業管理に対する取組みを実施している。
a　2021年度からの労働時間・勤怠管理における新方式
　・時間外単価を適正値に抑えた上で、１時間から支給される時間勤務手当を導入
　・基礎賃金に含まれない手当の名目を「残業ゼロ奨励手当」に変更、残業０時間で満額支給とする
b　その他の取組み
　・医師業務の分担（医師・看護師・薬剤師など多職種との協働、患者サポートセンターとの協働等）
　・日常業務の合理化（院内業務の合理化）
　（例）委員会、会議の合理化、手術室運用変更、祝日診療（診療機会を広げ時間密度を平坦化）、電子カルテの活用（機能の有効活用、クリニカルパス・テンプレートの活用）、ＩＣＴ活用（画像診断テレワーク等）、患者側の理解（時間外・休日等の説明時間削減、テレワーク面会・面接の活用（準備中））

これらの取組みの結果、2019年度春には月平均100時間を超えていた医師の所定外在院時間（所定外在院時間＝院内滞在時間－日勤帯勤務時間）が、2021年末には月平均60時間前後まで縮減している。

（2）時間外業務の明確化や1か月単位での変形労働時間制による労務管理の高度化

東京都にある高度急性期・急性期病院では、時間外業務の定義例を提示し明確化するとともに、以下のように変形労働時間制を導入し、医師の時間外勤務を削減した。

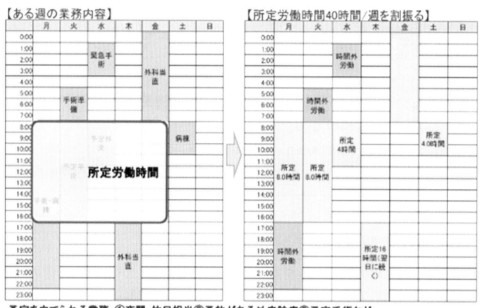

予定を立てられる業務：①夜間・休日担当②予約がある外来診療③予定手術など

出典：厚生労働省「勤務環境改善に向けた好事例集」（令和4年3月）

a　1か月単位の変形労働時間制を導入、個人が柔軟な働き方ができるよう整備
　　・1か月の期間を単位とし、その期限内を平均として1週間の法定労働時間を超えない範囲に収める制度を導入し、予定を確保できる業務に合わせて、所定労働時間を柔軟に割り振ることを可能とした
b　労使協定の再締結と診療部全体での業務分担を見直し、夜勤体制を変更
　　・実態を考慮して36協定を再締結、月30時間を月45時間に変更
　　　特別条項として、月80時間を月180時間に変更、年750時間を年1,470時間に改めた
　　・実態を考慮し過重労働を是正（診療部全体で勤務分担を見直し、夜勤体制を変更）
c　その他の取組み
　　・土曜日の外来診療縮小（34科から14科まで限定）
　　・診療科責任者対象の定期的な説明会の開催と全医師に対する状況・対応説明

これらの結果、平均時間外労働時間は2016年7月の89時間から、2018年3月には36.2時間と59.3％減少した。

（3）チーム医療による新たな手術室運営方法の確立

広島県の高度急性期病院では、離職率が高く超過勤務が常態化している手術室担当の看護師の離職防止と時間外残業の改善、またそれらにより手術件数が抑制されている状況の改善に向け下記の取組みを行った。
a　病棟及び外来からの異動者や新人の手術室への積極的な配置
　　・術前、術中、術後の周術期看護において、同じ看護師が患者に接することができる

第1部 分析編

ように、病棟の科長と連携し、手術室異動スタッフをピックアップ
b　夜勤二交替制の採用
　　・人員配置による増員に伴って、長時間連続勤務解消を目的として実施
c　外科系看護師のキャリアデザイン構築
　　・手術が行われていない時間帯は、手術関連病棟の療養支援を開始
　　・夜勤帯の手術室業務を細分化・可視化するとともに、看護以外の付帯業務を外部委
　　　託し、術中のみでなく療養支援を通して患者と接する機会を創出
d　特定の診療科を集中的に学習できるよう固定チームナーシング制を導入
　　・療養支援の病棟も固定チームナーシングとリンクさせ、手術室看護師がそのまま手
　　　術関連病棟で看護実践を行える仕組みに
　　・導入により、定期だけでなく臨時、緊急手術に対応できる看護師を育成

　上記の取組みの効果により、定性的には、診療科のスペシャリストを6か月で育成でき
るようになるとともに、定量的にも、月の平均時間外勤務時間が取組み前後で32.5時間か
ら8.5時間まで短縮し、時間外手当についても月85,000円から12,000円に縮減した。

（4）その他ＩＣＴツールを活用した取組み

　特にコロナ禍で広まったオンライン会議ツールを始め、ＩＣＴツールを活用してペーパー
レス化、勤務時間や人材育成コストの縮減に取り組む例も見られる。

　福島県の回復期の病院では、オンライン環境を充実させ、時短勤務者が自宅などからオ
ンライン参加できる無料のＷＥＢ会議システムの導入や、オンライン診療の実施、県立大
学と連携して医師が研修にオンライン参加できる環境を整えた。また、電子カルテの閲覧
環境の整備、モニターの設置等を実施することで、医師が自宅で読影できるようにした。

　また、北海道の高度急性期病院では、それまで携帯電話・ＰＨＳが医師のコミュニケーショ
ンツールとなっていた状況を一変し、業務用ＳＮＳとしてLINE WORKS、リモート会議で
はZoomを活用、地域連携システムとしてID-LINKを使用するなど、スマートデバイスと、
各種オンラインサービスを活用している。また、タブレットやスマートフォン、院内Wi-
Fiを積極的に活用し、連絡や会議資料などの配付資料を電子化することでペーパーレス化
を行うとともに、感染症拡大時の感染リスクを下げることにも成功している。

出典：厚生労働省「勤務環境改善に向けた好事例集」（2022年3月）

6 ｜ おわりに

　前項の取組みで見たように、好事例では、各院とも現状の課題を見える化、分析し、院内の課題意識共有を図った上で、実情に即して効果的であると考える方法を試行錯誤しながら実施している。加えて、大規模な設備投資を図る方法ではなく、運用面、意識改善や備品・ツールの活用を積極的に行っていることも注目すべき点である。結果として、勤務環境の改善とともに、病院の固定費の大部分を占める人件費をはじめとした費用の削減を実現している。

　物価高による経費の増大と、コロナ禍において臨時に制定されていた特例措置・特例加算が通常に戻ったことにより、コロナ禍では一時的に見えづらい状態であった病院経営の厳しさが、アフターコロナにおいて顕著になってきている。

　社会保障費の支出を抑えることとその財源確保が常に近年の一番重要な政策課題であることからも、アフターコロナの現状で、医療機関の経営に対する一律的な公的支援拡大は見込みづらい。とはいえ、光熱水費など物価高騰に対する支援を2022年度末に自治体等が実施していたことなどからもわかるように、安定的な経営に国民の命と生活を守る存在としての医療機関の重要性への認識は、今後も変わらないであろう。また、今後の医療の方向性に即した診療報酬上の加算の動きなどを注視することや、ソフト面での経費削減の取組みなど、安定経営に向けて各々が取り組めるアクションの余地もある。

　2023年に入っても、隣国中国では５月に新たなオミクロン変異株による１週間あたり6,500万人規模の感染流行が発生するなど、ウイルスの今後の変異状況や、世界的な人的交流の再開により、爆発的な感染再拡大のリスクは避けられない。また、コロナのみならず、気候変動や地理的な要因から、日本の各地方で大規模な災害リスクなども高まっている。こうした状況の中で、命の砦となる病院の経営安定とそれがもたらす安定的な医療サービスの保持は、以前にもまして難しく、また重要な課題になってきている。

　社会保障費の増加を抑えつつ、安心・安全な医療が提供できる環境の構築に向け、何を合理化・効率化し、どのように収入を安定的に確保すべきか、関係事業に携わる者全てが意識していくことが、いっそう必要になっている。

【参考文献】

・第541回中央社会保険医療協議会総会「採決後資料」（2023年3月10日）
・厚生労働省「最近の医療費の動向-MEDIAS-」（2010年～2022年）
・厚生労働省「社会医療診療行為別統計」（2013年～2022年度）
・厚生労働省保険局医療課「令和4年度診療報酬改定の概要　外来I」、「令和4年度診療報酬改定の概要　在宅（在宅医療、訪問看護）」
・厚生労働省「勤務環境改善に向けた好事例集」（2022年3月）
・厚生労働省「新型コロナウイルス感染症の感染症法上の位置づけの変更に伴う医療提供体制及び公費支援の見直し等について（ポイント）」
・国土交通省「建築着工統計調査（年度次）」（2012年度～2022年度）
・外来機能報告等に関するワーキンググループ「外来機能報告等に関する報告書（参考資料）」（2021年12月21日）
・第7回外来機能報告等に関するワーキンググループ「参考資料2　外来医療の機能の明確化・連携」（2022年3月16日）
・第2回在宅医療及び医療・介護連携に関するワーキンググループ「参考資料　在宅医療の現状について」（2022年3月9日）
・独立行政法人福祉医療機構福祉医療貸付部「令和3年度福祉医療貸付事業予算の概要」、「令和5年度福祉医療貸付事業予算の概要」
・独立行政法人医療福祉機構「独立行政法人福祉医療機構における財政投融資の活用　事業実績」（令和元年度～令和4年度）
・（一社）全国公私病院連盟「病院経営実態調査報告」（平成29年～令和4年）
・（一社）全国公私病院連盟「病院経営分析調査報告」（平成29年～令和4年）

第2部

データ編

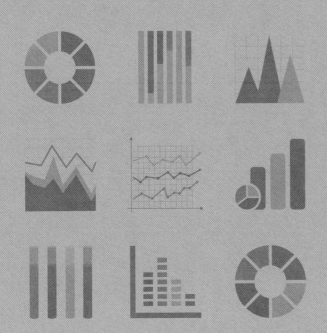

医　療

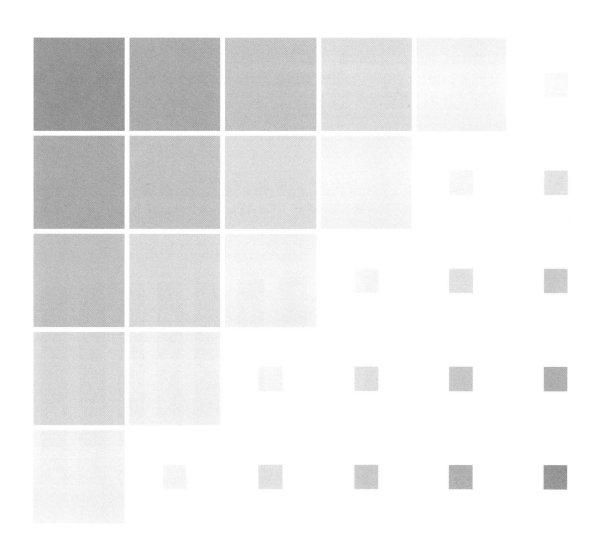

1 病院施設数の状況

　新型コロナウイルスの影響により多くの病院が減収となるなど、2020年度以降、病院をとりまく状況はそれまでとは一変した。本書において使用しているデータの中にも新型コロナウイルスの影響を受けていると考えられるデータが多数あり、2020年度以降の該当データには特に注意する必要がある。

　また、本章以降で引用している「病院運営実態分析調査」（毎年6月が調査対象月）は（一社）全国公私病院連盟により実施され、2022年6月分の調査については、2023年3月に「病院経営実態調査報告」、「病院経営分析調査報告」及び「病院概況調査報告書」として発刊されている。本書の分析においても上記の調査データを使用しており、本来6月のデータは年度内で最も変動が少ないことから採用されているものの、直近数年間の調査については新型コロナウイルスの影響により例年とは異なる傾向を示していることに留意すべきである。

（1）病院施設数の年次推移

　病院施設数は年々減少を続けており、2021年10月1日現在で8,205施設となっており、前年度から全ての開設者で減少となっている。病床規模別では、2020年～2021年の直近の動きをみると、減少数が多い順に、20～99床で14施設、100～199床で6施設、200～299床で4施設の減少となっており、規模が小さい病院ほど減少している。一方、500～599床の規模では1施設増加した。

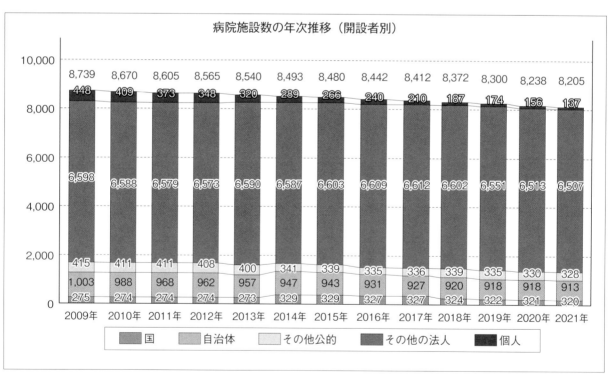

出典：厚生労働省「医療施設（動態）調査」、「医療施設（静態・動態）調査」（2009～2021年）を基に作成。

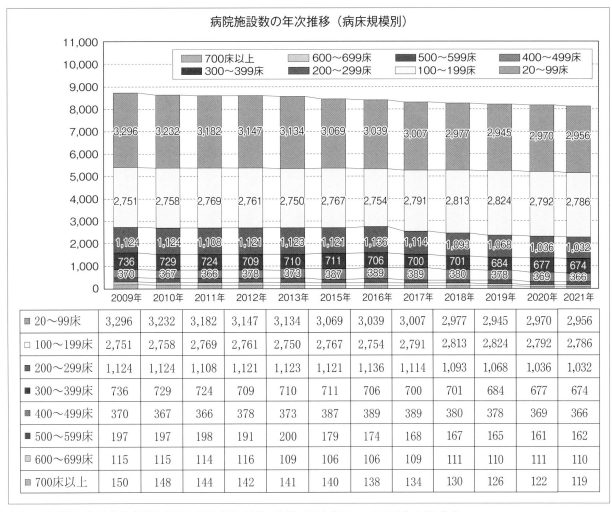

病院施設数の年次推移（病床規模別）

	2009年	2010年	2011年	2012年	2013年	2015年	2016年	2017年	2018年	2019年	2020年	2021年
■ 20～99床	3,296	3,232	3,182	3,147	3,134	3,069	3,039	3,007	2,977	2,945	2,970	2,956
□ 100～199床	2,751	2,758	2,769	2,761	2,750	2,767	2,754	2,791	2,813	2,824	2,792	2,786
■ 200～299床	1,124	1,124	1,108	1,121	1,123	1,121	1,136	1,114	1,093	1,068	1,036	1,032
■ 300～399床	736	729	724	709	710	711	706	700	701	684	677	674
■ 400～499床	370	367	366	378	373	387	389	389	380	378	369	366
■ 500～599床	197	197	198	191	200	179	174	168	167	165	161	162
□ 600～699床	115	115	114	116	109	106	106	109	111	110	111	110
■ 700床以上	150	148	144	142	141	140	138	134	130	126	122	119

出典：厚生労働省「医療施設（動態）調査」、「医療施設（静態・動態）調査」（2009～2021年）を基に作成。

　病院施設の開設・再開数及び廃止・休止数の年次推移をみると、廃止・休止数は過去２年の140件前後と比較し、2021年は97件と大幅に減少した。また、開設・再開数も2016年以降減少傾向にあり、2021年は、直近12年の中で開設・再開、廃止・休止ともに最も少ない件数であった。

病院施設の開設・再開数及び廃止・休止数の年次推移

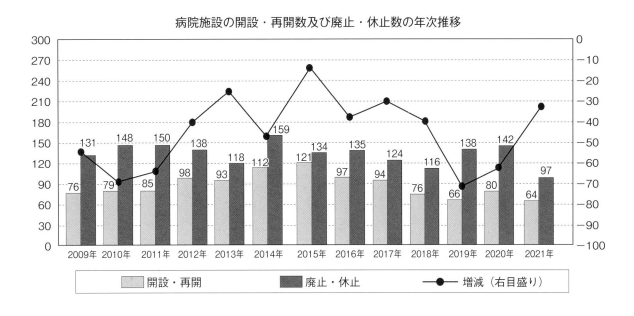

出典：厚生労働省「医療施設（動態）調査」、「医療施設（静態・動態）調査」（2009～2021年）を基に作成。

◆ 病院・診療所の倒産について ◆

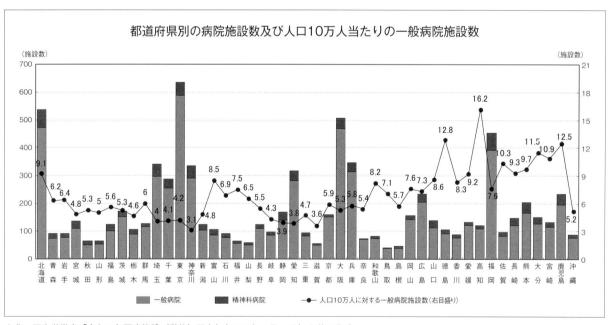

病院・診療所の倒産状況推移

（百万円）

負債総額　　　倒産件数（右目盛り）

出典：東京商工リサーチへのヒアリングを基に作成。

　東京商工リサーチによると、病院及び診療所の倒産は、2022年では37件、負債総額は12,409百万円（前年比1,360百万円増）となった。倒産理由は多い順に「業績不振」が16件、「赤字の累積」が7件、「その他」が4件となっている。対前年でみると、2022年は負債総額が約12％増、倒産件数が1件増加している。

（2）都道府県別の病院施設数及び人口10万人当たりの一般病院施設数

　人口10万人当たりの一般病院施設数は、全国平均で5.7施設となっている。都道府県別にみると、高位は高知県（16.2施設）、徳島県（12.8施設）、鹿児島県（12.5施設）、低位は神奈川県（3.1施設）、滋賀県（3.6施設）、愛知県（3.8施設）となっている。

都道府県別の病院施設数及び人口10万人当たりの一般病院施設数

一般病院　　　精神科病院　　　人口10万人に対する一般病院施設数（右目盛り）

出典：厚生労働省「令和3年医療施設（動態）調査」（2022年9月30日）を基に作成。

② 一般病床及び療養病床の過不足状況（都道府県別）

　各医療圏で定められる基準病床数とその過不足状況を都道府県別にみると、大阪府で18,323床、北海道で11,717床の過剰となっており、一方、兵庫県で1,629床、埼玉県では735床の不足となっている。

		一般病床	療養病床	基準病床	過不足状況
	全　　国	886,056	284,662	1,047,679	123,039
01	北　海　道	52,086	19,279	59,648	11,717
02	青　森	9,942	2,273	11,320	895
03	岩　手	9,823	2,138	11,157	804
04	宮　城	15,260	3,178	17,174	1,264
05	秋　田	8,375	1,902	8,791	1,486
06	山　形	8,552	2,068	10,150	470
07	福　島	14,935	3,005	15,351	2,589
08	茨　城	17,818	5,330	17,890	5,258
09	栃　木	12,004	4,090	12,140	3,954
10	群　馬	14,325	3,990	14,341	3,974
11	埼　玉	37,810	11,078	49,623	-735
12	千　葉	36,611	10,727	45,899	1,439
13	東　京	81,332	22,504	95,627	8,209
14	神　奈　川	47,179	12,915	59,985	109
15	新　潟	16,668	3,680	21,051	-703
16	富　山	8,179	3,757	10,235	1,701
17	石　川	9,772	3,168	9,910	3,030
18	福　井	6,259	1,763	6,471	1,551
19	山　梨	6,295	2,036	6,144	2,187
20	長　野	15,014	3,385	17,801	598
21	岐　阜	12,707	2,873	14,552	1,028
22	静　岡	20,987	8,751	28,623	1,115
23	愛　知	40,226	13,285	52,796	715
24	三　重	11,068	3,615	13,612	1,071
25	滋　賀	9,019	2,476	10,279	1,216
26	京　都	22,595	3,665	24,786	1,474
27	大　阪	65,221	20,365	67,263	18,323
28	兵　庫	39,206	12,912	53,747	-1,629
29	奈　良	10,338	2,764	13,747	-645
30	和　歌　山	8,665	2,150	8,496	2,319
31	鳥　取	4,827	1,743	5,665	905
32	島　根	5,689	1,758	7,885	-438
33	岡　山	17,755	4,015	18,781	2,989
34	広　島	20,911	8,144	26,284	2,771
35	山　口	11,109	7,666	16,585	2,190
36	徳　島	6,315	3,633	7,025	2,923
37	香　川	8,752	2,140	8,886	2,006
38	愛　媛	11,577	4,380	15,165	792
39	高　知	7,652	4,684	8,403	3,933
40	福　岡	43,217	17,626	49,713	11,130
41	佐　賀	6,280	3,796	9,187	889
42	長　崎	11,869	5,888	16,185	1,572
43	熊　本	16,172	7,423	19,053	4,542
44	大　分	11,777	2,447	11,720	2,504
45	宮　崎	8,902	3,374	11,762	514
46	鹿　児　島	15,475	7,084	16,769	5,790
47	沖　縄	9,506	3,739	10,002	3,243

出典：厚生労働省「令和3年医療施設（動態）調査」（2022年9月30日）、厚生労働省「平成29年度版厚生労働白書」を基に作成。

③ 1か月当たりの患者数（入院・外来）の年次別推移

　各年6月の一般病院・1病院当たりの患者数の推移をみると、2022年の入院患者数は総数平均で7,135人と前年を上回る結果となり、コロナ前の水準に近づいた。いずれの開設者においても昨年を上回っており、患者数の回復傾向が見られる。2022年の外来患者数も同様に、全ての開設者において前年から増加している。

　新型コロナウイルスによる一般患者の受診控えが解消されたことが、患者数の回復にも影響を及ぼしていると考えられる。

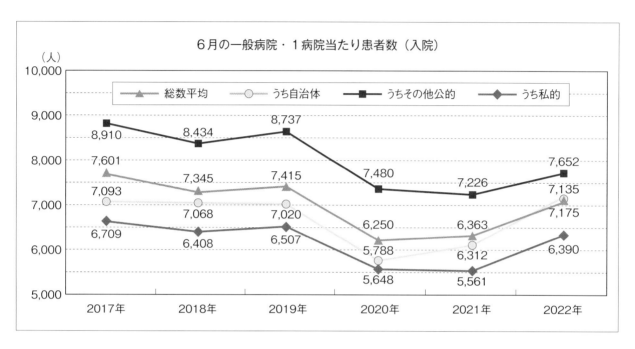

6月の一般病院・1病院当たり患者数（入院）

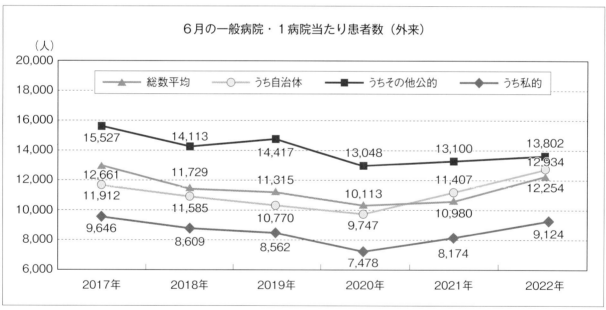

6月の一般病院・1病院当たり患者数（外来）

出典：（一社）全国公私病院連盟「令和3年病院経営実態調査報告」、「令和4年病院経営実態調査報告」を基に作成。

4 100床当たりの職員数

　一般病院における100床当たりの職員数は平均で156.5人、うち医師（非常勤を含む。）18.8人、看護師（准看護師及び非常勤を含む。）67.5人、その他70.2人となっている。

　病床規模別にみると、100床〜150床未満の規模が最も少なく、一部の例外を除いて病床規模が小さくなればなるほど職員数は減少し、また病床規模が大きくなればなるほど職員数は増加する傾向にある。

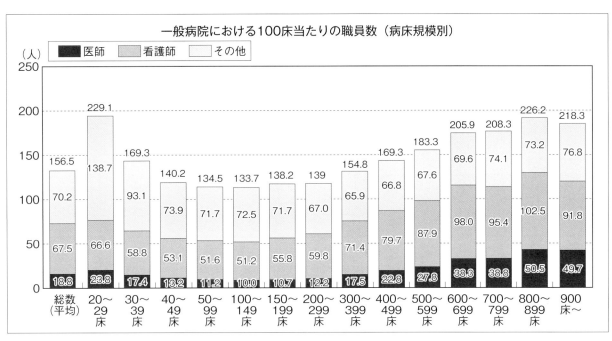

一般病院における100床当たりの職員数（病床規模別）

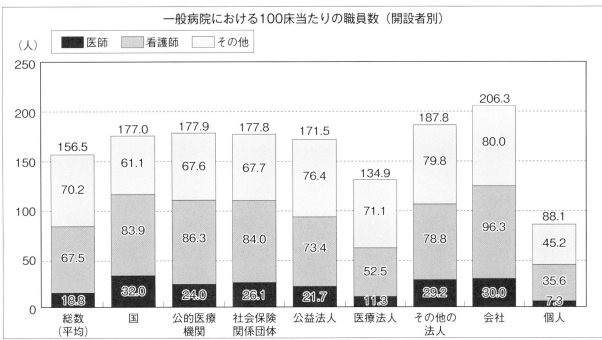

一般病院における100床当たりの職員数（開設者別）

出典：厚生労働省「令和2年医療施設（静態・動態）調査」（2022年4月27日）を基に作成。

【参考文献】
・厚生労働省「医療施設（動態）調査」、「医療施設（静態・動態）調査」（2009年〜2021年）
・厚生労働省「平成29年度版厚生労働白書」
・（一社）全国公私病院連盟「令和３年病院経営実態調査報告」、「令和４年病院経営実態調査報告」

第２部　データ編

1 総収支差額及び医業収支差額の状況

　総収支及び医業収支の推移をみると、総収支は2016年には地方公営企業会計基準の見直しによる影響がなくなり、以降2020年までマイナス幅が拡大傾向にある。特に2020年のマイナス幅は前年と比較して大幅に拡大したが、2022年は2019年と同程度の水準に戻った。医業収支も同様の傾向が見られる。

　以下では開設者別・病床規模別に総収支及び医業収支の直近5年間の推移をみていく。なお、本章で「病院経営実態調査報告」から引用している数値は、開設者別の数値は全病院、病床規模別の数値は一般病院に限った数値である。

(1) 総収支差額及び医業収支差額の年次別推移

　2022年6月の1床当たりの総収支差額を開設者別にみると、総数平均で▲137千円、うち自治体病院では▲270千円、その他公的病院では▲27千円、私的病院では▲33千円となっている。2020年、2021年と比較するといずれの開設者においても差額は持ち直している。

　医業収支差額は、総数平均で▲156千円、うち自治体病院が▲291千円、その他公的病院が▲48千円、私的病院が▲48千円であり、収支差額と同様に、2020年、2021年と比べ私的病院を除いては持ち直している。

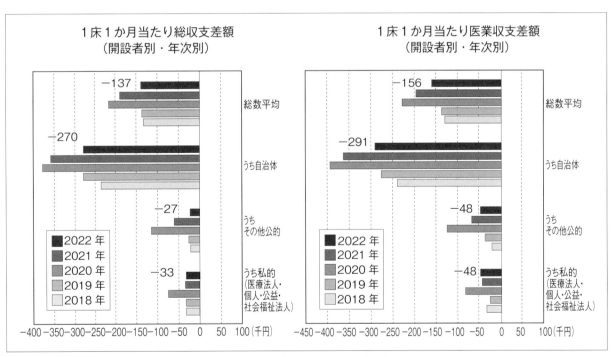

出典：（一社）全国公私病院連盟「令和4年病院経営実態調査報告」（2022年6月）を基に作成。

また、一般病院に限っても、2022年6月の1床当たり総収支差額は総数平均で▲131千円、医業収支差額も総数平均が▲151千円と、マイナス幅が2019年の水準に近くなっている。
　病床規模別でみると、総収支差額、医業収支差額はほとんどの病床規模で前年比よりはマイナス幅が減っているが、20～99床の一般病院は前年よりもマイナスとなっている。

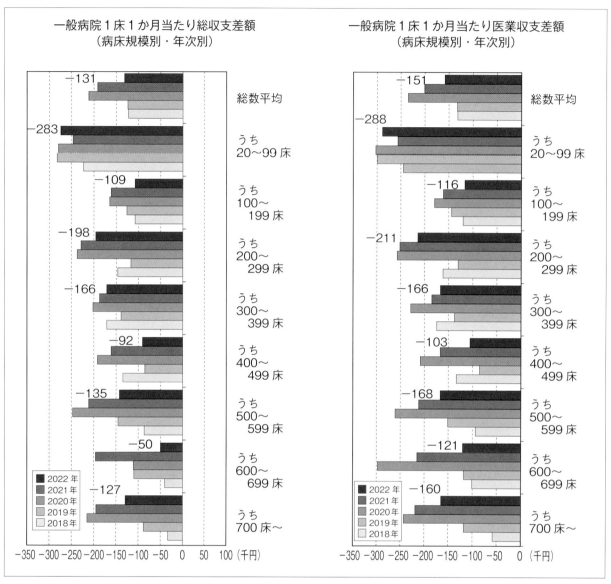

出典：（一社）全国公私病院連盟「令和4年病院経営実態調査報告」（2022年6月）を基に作成。

(2) 総収益及び総費用の年次別推移

　総収益及び総費用の推移をみると、2022年6月の1床1か月当たりの総収益は2,222千円と前年同月比6.8％増（うち医業収益は2,176千円、同6.7％増）となっている。近年の総収益は、2020年は大幅減であったが、2022年は直近5カ年で最高となった。また、総費用も2,359千円、同3.8％増（うち医業費用は2,332千円、同4.2％増）となり、増加している。また、医業収益に占める給与費の割合は2020年度に59％まで上昇したが、例年55％前後で推移している。

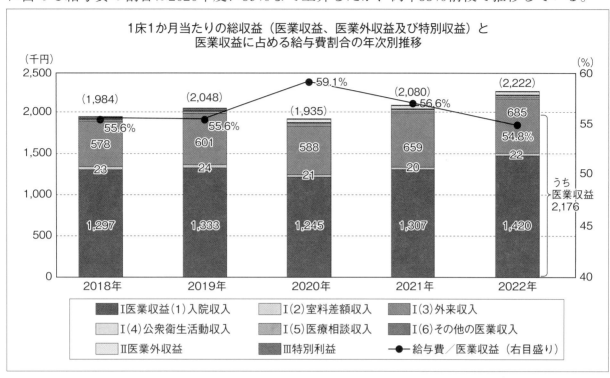

1床1か月当たりの総収益（医業収益、医業外収益及び特別収益）と
医業収益に占める給与費割合の年次別推移

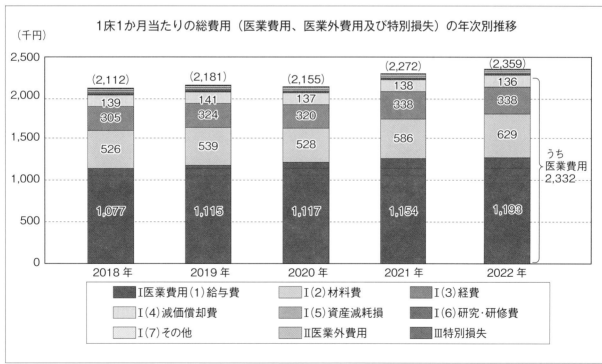

1床1か月当たりの総費用（医業費用、医業外費用及び特別損失）の年次別推移

出典：（一社）全国公私病院連盟「令和4年病院経営実態調査報告」（2022年6月）を基に作成。

（3）１床当たりの費用の年次別推移

　６月の１床当たりの費用は、増加傾向が続く中、2020年は微減に転じたが2021年以降は再増加傾向にあり、総数平均では2,359千円（前年同月比3.8％増）となっている。また、一般病院に限っても、100〜199床以外では同様の傾向が見受けられ、総数平均で2,439千円（前年同月比5.1％増）となっている。

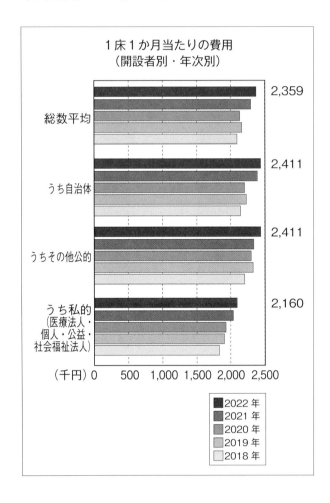

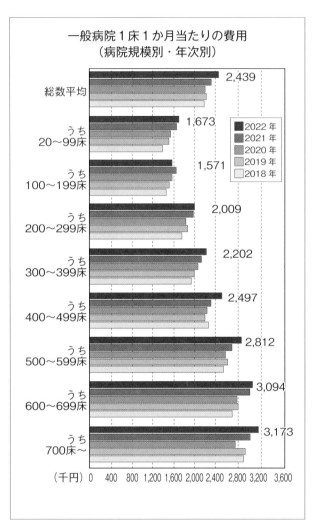

出典：（一社）全国公私病院連盟「令和４年病院経営実態調査報告」（2022年６月）を基に作成。

② 開設者別赤字病院の構成割合の年次別推移

2022年6月の総収支差額からみた赤字病院の構成割合（総数）は73.0%と前年同月に比べ3.9ポイント減少した。

開設者別にみると、自治体病院の割合が突出して高く、各年9割前後となっている。2022年は、前年と比較して赤字病院の割合が減少した。

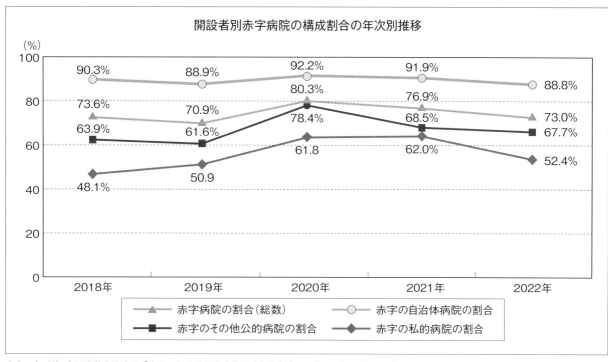

開設者別赤字病院の構成割合の年次別推移

出典：（一社）全国公私病院連盟「令和4年病院経営実態調査報告」（2022年6月）を基に作成。

③ 平均在院日数の年次別推移

2022年6月の一般病院における平均在院日数は、全ての開設者で減少し、総数平均では12.91日と前年同月比で0.7日減少した。

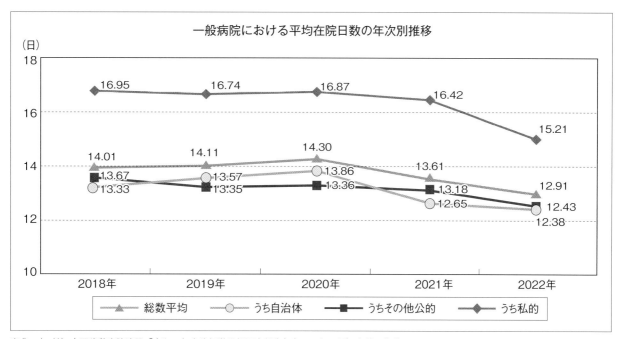

一般病院における平均在院日数の年次別推移

出典：（一社）全国公私病院連盟「令和4年病院経営分析調査報告」（2022年6月）を基に作成。

4 病床利用率の年次別推移

　一般病院における病床利用率は、全ての開設者で2020年に大幅に低下した。2022年6月総数平均でも、67.9%とやや復調したが低い傾向が続いている。

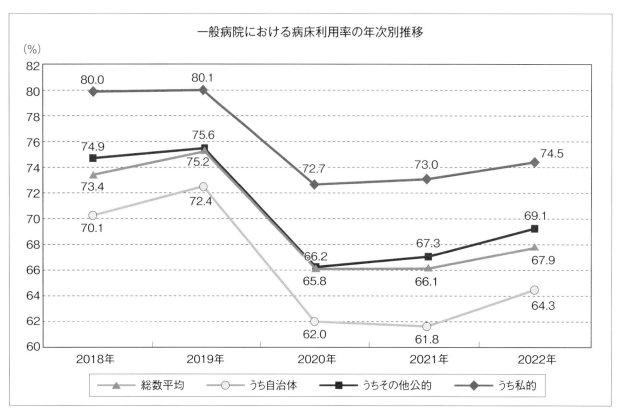

出典：（一社）全国公私病院連盟「令和4年病院概況調査報告」（2022年6月）を基に作成。

5 診療報酬及び薬価基準改定率の推移

　2022年度の薬価基準も含めた診療報酬合計は、▲0.94％となり、2016年以降、医療費の伸びを抑制するため、マイナスの改定率が続いている。診療報酬本体に限ってみると、伸び率は低下傾向にあるものの、2008年以降、8期にわたりプラス改定となっている。一方で、薬価基準（医療費ベース）は、一貫してマイナス改定が続いている。

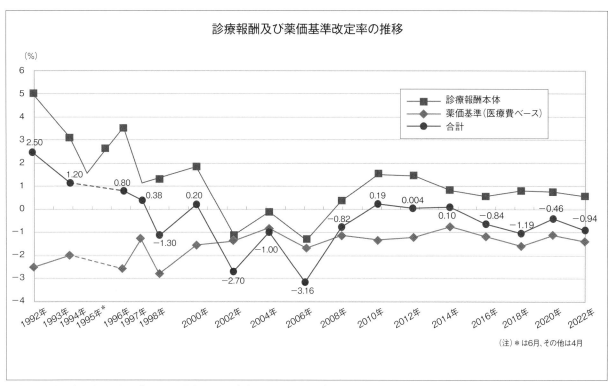

診療報酬及び薬価基準改定率の推移

（注）＊は6月、その他は4月

出典：厚生労働省保険局医療課「診療報酬改定について」（2021年12月17日）を基に作成。

6 医師1人当たり1日の診療収入（診療科別）

　医師1人当たり1日の診療収入は、総数平均で、DPC病院335千円、DPC以外の病院で395千円と両者ともに前年比増となった。DPC病院がDPC以外の病院を下回っている傾向は過去より継続されている。DPC病院とDPC以外の病院の収入を比較してみると、相対的にDPC病院の診療収入が多い科は、耳鼻咽喉科、外科、循環器内科、小児外科等である。なお、肛門外科の入院・外来（DPC以外）、婦人科の入院（DPC以外）、放射線科の入院（DPC以外）、麻酔科の入院（DPC以外）については、元データの該当施設数がないため、収入金額なしとして扱われている。

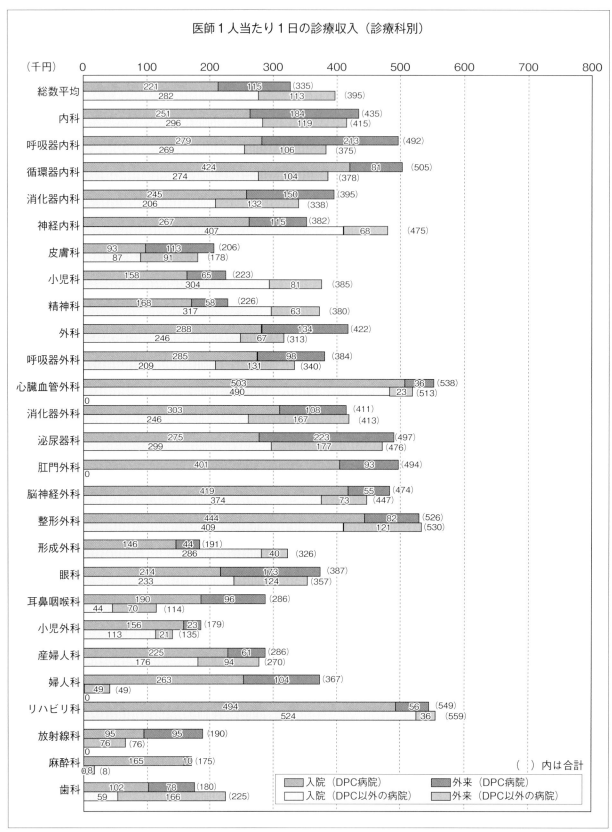

医師1人当たり1日の診療収入（診療科別）

（千円）

診療科	入院（DPC病院）	外来（DPC病院）	合計	入院（DPC以外の病院）	外来（DPC以外の病院）	合計
総数平均	221	115	(335)	282	113	(395)
内科	251	184	(435)	296	119	(415)
呼吸器内科	279	213	(492)	269	106	(375)
循環器内科	424	81	(505)	274	104	(378)
消化器内科	245	150	(395)	206	132	(338)
神経内科	267	115	(382)	407	68	(475)
皮膚科	93	113	(206)	87	91	(178)
小児科	158	65	(223)	304	81	(385)
精神科	168	58	(226)	317	63	(380)
外科	288	134	(422)	246	67	(313)
呼吸器外科	285	98	(384)	209	131	(340)
心臓血管外科	503	36	(538)	490	23	(513)
消化器外科	303	108	(411)	246	167	(413)
泌尿器科	275	223	(497)	299	177	(476)
肛門外科	401	93	(494)	0		
脳神経外科	419	55	(474)	374	73	(447)
整形外科	444	82	(526)	409	121	(530)
形成外科	146	44	(191)	286	40	(326)
眼科	214	173	(387)	233	124	(357)
耳鼻咽喉科	190	96	(286)	44	70	(114)
小児外科	156	23	(179)	113	21	(135)
産婦人科	225	61	(286)	176	94	(270)
婦人科	263	104	(367)	49	0	(49)
リハビリ科	494	56	(549)	524	36	(559)
放射線科	95	95	(190)	76	0	(76)
麻酔科	165	10	(175)	0.8		(8)
歯科	102	78	(180)	59	166	(225)

（　）内は合計

入院（DPC病院）　外来（DPC病院）　入院（DPC以外の病院）　外来（DPC以外の病院）

出典：（一社）全国公私病院連盟「令和4年病院経営分析調査報告」（2022年6月）を基に作成。

【参考文献】

・（一社）全国公私病院連盟「令和4年病院経営実態調査報告」（2022年6月）

・（一社）全国公私病院連盟「令和4年病院経営分析調査報告」（2022年6月）

・（一社）全国公私病院連盟「令和4年病院概況調査報告」（2022年6月）

・厚生労働省保険局医療課「診療報酬改定について」（2021年12月17日）

第2部　データ編

3 運営費動向

1 運営費（全体）

　病院運営に係る費用は、大別して人件費、材料費、経費、委託費及び減価償却費の５つに分けられる。以下、本節ではこれら５つの費用に関して、主に「病院経営管理指標」及び「病院経営実態調査報告」の２つの指標に基づき分析を行っていく。

　「病院経営管理指標」は年度末の決算状況を示しており、「病院経営実態調査報告」は各年における６月の１か月間のデータである。後者はより直近の状況を反映し、１か月間のデータによって１年間の経営状況を代表させている。よって分析については後者を主体に実施しつつ、前者を補足的な確認のために参照していただくことを想定している。

　なお、双方の指標に関して、調査対象の割合の違いから数字の傾向に違いがあることに留意されたい。前者の2022年度の調査対象は公的病院（自治体、社会保険関係団体、その他公的）が約59％、私的病院（医療法人）が約41％、後者の2022年６月の調査対象は公的病院（自治体立、その他公的）が約75％、私的病院（医療法人、個人、公益・社会福祉法人）が約25％となっている。

　まず、厚生労働省「令和４年度医療施設経営安定化推進事業 令和３年度病院経営管理指標」に基づき病床規模別に一般病院の収益性の各指標をみていく。なお、各指標は各費用を医業収益額で除算しているため、収益が低く赤字幅が大きい場合等に各比率が100％を超過する可能性もある。また、有効回答のみ集計していることに留意されたい。（出典元資料では、回答数が１団体のみの場合は指標の詳細を公表していない。）

　医療法人は、50床以上〜199床以下で人件費比率が６割近い一方で、400床以上では51.2％と低い。また、医薬品費比率は400床以上で高く、経費比率は99床以下で高い。自治体立病院は総じて人件費比率が高く、20床以上49床以下は９割を超え、医業収益と比較して人件費が非常に多いことがわかる。また材料費比率、委託比率も医療法人より高い。社会保険団体立の病院、その他公的病院では、病床規模が大きくなるほど人件費比率が下がる傾向にある。

（一般病院数）	医療法人						
	総数	20床以上49床以下	50床以上99床以下	100床以上199床以下	200床以上299床以下	300床以上399床以下	400床以上
	(197)	(28)	(61)	(50)	(32)	(13)	(13)
人件費比率	55.9%	53.1%	57.0%	57.8%	55.9%	54.0%	51.2%
材料費比率	18.3%	17.3%	17.0%	16.3%	20.3%	23.1%	25.1%
医薬品費比率	8.9%	11.1%	8.2%	7.0%	8.5%	11.5%	12.7%
経費比率	7.9%	9.3%	9.7%	7.0%	6.5%	5.4%	5.7%
委託費比率	6.1%	6.6%	5.9%	6.2%	6.0%	6.4%	5.6%
減価償却費比率	4.7%	4.6%	4.1%	4.6%	6.2%	5.0%	4.5%

（一般病院数）	自治体						
	総数	20床以上49床以下	50床以上99床以下	100床以上199床以下	200床以上299床以下	300床以上399床以下	400床以上
	(186)	(10)	(10)	(31)	(23)	(36)	(76)
人件費比率	65.1%	95.5%	88.9%	74.8%	65.2%	61.7%	55.5%
材料費比率	24.3%	20.0%	13.7%	18.1%	20.6%	23.6%	30.2%
医薬品費比率	14.1%	10.6%	7.7%	8.7%	11.6%	13.7%	18.5%
経費比率	6.0%	7.9%	12.0%	8.0%	6.1%	5.0%	4.5%
委託費比率	11.1%	13.0%	14.3%	12.2%	11.0%	11.5%	9.8%
減価償却費比率	8.6%	11.4%	10.7%	9.1%	8.2%	8.5%	8.0%

出典：厚生労働省「令和４年度医療施設経営安定化推進事業 令和３年度病院経営管理指標」

	社会保険関係団体						
	総数	20床以上 49床以下	50床以上 99床以下	100床以上 199床以下	200床以上 299床以下	300床以上 399床以下	400床以上
（一般病院数）	(25)	(0)	(0)	(8)	(4)	(4)	(9)
人件費比率	56.4%	0.0%	0.0%	60.5%	59.4%	54.9%	52.2%
材料費比率	23.6%	0.0%	0.0%	16.3%	23.0%	24.3%	30.1%
医薬品費比率	14.1%	0.0%	0.0%	9.4%	14.1%	14.8%	18.0%
経費比率	6.2%	0.0%	0.0%	6.5%	6.1%	9.8%	4.4%
委託費比率	9.2%	0.0%	0.0%	9.5%	10.7%	9.4%	8.1%
減価償却費比率	4.8%	0.0%	0.0%	5.5%	3.5%	5.2%	4.7%

	その他公的						
	総数	20床以上 49床以下"	50床以上 99床以下	100床以上 199床以下	200床以上 299床以下	300床以上 399床以下	400床以上
（一般病院数）	(78)	(0)	(0)	(10)	(11)	(19)	(38)
人件費比率	51.8%	0.0%	0.0%	57.0%	56.8%	52.6%	48.6%
材料費比率	27.2%	0.0%	0.0%	17.6%	21.5%	25.3%	32.4%
医薬品費比率	17.3%	0.0%	0.0%	11.9%	11.7%	16.1%	20.9%
経費比率	5.0%	0.0%	0.0%	6.4%	5.1%	5.6%	4.3%
委託費比率	6.9%	0.0%	0.0%	8.3%	7.2%	6.9%	6.5%
減価償却費比率	6.2%	0.0%	0.0%	6.4%	6.7%	5.9%	6.2%

　調査対象の病院数が多い医療法人と自治体立の病院については、黒字病院と赤字病院の比較を以下に示す。黒字病院と赤字病院では、人件費比率に大きく差があることが共通した傾向である。費用の多くを占める人件費比率の高低が、損益に大きく影響していることがわかる。

	医療法人		自治体	
	黒字病院	赤字病院	黒字病院	赤字病院
（一般病院数）	(99)	(98)	(10)	(176)
人件費比率	53.5%	58.2%	48.0%	66.1%
材料費比率	17.1%	19.5%	22.6%	24.2%
医薬品費比率	7.6%	10.1%	13.4%	14.1%
経費比率	7.3%	8.4%	3.9%	6.1%
委託費比率	5.5%	6.8%	7.7%	11.3%
減価償却費比率	4.3%	5.1%	7.2%	8.7%

※黒字病院：経常利益が黒字、赤字病院：経常利益が赤字
出典：厚生労働省「令和4年度医療施設経営安定化推進事業 令和3年度病院経営管理指標」

　次に、（一社）全国公私病院連盟「病院経営実態調査報告」（平成30年～令和4年）から開設者別に1床当たりの医業費用（実数）の年次推移をみると、総数平均では近年増加傾向にあるが、2020年のみ減少している。医業費用（実数）を開設者別にみると、自治体立病院、その他公的病院、私的病院では2022年が最も高くなっている。

【総数】
(単位:千円)

科　　目	総　数　平　均									
	2018年		2019年		2020年		2021年		2022年	
医業収益	1,941.0	100.0%	2,006.1	100.0%	1,889.6	100.0%	2,039.2	100.0%	2,176.2	100.0%
医業費用	2,071.9	106.7%	2,143.1	106.8%	2,124.8	112.4%	2,237.1	109.7%	2,332.3	107.2%
人件費（給与）	1,079.3	55.6%	1,114.5	55.6%	1,117.4	59.1%	1,153.9	56.6%	1,193.2	54.8%
材料費	525.7	27.1%	539.5	26.9%	528.4	28.0%	585.9	28.7%	628.5	28.9%
（1）薬品費	310.8	16.0%	324.3	16.2%	323.1	17.1%	355.7	17.4%	374.3	17.2%
（2）診療材料費	199.7	10.3%	198.7	9.9%	190.1	10.1%	214.4	10.5%	237.4	10.9%
（3）食事材料費	8.8	0.5%	8.8	0.4%	8.6	0.5%	8.3	0.4%	9.0	0.4%
（4）医療消耗備品費	6.4	0.3%	7.7	0.4%	6.7	0.4%	7.5	0.4%	7.8	0.4%
経費	144.1	7.4%	158.6	7.9%	152.8	8.1%	159.6	7.8%	168.0	7.7%
委託費	160.7	8.3%	165.7	8.3%	167.6	8.9%	178.4	8.8%	186.1	8.6%
減価償却費	139.3	7.2%	140.7	7.0%	136.7	7.2%	138.1	6.8%	136.0	6.2%
その他	22.9	1.2%	24.2	1.2%	21.9	1.2%	21.1	1.0%	20.4	0.9%
医業収支差額	-130.9	-6.7%	-137.0	-6.8%	-235.2	-12.4%	-197.9	-9.7%	-156.1	-7.2%
サンプル数	644		635		659		593		500	

【自治体病院】

(単位:千円)

科　　目	うち 自 治 体									
	2018年		2019年		2020年		2021年		2022年	
医業収益	1,857.3	100.0%	1,894.3	100.0%	1,753.4	100.0%	1,963.9	100.0%	2,085.6	100.0%
医業費用	2,098.3	113.0%	2,166.2	114.4%	2,147.9	122.5%	2,326.3	118.5%	2,376.6	113.9%
人件費（給与）	1,097.5	59.1%	1,127.1	59.5%	1,137.1	64.8%	1,200.4	61.1%	1,224.3	58.7%
材料費	510.9	27.5%	519.0	27.4%	506.0	28.9%	585.9	29.8%	603.5	28.9%
(1)薬品費	295.9	15.9%	310.2	16.4%	309.9	17.7%	350.5	17.8%	354.0	17.0%
(2)診療材料費	205.5	11.1%	199.8	10.5%	186.1	10.6%	226.0	11.5%	239.7	11.5%
(3)食事材料費	7.1	0.4%	6.5	0.3%	6.9	0.4%	6.4	0.3%	7.1	0.3%
(4)医療消耗備品費	2.3	0.1%	2.5	0.1%	3.0	0.2%	3.1	0.2%	2.7	0.1%
経費	123.9	6.7%	136.3	7.2%	132.8	7.6%	144.5	7.4%	150.1	7.2%
委託費	186.6	10.0%	198.9	10.5%	195.5	11.1%	208.2	10.6%	219.2	10.5%
減価償却費	160.4	8.6%	164.5	8.7%	157.6	9.0%	167.2	8.5%	161.0	7.7%
その他	19.0	1.0%	20.4	1.1%	19.0	1.1%	20.1	1.0%	18.5	0.9%
医業収支差額	-241.0	-13.0%	-271.9	-14.4%	-394.5	-22.5%	-362.4	-18.5%	-290.9	-13.9%
サンプル数	318		280		296		259		215	

【その他公的病院】

(単位:千円)

科　　目	う ち そ の 他 公 的									
	2018年		2019年		2020年		2021年		2022年	
医業収益	2,147.8	100.0%	2,236.6	100.0%	2,100.9	100.0%	2,204.2	100.0%	2,341.8	100.0%
医業費用	2,166.8	100.9%	2,275.0	101.7%	2,232.9	106.3%	2,271.0	103.0%	2,389.3	102.0%
人件費（給与）	1,096.5	51.1%	1,150.2	51.4%	1,127.7	53.7%	1,135.2	51.5%	1,176.6	50.2%
材料費	616.0	28.7%	641.3	28.7%	629.4	30.0%	664.2	30.1%	722.0	30.8%
(1)薬品費	386.7	18.0%	409.0	18.3%	409.3	19.5%	431.1	19.6%	457.4	19.5%
(2)診療材料費	210.0	9.8%	213.2	9.5%	201.4	9.6%	215.1	9.8%	243.7	10.4%
(3)食事材料費	11.1	0.5%	10.9	0.5%	10.0	0.5%	10.1	0.5%	11.2	0.5%
(4)医療消耗備品費	8.1	0.4%	8.1	0.4%	8.7	0.4%	7.9	0.4%	9.7	0.4%
経費	157.0	7.3%	163.9	7.3%	163.2	7.8%	165.1	7.5%	173.3	7.4%
委託費	143.0	6.7%	150.6	6.7%	154.8	7.4%	163.8	7.4%	170.6	7.3%
減価償却費	128.0	6.0%	138.5	6.2%	132.4	6.3%	119.2	5.4%	123.4	5.3%
その他	26.4	1.2%	30.5	1.4%	25.6	1.2%	23.5	1.1%	23.4	1.0%
医業収支差額	-19.0	-0.9%	-38.4	-1.7%	-132.1	-6.3%	-66.8	-3.0%	-47.6	-2.0%
サンプル数	191		190		190		168		161	

【私的病院】

(単位:千円)

科　　目	う ち 私 的 （医療法人・個人・公益・社会福祉法人）									
	2018年		2019年		2020年		2021年		2022年	
医業収益	1,783.4	100.0%	1,860.3	100.0%	1,832.8	100.0%	1,963.3	100.0%	2,095.7	100.0%
医業費用	1,816.5	101.9%	1,888.2	101.5%	1,910.3	104.2%	2,008.6	102.3%	2,144.0	102.3%
人件費（給与）	994.9	55.8%	1,033.0	55.5%	1,062.1	57.9%	1,085.2	55.3%	1,154.6	55.1%
材料費	395.6	22.2%	418.0	22.5%	415.8	22.7%	477.4	24.3%	527.5	25.2%
(1)薬品費	207.9	11.7%	217.5	11.7%	215.2	11.7%	261.6	13.3%	280.2	13.4%
(2)診療材料費	163.6	9.2%	173.4	9.3%	180.4	9.8%	190.0	9.7%	222.1	10.6%
(3)食事材料費	9.2	0.5%	9.8	0.5%	9.6	0.5%	9.9	0.5%	9.7	0.5%
(4)医療消耗備品費	14.8	0.8%	17.2	0.9%	10.7	0.6%	16.0	0.8%	15.5	0.7%
経費	176.4	9.9%	194.0	10.4%	176.6	9.6%	182.8	9.3%	197.4	9.4%
委託費	121.2	6.8%	124.2	6.7%	131.9	7.2%	138.4	7.0%	141.3	6.7%
減価償却費	101.3	5.7%	97.5	5.2%	101.9	5.6%	105.3	5.4%	103.5	4.9%
その他	27.1	1.5%	21.5	1.2%	22.0	1.2%	19.4	1.0%	19.7	0.9%
医業収支差額	-33.1	-1.9%	-27.8	-1.5%	-77.5	-4.2%	-45.3	-2.3%	-48.3	-2.3%
サンプル数	135		165		173		166		124	

注）上記の数値は集計した全病院（＝一般病院＋精神病院＋結核病院）の1床当たりの数値である。
出典：（一社）全国公私病院連盟「病院経営実態調査報告」（平成30年～令和4年）を基に作成。

※次頁以降で「病院経営実態調査報告」から引用している数値において、開設者別の数値は集計した全病院を対象とするものであるが、病床規模別の数値は一般病院に限った数値である点に留意されたい。

② 人件費

　医業収益に占める人件費比率を比較すると、開設者別では自治体立病院が特に高く、また、概ね比率は病床規模が大きくなるほど低くなる。（「病院経営管理指標」及び「病院経営実態調査報告」の両指標とも同じ傾向を示している。以下、両指標が同じ傾向を示す場合は特に断らない。）グラフの推移をみると、2021年は医業収益に占める人件費比率が59%を超えたが、医業収益と人件費がともに増えたため、2022年は、2020年までと近い55%前後の水準となった。1床1か月当たりの人件費はいずれの開設者においても増加傾向が見受けられる。

一般病院	総数	20床以上 49床以下	50床以上 99床以下	100床以上 199床以下	200床以上 299床以下	300床以上 399床以下	400床以上
医療法人 　　　　n=	55.9% (197)	53.1% (28)	57.0% (61)	57.8% (50)	55.9% (32)	54.0% (13)	51.2% (13)
自治体 　　　　n=	65.1% (186)	95.5% (10)	88.9% (10)	74.8% (31)	65.2% (23)	61.7% (36)	55.5% (76)
社会保険関係団体 　　　　n=	56.4% (25)	0.0% (0)	00.0% (0)	60.5% (8)	59.4% (4)	54.9% (4)	52.2% (9)
その他公的 　　　　n=	51.8% (78)	0.0% (0)	00.0% (0)	57.0% (10)	56.8% (11)	52.6% (19)	48.6% (38)

出典：厚生労働省「令和4年度医療施設経営安定化推進事業 令和3年度病院経営管理指標」

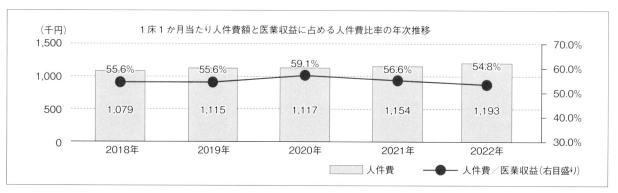

1床1か月当たり人件費額と医業収益に占める人件費比率の年次推移

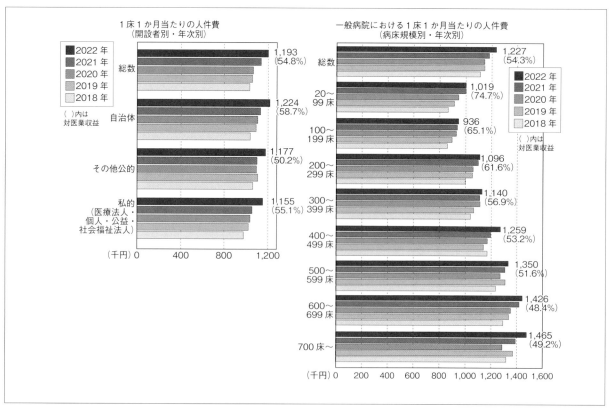

1床1か月当たりの人件費（開設者別・年次別）／一般病院における1床1か月当たりの人件費（病床規模別・年次別）

出典：（一社）全国公私病院連盟「病院経営実態調査報告」（平成30年～令和4年）を基に作成。

3 材料費

　以下は、開設者別及び病床規模別の材料費比率であるが、細かく３つの内訳（薬品費・診療材料費・食事材料費）についてもみていく。

一般病院	総数	20床以上 49床以下	50床以上 99床以下	100床以上 199床以下	200床以上 299床以下	300床以上 399床以下	400床以上
医療法人 n＝	18.3% （197）	17.3% （28）	17.0% （61）	16.3% （50）	20.3% （32）	23.1% （13）	25.1% （13）
自治体 n＝	24.3% （186）	20.0% （10）	13.7% （10）	18.1% （31）	20.6% （23）	23.6% （36）	30.2% （76）
社会保険関係団体 n＝	23.6% （25）	0.0% （0）	00.0% （0）	16.3% （8）	23.0% （4）	24.3% （4）	30.1% （9）
その他公的 n＝	27.2% （78）	0.0% （0）	00.0% （0）	17.6% （10）	21.5% （11）	25.3% （19）	32.4% （38）

出典：厚生労働省「令和４年度医療施設経営安定化推進事業 令和３年度病院経営管理指標」

　医業収益に占める材料費比率を比較すると、開設者別では私的病院が最も低い。病床規模別では、200床以上は材料費比率が２割を超え、199床以下と比べ高くなっている。医業収益に占める材料費比率の年次推移をみると、2020年以降上昇しており、2022年は28.9％まで上昇している。上昇要因は、2020年については医業収益の減少、2021年以降は医業収益の増加幅を材料費（実額）の増加が大きく上回ったことが考えられる。

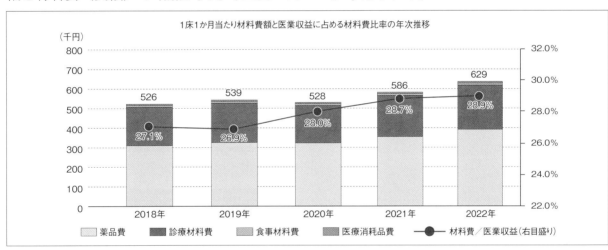

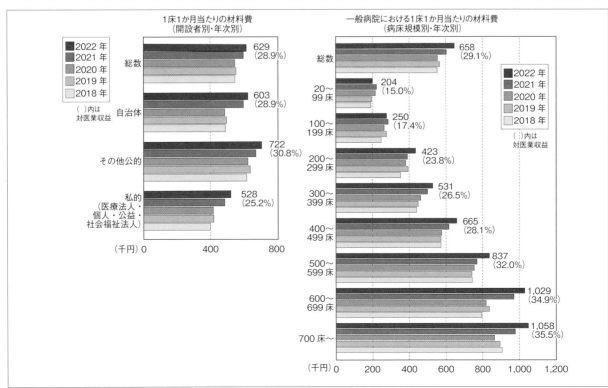

出典：（一社）全国公私病院連盟「病院経営実態調査報告」（平成30年〜令和４年）を基に作成。

（1）薬品費の年次推移

　1床1か月当たりの薬品費（実数）は概ね増加傾向にあり、開設者別にみると、その他公的病院において最も高く（457千円）、私的病院において最も低く（280千円）なっており、他の費用と比較して差があることがわかる。対医業収益比率の比較においても、その他公的病院と私的病院では、その他公的病院が上回り6.1ポイントの差がある。

　また、病床規模別にみると、対医業収益比率は病床規模が大きくなるにつれて高くなる傾向がある。特に500床以上の規模の病院の薬品費比率の高さが目立ち、これは近年の高額医薬品の承認との関係も推測される。

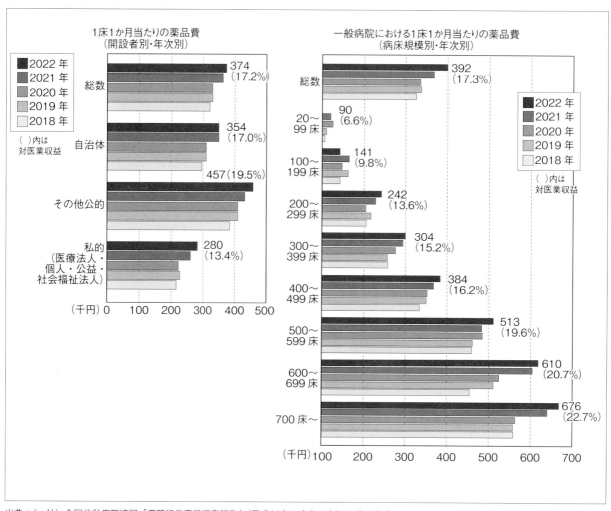

出典：（一社）全国公私病院連盟「病院経営実態調査報告」（平成30年〜令和4年）を基に作成。

（2）診療材料費の年次推移

　1床1か月当たりの診療材料費（実数）は、2018年から2019年にかけて、ほぼ同水準で推移していたが、2020年は大幅に減少し、2021年以降は増加している。対医業収益比率も上昇しており、2022年の対医業収益比率は10.9％に達した。開設者別にみると、診療材料費（実数）は私的病院が最も低い（222千円）。

　また、病床規模別にみると、対医業収益比率は概ね病床規模が大きくなるにつれて高くなる傾向がある。

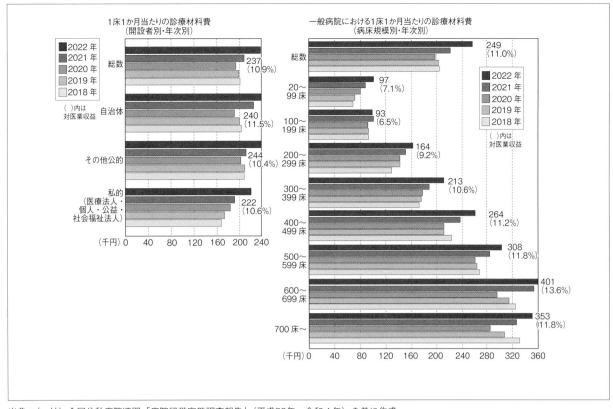

出典：（一社）全国公私病院連盟「病院経営実態調査報告」（平成30年〜令和４年）を基に作成。

（3）食事材料費の年次推移

　１床１か月当たりの食事材料費（実数）は、2020年と比較して総数ではほぼ変化がみられなかった。他の費用項目と比較すると金額規模が小さいため、対医業収益比率はほとんど変化がない結果となっている。

　病床規模別にみると、対医業収益比率に病床規模との明確な相関はみられない。

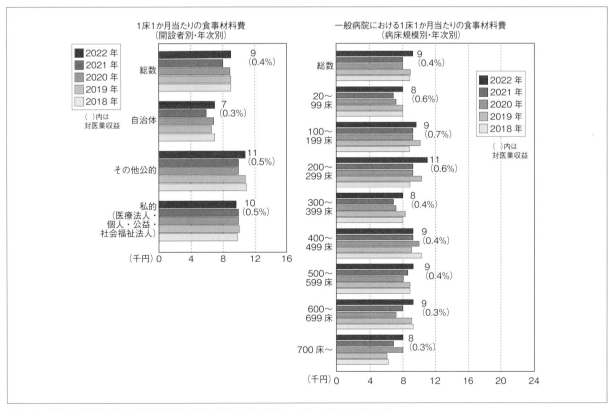

出典：（一社）全国公私病院連盟「病院経営実態調査報告」（平成30年〜令和４年）を基に作成。

4 経費

　「経費」は、回答する法人によって含まれる項目がさまざまであるため、一概にその趨勢を分析することは難しいが、ここでは委託費を除いた経費が医業収益に占める比率を比較する。開設者別では、医療法人（私的病院）が最も高く、また、概ね病床規模が大きくなるにつれて低くなる傾向がみられる。

　医業収益に占める経費比率の年次推移をみると、2018年以降は8％前後で推移しており、2022年は7.7％となっている。また、2022年の開設者別の経費（実数）では、全ての開設者で前年比で増加している。

一般病院	総数	20床以上 49床以下	50床以上 99床以下	100床以上 199床以下	200床以上 299床以下	300床以上 399床以下	400床以上
医療法人 　　　　n＝	7.9% (197)	9.3% (28)	9.7% (61)	7.0% (50)	6.5% (32)	5.4% (13)	5.7% (13)
自治体 　　　　n＝	6.0% (186)	7.9% (10)	12.0% (10)	8.0% (31)	6.1% (23)	5.0% (36)	4.5% (76)
社会保険関係団体 　　　　n＝	6.2% (25)	0.0% (0)	0.0% (0)	6.5% (8)	6.1% (4)	9.8% (4)	4.4% (9)
その他公的 　　　　n＝	5.0% (78)	0.0% (0)	0.0% (0)	6.4% (10)	5.1% (11)	5.6% (19)	4.3% (38)

出典：厚生労働省「令和4年度医療施設経営安定化推進事業 令和3年度病院経営管理指標」

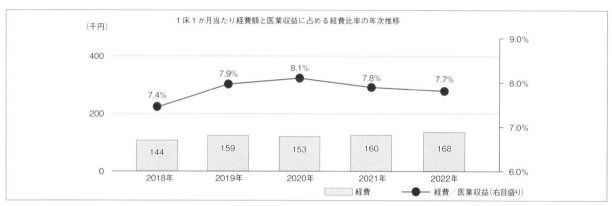

1床1か月当たり経費額と医業収益に占める経費比率の年次推移

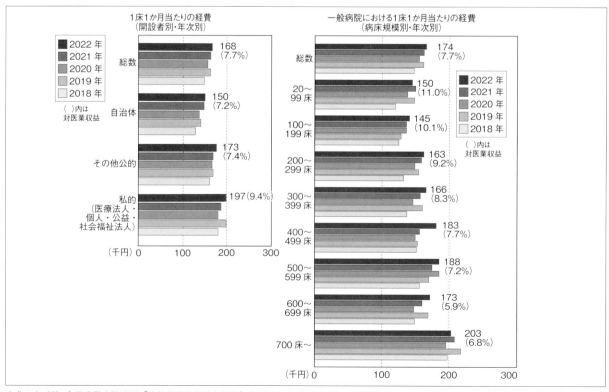

出典：（一社）全国公私病院連盟「病院経営実態調査報告」（平成30年～令和4年）を基に作成。

5 委託費

　委託費は施設の維持管理業務や医療関連サービス業務の委託に係る費用であり、医療関連サービス業務とは、医師や看護師が行う直接の医療サービスを提供するために必要な業務や医療サービスに密接に関連する業務をいう。以下は、維持管理業務及び医療関連サービス業務について主な内容を整理したものである。

	一般的な業務名	主な業務内容
維持管理業務	建築物保守点検	医療施設の建築物の点検、保守
	設備保守点検	医療施設の設備の点検、保守
	警備	医療施設の保安警備
医療関連サービス業務	検体検査※	衛生検査所等において、人体から排出または採取された検体について、微生物学的検査、血清学的検査、血液学的検査、寄生虫学的検査、病理学的検査、生化学的検査
	滅菌消毒※	滅菌センターまたは医療機関内において、医療機関で使用された医療用器具、手術衣等の繊維製品の滅菌消毒
	患者等給食※	医療機関に入院している患者、妊婦、産婦等に対して食事の提供、盛り付け、配膳、食器洗浄など
	患者搬送※	患者、妊婦、産婦等に対して医療機関相互間の搬送
	医療機器保守点検※	医療機関内において使用される医療機器（画像診断システム、生体現象計測・監視システム、治療用・施設用機器、理学療法用機器等）の保守点検
	医療用ガス供給設備保守点検※	医療の用に供するガスの供給装置（配管端末器、ホースアセンブリ、警報の表示盤、送気配管等）の保守点検
	寝具類洗濯※	医療機関に入院している患者、妊婦、産婦等が使用した寝具類（布団、毛布、シーツ、枕、病衣等）の洗濯、乾燥、消毒
	院内清掃※	医師等の業務の用に供される施設、または、患者の入院の用に供される施設の清掃
	医療廃棄物処理	医療機関等から排出される感染性廃棄物の回収、運搬、中間処理、最終処理
	医療事務	医療機関の外来受付、診療録管理、診療報酬請求、医事会計などの業務または、これらの業務に係わる要員の養成・研修
	院内情報コンピュータ・システム	医療機関のコンピュータ・システム（財務会計、給与計算、医事会計、電子カルテ、健診・検診、栄養補給、物品管理など）の開発、導入及び運用・メンテナンス
	医療情報サービス	医療機関に対して診療、検査、医薬品等に関する情報提供サービス、または、患者等に対して医療機関の情報提供
	院内物品管理	医療機関で使用される物品（医薬品、診療材料、医療消耗器具備品、一般消耗品等）の発注、在庫管理、病棟への搬送など
	医業経営コンサルティング	医療機関等に対して、医療機関開設に係わる指導・支援、医療圏の市場調査・分析、財務や税務に関する指導・相談、その他医療機関の運営に係わる指導を一定期間、継続的に行う
	在宅酸素供給装置保守点検※	在宅酸素療法における酸素供給装置の保守点検
	在宅医療サポート	CAPD（連続携行式自己腹膜透析療法）、HIT（在宅輸液療法）、人工呼吸器療法等の在宅医療（在宅酸素療法を除く）の支援を行うサービス（調剤、薬剤配送、機器の保守点検等）

※医療法第15条の3（第1項、第2項）において、厚生労働省令で定める基準に適合するものに委託をしなければならないと定められている業務。
　（一財）医療関連サービス振興会では、同振興会が定める基準を満たしている者（事業者）に対し、医療関連サービスマークを認定している。
出典：（一財）医療関連サービス振興会「令和3年度医療関連サービス実態調査報告書」（2022年3月）を基に作成。

（1）委託費の年次推移

　医業収益に占める委託費比率を比較すると、開設者別では自治体立病院が特に高い。

　医業収益に占める委託費比率の年次推移をみると、2019年までは横ばいであり、2020年に8.9％まで上昇した後、2022年は8.6％と、2019年以前に近づいている。開設者別にみてみると、全ての開設者で委託費額が増加している。

一般病院	総数	20床以上 49床以下	50床以上 99床以下	100床以上 199床以下	200床以上 299床以下	300床以上 399床以下	400床以上
医療法人 n＝	6.1% (197)	6.6% (28)	5.9% (61)	6.2% (50)	6.0% (32)	6.4% (13)	5.6% (13)
自治体 n＝	11.1% (186)	13.0% (10)	14.3% (10)	12.2% (31)	11.0% (23)	11.5% (36)	9.8% (76)
社会保険関係団体 n＝	9.2% (25)	0.0% (0)	0.0% (0)	9.5% (8)	10.7% (4)	9.4% (4)	8.1% (9)
その他公的 n＝	6.9% (78)	0.0% (0)	0.0% (0)	8.3% (10)	7.2% (11)	6.9% (19)	6.5% (38)

出典：厚生労働省「令和４年度医療施設経営安定化推進事業 令和３年度病院経営管理指標」

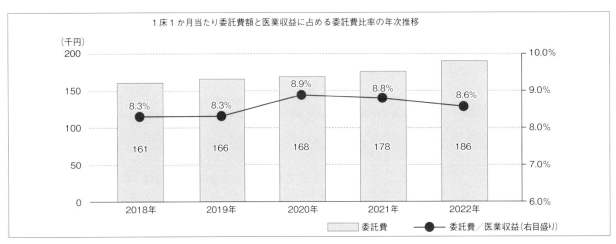

１床１か月当たり委託費額と医業収益に占める委託費比率の年次推移

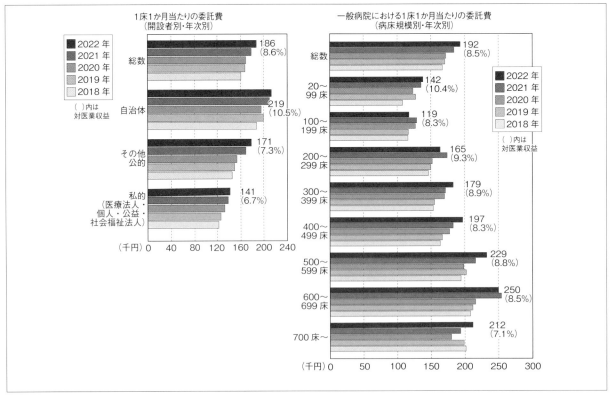

出典：（一社）全国公私病院連盟「病院経営実態調査報告」（平成30年～令和４年）を基に作成。

（2）医療関連サービス業務の委託率の年次推移

　医療関連サービス業務の委託率の年次推移をみると、多くの業務で、前回調査時（2018年度）を上回っている。特に2000年から2021年にかけて、医療用ガス供給設備保守点検、医療機器保守点検、患者等給食、院内情報コンピュータ・システム、院内物品管理、滅菌・消毒の委託率の上昇が目立つ。特に患者等給食及び院内情報コンピュータ・システムが急激に上昇しており、21年間にそれぞれ約28ポイントと約26ポイント委託率が上昇している。なお、在宅酸素供給装置保守点検及び在宅医療サポートについては、病院によっては該当患者が存在しない場合があり、在宅酸素供給装置保守点検の対象患者「有」と回答した病院における委託率は87.2％（2021年、ｎ＝533）、在宅医療サポートの対象患者「有」と回答した病院における委託率は61.8％（2021年、ｎ＝249）となっている。

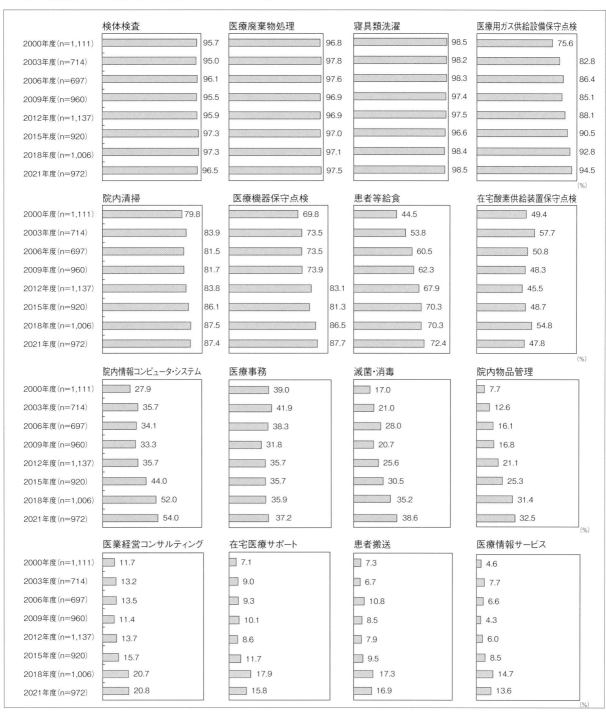

出典：（一財）医療関連サービス振興会「令和３年度医療関連サービス実態調査報告書」（2022年３月）を基に作成。

（3）現状の委託率からみた各業務の成熟度と今後の動向

　2000年から2021年までの21年間をみると、多くの業務において委託率が上昇しているが、既に70%を超えて推移している「寝具類洗濯」、「医療廃棄物処理」、「検体検査」、「医療用ガス供給設備保守点検」、「医療機器保守点検」、「院内清掃」、「在宅酸素供給装置保守点検」、「患者等給食」は、サービスとして成熟期に入り、今後の大きな伸びは期待できない。前回調査時（2018年）と比べて委託率が上昇し、成長期にあるものとしては「院内情報コンピュータ・システム」（前回52.0%）、「滅菌消毒」（前回35.2%）、「医療事務」（前回35.9%）、「院内物品管理」（前回31.4%）、「医業経営コンサルティング」（前回20.7%）がある。なお、在宅酸素供給装置保守点検及び在宅医療サポートについては、該当患者の有無により、全体では委託率が低いが対象患者「有」の病院においてその委託率は上昇している。また、導入期にある「医療情報サービス」は、2015年調査時から2018年調査時に大幅に委託率が上昇しており（8.5%から14.7%）、今回は若干委託率が下がったものの、サービスとして急激な成長の過程にあるといえる。

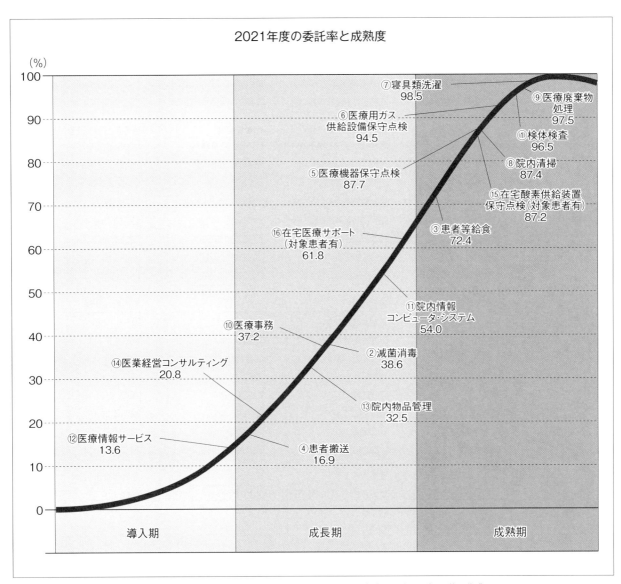

出典：（一財）医療関連サービス振興会「令和3年度医療関連サービス実態調査報告書」（2022年3月）を基に作成。

6 減価償却費

　医業収益に占める減価償却費比率を比較すると、開設者別には私的が最も低い。医業収益に占める減価償却費比率の年次推移をみてみると、7％前後で推移してきたが、2022年は近年で最も低い6.2％であった。また、病床規模別にみると、減価償却費（実額）は病床規模が大きくなるにつれ増加する傾向はあるものの、減価償却費比率と病床規模との間に明確な相関はみられない。

一般病院	総数	20床以上 49床以下	50床以上 99床以下	100床以上 199床以下	200床以上 299床以下	300床以上 399床以下	400床以上
医療法人 n＝	4.7% (197)	4.6% (28)	4.1% (61)	4.6% (50)	6.2% (32)	5.0% (13)	4.5% (13)
自治体 n＝	8.6% (186)	11.4% (10)	10.7% (10)	9.1% (31)	8.2% (23)	8.5% (36)	8.0% (76)
社会保険関係団体 n＝	4.8% (25)	0.0% (0)	0.0% (0)	5.5% (8)	3.5% (4)	5.2% (4)	4.7% (9)
その他公的 n＝	6.2% (78)	0.0% (0)	0.0% (0)	6.4% (10)	6.7% (11)	5.9% (19)	6.2% (38)

出典：厚生労働省「令和4年度医療施設経営安定化推進事業 令和3年度病院経営管理指標」

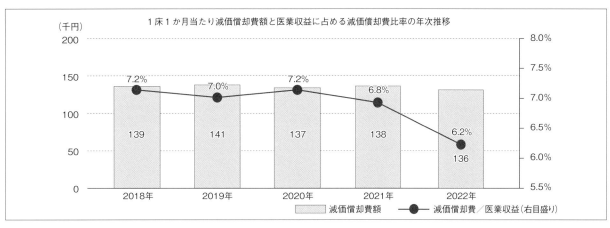

1床1か月当たり減価償却費額と医業収益に占める減価償却費比率の年次推移

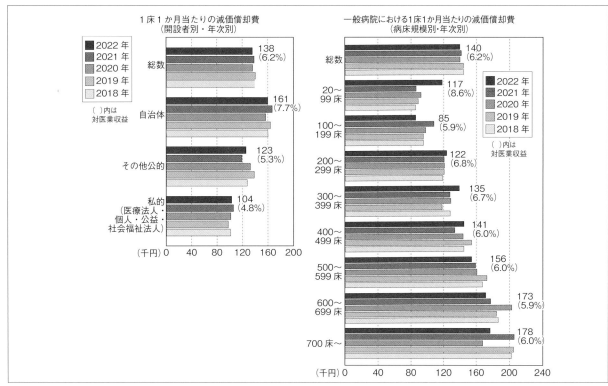

1床1か月当たりの減価償却費（開設者別・年次別）

一般病院における1床1か月当たりの減価償却費（病床規模別・年次別）

出典：（一社）全国公私病院連盟「病院経営実態調査報告」（平成30年～令和4年）を基に作成。

【参考文献】

・厚生労働省「令和4年度医療施設経営安定化推進事業 令和3年度病院経営管理指標」
・（一社）全国公私病院連盟「病院経営実態調査報告」（平成30年〜令和4年）
・（一財）医療関連サービス振興会「令和3年度医療関連サービス実態調査報告書」（2022年3月）

第2部　データ編

4 建設投資動向及び資金調達動向

1 建設費比較

　2022年度における国・自治体立及び私的病院・診療所を含めた全体の１㎡当たりの平均建設単価は、355（千円／㎡）であり、これまでで最も高い値となっている。また国・自治体立病院・診療所、私的病院・診療所それぞれの平均建設単価についても、いずれも過去最高となっている。

　一般に、国・自治体立の病院・診療所に比べ、私的病院・診療所に分類される民間の病院・診療所は、建設費が低いと言われている。両者は、病院の規模や医療機能、備える設備、構造などが大きく異なることから単純に比較することはできないが、限界があることを前提とした上で比較してみると、私的病院・診療所の１㎡当たりの平均建設単価は、国・自治体立の病院・診療所の約73.5％となっている。

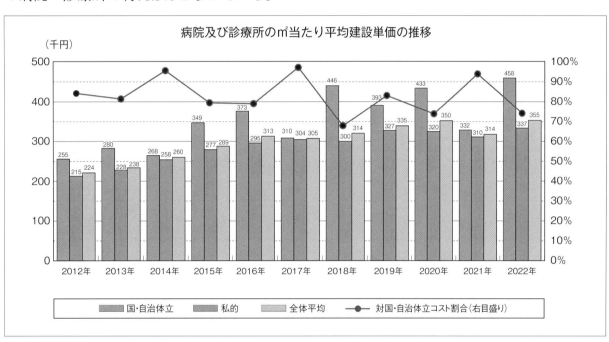

病院及び診療所の㎡当たり平均建設単価の推移

■ 2022年度の開設者別・㎡当たり平均建設単価とコスト割合

開設者	サンプル数（n）	平均建設単価（千円/㎡）	コスト割合
国・自治体立	53	458	100.0%
私的	1,674	337	73.5%
合計（サンプル数）、全体平均（平均建設単価）	1,727	355	－

（注１）上記の前提となる建設費には、病院のほかに診療所の単価も含むこと、また、国・自治体立と、私的における病院と診療所のサンプル数が異なることから、参考の際は留意されたい。
（注２）表中の値は、端数処理の関係で、同表中の他の欄に記載された数値を用いて計算した結果とは一致しない場合がある。
出典：国土交通省「建築着工統計調査（年度次）」（2012年度～ 2022年度版）を基に作成。

　また、国土交通省の「建築着工統計調査」（開設者の別なし）で2017年度以降の足元の動きをみると、工事予定単価（工事費予定額を床面積で除して算出。実際の工事費単価よりも低めに現れる傾向がある）の水準は、2021年頃までは上下を繰り返しながらも産業用建築物計は概ね横ばい、病院・診療所は緩やかな上昇傾向となっている。

　2022年に入ると、床面積（需要）は特段増加していないにもかかわらず単価が上昇しており、その上昇幅も大きくなっている。労務単価の引き上げや資材高騰などが影響している可能性が考えられる。

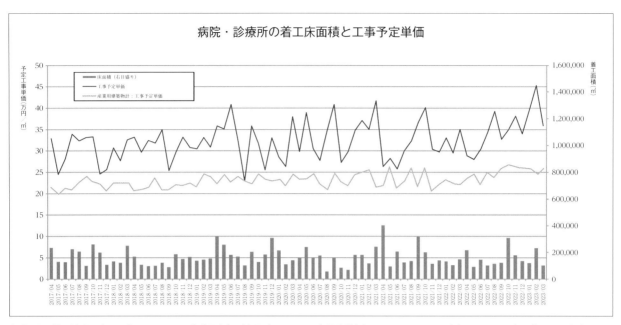

病院・診療所の着工床面積と工事予定単価

（注）建築着工統計調査で調査されている工事費予定額（上記グラフでは工事予定単価）は、あくまでも予定額であって工事が着工から完成までに
　　　要した実際の工事費ではなく、一般にこの種の統計は低めに現れる傾向を持っている。
出典：国土交通省「建築着工統計調査（月報）」（2017年４月～2023年３月分）を基に作成。

　これまで国・自治体立病院の建設単価が私的病院に比べて高めであったことから、独立行政法人国立病院機構や総務省は、以下のような対策を講じてきた。

　国立病院については、独立行政法人国立病院機構が「病院建築標準仕様指針（2005年３月）」を定め、国立病院の基準として１㎡当たり250 ～ 300千円を示した。

　また、自治体病院については、総務省が2008年12月26日付で公表した「公立病院に関する財政措置の改正要綱のポイント」において、2009年度基本設計分から、病院建物の建築単価が１㎡当たり300千円を上回る部分を、普通交付税措置対象となる病院事業債の対象から除外することとした。

2 固定資産額及び資本生産性

（1）固定資産額

　1床当たりの有形固定資産額を開設者別に比較すると、自治体病院が最も高く、私的病院が最も低い。

　また、一般病院に限った上で病床規模別にみると、概ね病床規模が大きくなるにつれて高くなる傾向にある。

　過年度と比較すると、開設者別・病院規模別ともそれぞれの内訳により多少異なる傾向がみられるものの、全体としてはやや減少傾向である。

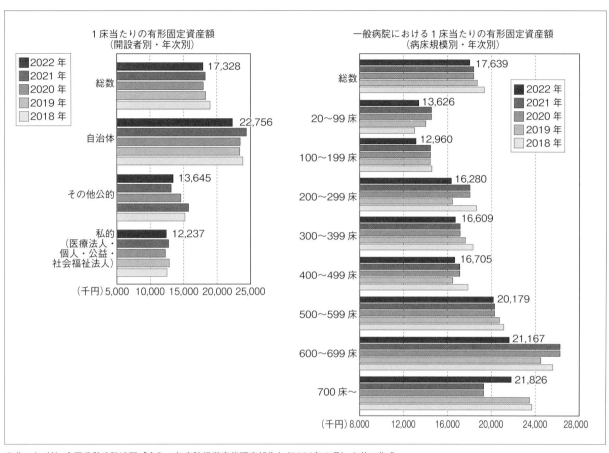

出典：（一社）全国公私病院連盟「令和4年病院経営実態調査報告」（2022年6月）を基に作成。

(2) 資本生産性

　病院施設の１床当たりの資本生産性の推移をみると、開設者別にはその他公的病院及び私的病院が高く、自治体病院は低い。

　また、一般病院に限った上で病床規模別にみると、規模による違いはほとんどみられないが、2022年は400～499床での資本生産性が最も高くなっている。

　いずれも過年度と比較すると概ね高い値となっている。

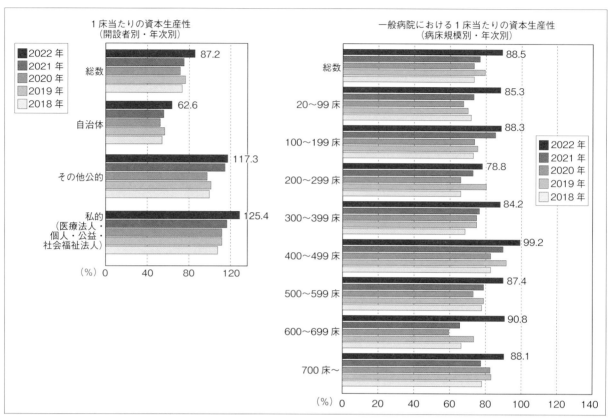

出典：（一社）全国公私病院連盟「令和４年病院経営実態調査報告」（2022年６月）を基に作成。

※資本生産性とは生産性を測る一指標で、投下した資本に対して生み出される付加価値の割合を示す。（一社）全国公私病院連盟・（一社）日本病院会「病院経営実態調査報告」による定義では、12か月分の付加価値額を有形固定資産額で除したもの。付加価値額は、収益の合計から、費用の合計、給与費、賃借料、租税公課、減価償却費及び支払利息を除いた額となる。以上の定義を計算式で表すと、次のとおり。

・資本生産性 ＝ $\dfrac{付加価値額 \times 12か月}{有形固定資産額}$

・付加価値額 ＝ 収益合計 －（費用合計 － 給与費 － 賃借料 － 租税公課 － 減価償却費 － 支払利息）

③ 資金調達手法

　病院施設においては、医療機器や建物の増改築等、設備投資のために資金需要が発生し、補助金等が手当されない分については、医療機関が独自に資金調達を行う必要が生じる。

【国内銀行等の医療・福祉向け貸出金の推移】

・貸出金残高

　日本銀行による貸出先別貸出金「医療・福祉」のうち「医療・保健衛生」をみると、国内銀行、信用金庫、その他金融機関の合計貸出金残高は2020年に大きく増加したのち、2021年以降も少しずつ減少しているものの高い水準のまま推移している。

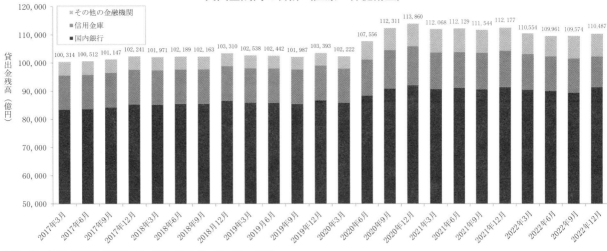

貸出金残高の合計（医療・保健衛生）

出典：日本銀行「貸出先別貸出金」（2017年3月〜2022年12月）

　以下の表からも同様の傾向が読み取れる。貸出金残高の合計及び各貸出先について前年同期と比較すると、2020年6月期から概ね5期程度は前年同期を上回る状態が続いた後、2021年9月期頃からはやや下回る状態が続いているものの、依然として高水準で推移している。特にその他の金融機関は2020年6月期から5期連続で前年同期を大幅に上回る状態となり、2022年も前年と比較すると落ち着いているものの高い水準が続いている。

　ただし、貸出金残高のうち約6割を占める設備資金残高の合計は、2018年以降減少傾向が続いており、2022年12月期は6兆2,419億円となっている。設備資金残高の推移は貸出先により異なり、国内銀行は2018年以降横ばいで推移していたものが2021年からやや減少に転じている。一方信用金庫は2020年3月期から減少が続いたものの、2022年6月期以降は再び横ばいで推移している。またその他の金融機関は2018年から一貫して減少が続いており、特に2020年に大幅に減少した後、ペースは落ち着いているもののその後も引き続き減少が続いている。

金融機関別貸出金残高の推移

（単位：億円）

		合計		国内銀行		信用金庫		その他の金融機関	
			うち設備資金	貸出金残高	うち設備資金	貸出金残高	うち設備資金	貸出金残高	うち設備資金
2018年	3月	101,971	65,155	85,129	54,462	12,231	7,791	4,611	2,902
	6月	102,189	65,506	85,412	54,836	12,239	7,839	4,538	2,831
	9月	102,163	65,335	85,444	54,730	12,249	7,826	4,470	2,779
	12月	103,310	65,282	86,517	54,682	12,311	7,823	4,482	2,777
2019年	3月	102,538	65,493	85,833	54,908	12,231	7,824	4,474	2,761
	6月	102,427	65,370	85,719	54,808	12,253	7,828	4,455	2,734
	9月	101,972	65,048	85,351	54,572	12,254	7,796	4,367	2,680
	12月	103,378	65,149	86,632	54,670	12,382	7,819	4,364	2,660
2020年	3月	102,222	65,006	85,769	54,695	12,142	7,677	4,311	2,634
	6月	107,556	64,734	88,314	54,714	12,789	7,598	6,453	2,422
	9月	112,311	64,419	90,807	54,656	13,612	7,532	7,892	2,231
	12月	113,860	64,291	91,985	54,630	13,815	7,499	8,060	2,162
2021年	3月	112,068	63,592	90,286	54,097	13,729	7,408	8,053	2,087
	6月	112,129	63,145	90,295	53,743	13,761	7,355	8,073	2,047
	9月	111,544	62,866	89,824	53,476	13,658	7,350	8,062	2,040
	12月	112,177	62,877	90,532	53,515	13,657	7,358	7,988	2,004
2022年	3月	110,554	62,621	89,093	53,281	13,530	7,370	7,931	1,970
	6月	109,961	62,486	88,587	53,122	13,442	7,342	7,932	2,022
	9月	109,574	62,478	88,270	53,122	13,448	7,358	7,856	1,998
	12月	110,487	62,419	89,125	53,054	13,588	7,390	7,774	1,975

出典：日本銀行「貸出先別貸出金」（2018年3月〜2022年12月）

・設備資金新規貸出額

　各年の年合計は、2018年以降年々減少していたが、2022年に増加に転じた。相対的に落ち込み幅の大きかった信用金庫及びその他金融機関が、それぞれ2021年、2022年に増加に転じている。一方、国内銀行は2018年9月期に大幅に落ち込んで以降、相対的に減少スピードは緩やかであるものの2022年も減少傾向が続いている。

金融機関別 設備資金新規貸出額の推移

（単位：億円）

		国内銀行	信用金庫	その他の金融機関
2018年	3月	4,282	321	115
	6月	4,151	431	97
	9月	2,466	326	89
	12月	2,633	328	131
2019年	3月	3,405	334	122
	6月	2,776	316	87
	9月	2,817	328	81
	12月	2,708	323	89
2020年	3月	3,351	292	143
	6月	2,730	228	59
	9月	2,856	260	66
	12月	2,523	222	42
2021年	3月	3,318	269	50
	6月	2,569	222	46
	9月	2,764	324	101
	12月	2,619	221	47
2022年	3月	3,110	350	70
	6月	2,899	363	132
	9月	2,760	311	62
	12月	2,397	297	71

出典：日本銀行「貸出先別貸出金」（2017年3月〜2022年12月）を基に作成。

【独立行政法人福祉医療機構の福祉医療貸付事業】

　独立行政法人福祉医療機構では、「福祉貸付事業」「医療貸付事業」として、特別養護老人ホーム、社会福祉施設、病院や診療所、介護老人保健施設や介護医療院を整備する際に必要となる建築資金などを、長期・固定・低利で融資するとともに、突発的な資金不足に対応するための運転資金等の融資メニューを提供している。

　同機構の2018年度から2021年度までの貸付実績をみると、下記のとおり、新型コロナウイルスの流行が始まった2020年度には、福祉貸付、医療貸付ともに、運営に係る長期運転資金や経営資金の貸付契約件数・金額及び貸付残高が大幅に増加し、深刻な影響があったことを示している。なお、2021年度も貸付残高は件数・金額とも依然増加しているものの、貸付契約については、整備に係る貸付が2020年度以前の水準まで回復しつつあるほか、運営に係る長期運転資金や経営資金については、前年度と比較すると件数・金額とも減少している。

（単位：千円）

独立行政法人福祉医療機構 貸付契約実績	2018 年度		2019 年度		2020 年度		2021 年度	
	件数	金額	件数	金額	件数	金額	件数	金額
福祉貸付	811	162,441,900	796	131,318,000	8,594	443,158,500	7,841	362,382,700
うち設置・整備資金	722	155,762,200	694	123,521,100	693	145,608,700	566	125,708,100
うち建築資金	69	5,617,800	77	6,356,500	71	5,327,400	66	6,053,000
うち設備備品整備資金	2	10,300	0	0	2	16,900	4	100,500
うち経営資金	1	4,000	5	229,400	7,811	290,692,000	7,182	228,654,100
医療貸付	67	49,358,000	106	122,705,500	19,447	1,283,272,800	4,241	315,090,000
うち新築資金	31	13,497,000	37	18,351,000	22	6,685,000	25	15,448,000
うち増改築資金	33	35,782,000	58	103,909,500	38	64,826,400	34	85,790,000
うち機械購入資金	2	75,000	3	62,000	1	1,800	1	30,000
うち長期運転資金	1	4,000	8	383,000	19,386	1,211,759,600	4,181	213,822,000

（単位：千円）

独立行政法人福祉医療機構 貸付残高実績	2018 年度		2019 年度		2020 年度		2021 年度	
	件数	金額	件数	金額	件数	金額	件数	金額
福祉貸付	17,349	2,101,412,487	17,234	2,082,489,401	24,979	2,377,441,676	31,775	2,584,380,153
うち設置・整備資金	15,434	1,996,658,318	15,281	1,977,702,137	15,202	1,983,806,427	14,861	1,966,807,408
うち建築資金	1,493	78,515,468	1,524	78,940,799	1,539	78,054,355	1,543	77,757,398
うち設備備品整備資金	22	117,814	18	91,852	16	87,278	17	168,935
うち経営資金	44	773,818	48	894,727	7,848	290,797,003	14,972	514,905,649
医療貸付	4,613	1,344,522,557	4,118	1,329,921,586	23,095	2,496,432,543	26,711	2,676,325,786
うち新築資金	2,012	434,606,339	1,870	408,829,066	1,725	373,435,919	1,613	348,141,996
うち増改築資金	1,972	894,493,196	1,763	909,597,759	1,602	906,207,737	1,455	923,713,512
うち機械購入資金	118	1,159,428	85	945,916	61	780,002	45	732,059
うち長期運転資金	500	10,814,223	390	7,350,794	19,699	1,213,052,173	23,590	1,400,979,306

貸付残高の推移

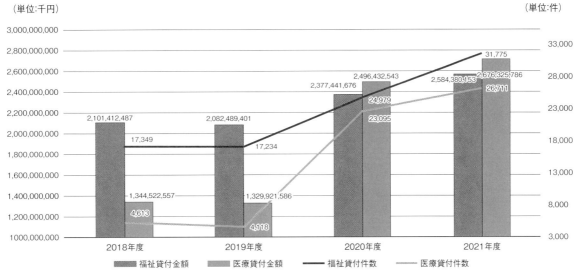

出典：独立行政法人福祉医療機構「業務統計」（2018年～2021年）を基に作成。

4 1床当たり支払利息額の年次別推移

　医業収益に占める金利負担率は、開設者別にみると自治体病院が特に高いが、病床規模による明確な違いはみられなかった。

　1床1か月当たり支払利息額（実数）の総数は、2018年以降減少しているが、開設者による違いが顕著であり、2022年でみると、最も高い自治体病院では15千円となるが、最も低いその他公的病院では4千円と自治体病院の4分の1程度となっている。

　また、一般病院に限った上で、病床規模別に1床1か月当たりの支払利息額をみると、概ね病床規模が大きくなるにつれ、支払利息額も増加する傾向がみられるが、700床以上での支払利息額は2020年以降極端に低くなっている。

■ 開設主体・病床規模別金利負担率

一般病院	総数	20床以上49床以下	50床以上99床以下	100床以上199床以下	200床以上299床以下	300床以上399床以下	400床以上
医療法人 n＝	0.5% (197)	0.4% (28)	0.5% (61)	0.5% (50)	0.6% (32)	0.4% (13)	0.5% (13)
自治体 n＝	0.8% (186)	1.0% (10)	0.7% (10)	0.9% (31)	0.9% (23)	0.9% (36)	0.8% (76)
社会保険関係団体 n＝	0.1% (25)	— (0)	— (0)	0.0% (8)	0.0% (4)	0.0% (4)	0.1% (9)
その他公的 n＝	0.2% (80)	— (1)	— (1)	0.4% (10)	0.1% (11)	0.3% (19)	0.1% (38)

出典：厚生労働省「令和3年度病院経営管理指標」

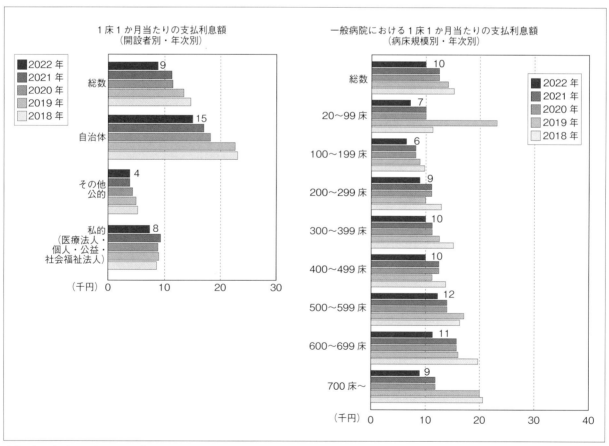

1床1か月当たりの支払利息額
（開設者別・年次別）

一般病院における1床1か月当たりの支払利息額
（病床規模別・年次別）

出典：（一社）全国公私病院連盟「令和4年病院経営実態調査報告」（2022年6月）を基に作成。

第2部　データ編

【参考文献】

・国土交通省「建築着工統計調査（年度次）」（2012年度〜 2022年度）
・国土交通省「建築着工統計調査（月報)」（2017年 4 月〜 2023年 3 月）
・(一社) 全国公私病院連盟「令和 4 年病院経営実態調査報告」（2022年 6 月）
・日本銀行「貸出先別貸出金」（2017年 3 月〜 2022年12月）
・独立行政法人福祉医療機構「業務統計」（2018年〜 2021年）
・厚生労働省「令和 3 年度病院経営管理指標」

5 医師・看護師の確保

　人口の減少、医療ニーズの多様化や医師の偏在などを背景として、医療機関における医療従事者の確保が困難な状況の中、質の高い医療提供体制を構築・確保するために、医療従事者が健康で安心して働くことができるよう、近年、国は勤務環境の整備に注力している。医療従事者の負担軽減や医師の働き方改革が、2022年の診療報酬改定において大きな方針の1つに位置づけられたことからもわかるように、多様で柔軟な働き方ができる環境を早急に実現し、医療人材を確保することは医療分野の喫緊の課題である。

　本節では、医師・看護師数をはじめ現状をデータで明らかにするとともに、近年の医療従事者の勤務環境に関する大きなトピックとして、主に医師の働き方改革に関する動きに触れる。

1 医師数の現状

　下記のグラフのとおり、医師の総数は年々増加傾向にあり、2020年には1965年の3.1倍にまで増加している。

　診療科別の医師数の推移を示したのが次頁である。小児科については1996年から2008年まで減少し、以降横ばいが続き、2014年から2016年にかけて再び減少し、その後横ばいである。産婦人科は2006年頃に下げ止まり、回復傾向が続いている。麻酔科はほぼ一貫して増加傾向が続いており、2014年には産婦人科の数を初めて上回った。

(1) 医師数の年次推移

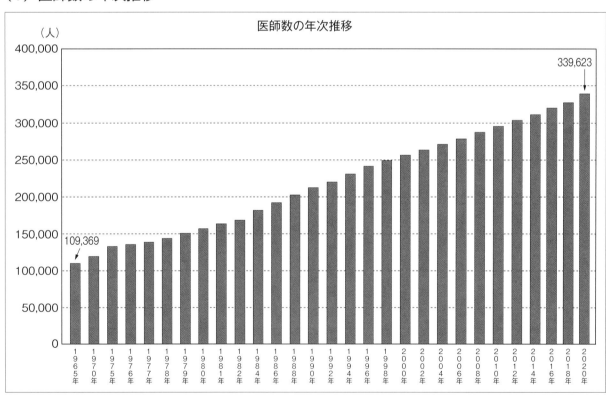

出典：厚生労働省「医師・歯科医師・薬剤師調査」（1996年～2020年）を基に作成。

（2）医師数の年次推移（診療科別）

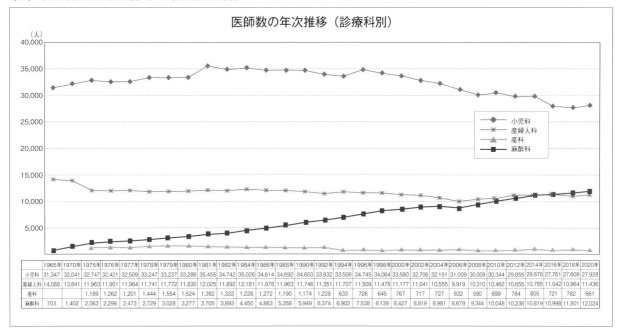

	1965年	1970年	1975年	1976年	1977年	1978年	1979年	1980年	1981年	1982年	1984年	1986年	1988年	1990年	1992年	1994年	1996年	1998年	2000年	2002年	2004年	2006年	2008年	2010年	2012年	2014年	2016年	2018年	2020年
小児科	31,347	32,041	32,747	32,421	32,509	33,247	33,237	33,286	35,455	34,742	35,026	34,614	34,692	34,603	33,832	33,506	34,745	34,064	33,580	32,706	32,151	31,009	30,009	30,344	29,855	29,878	27,761	27,608	27,928
産婦人科	14,088	13,841	11,963	11,901	11,964	11,741	11,772	11,830	12,025	11,892	12,181	11,978	11,963	11,746	11,351	11,707	11,509	11,478	11,177	11,041	10,555	9,919	10,310	10,462	10,655	10,785	11,042	10,964	11,436
産科			1,189	1,262	1,201	1,444	1,554	1,524	1,392	1,333	1,228	1,272	1,190	1,174	1,228	633	726	645	767	717	727	832	590	699	784	805	721	782	661
麻酔科	703	1,402	2,063	2,298	2,473	2,729	3,028	3,277	3,705	3,893	4,450	4,883	5,358	5,949	6,374	6,902	7,538	8,139	8,427	8,819	8,981	8,679	9,344	10,048	10,238	10,819	10,998	11,501	12,024

（注）診療科は複数回答（2つ以上の診療科に従事している場合、各々の科に重複計上）
出典：厚生労働省「医師・歯科医師・薬剤師調査」（1996年〜2020年）を基に作成。

（3）小児科、産婦人科、産科を標ぼうする施設数の推移

　小児科、産婦人科を標ぼうする施設数は減少傾向にある。産科は2011年を境に増加に転じていたが、2015年以降は横ばい傾向となっている。1997年から2020年にかけて、小児科施設は1,271施設（▲約34％）、産婦人科施設は830施設（▲約43％）減少している。一方、産科施設は32施設（約19％）増加している。

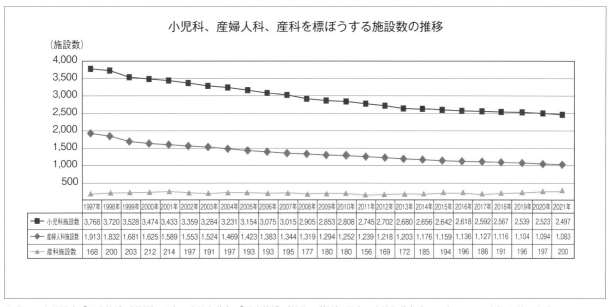

	1997年	1998年	1999年	2000年	2001年	2002年	2003年	2004年	2005年	2006年	2007年	2008年	2009年	2010年	2011年	2012年	2013年	2014年	2015年	2016年	2017年	2018年	2019年	2020年	2021年
小児科施設数	3,768	3,720	3,528	3,474	3,433	3,359	3,284	3,231	3,154	3,075	3,015	2,905	2,853	2,808	2,745	2,702	2,680	2,656	2,642	2,618	2,592	2,567	2,539	2,523	2,497
産婦人科施設数	1,913	1,832	1,681	1,625	1,589	1,553	1,524	1,469	1,423	1,383	1,344	1,319	1,294	1,252	1,239	1,218	1,203	1,176	1,159	1,136	1,127	1,116	1,104	1,094	1,083
産科施設数	168	200	203	212	214	197	191	197	193	193	195	177	180	180	156	169	172	185	194	196	186	191	196	197	200

出典：厚生労働省「医療施設（動態）調査・病院報告」、「医療施設（静態・動態）調査・病院報告」（1997年〜2021年）を基に作成。

（4）医師数の年次推移（施設別）

　近年、各施設の従事者はいずれも緩やかな増加傾向にある。病院の勤務医数が医師数全体に占める割合は約6割となっている。

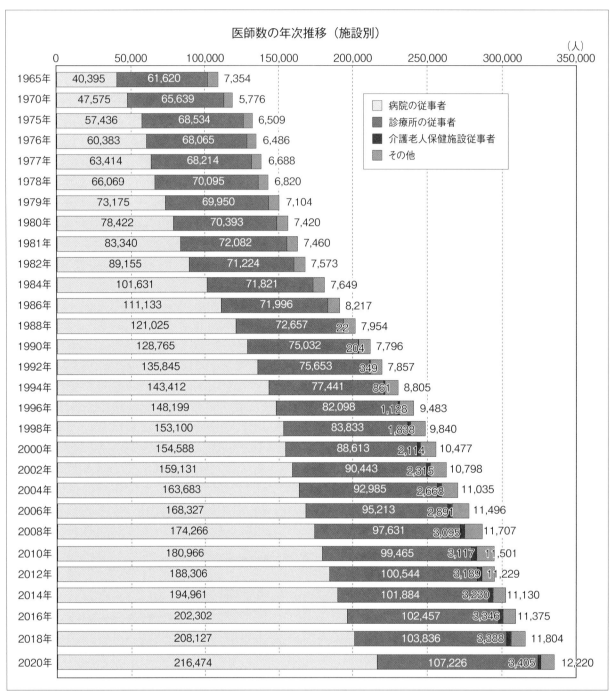

医師数の年次推移（施設別）

年	病院の従事者	診療所の従事者	介護老人保健施設従事者	その他
1965年	40,395	61,620		7,354
1970年	47,575	65,639		5,776
1975年	57,436	68,534		6,509
1976年	60,383	68,065		6,486
1977年	63,414	68,214		6,688
1978年	66,069	70,095		6,820
1979年	73,175	69,950		7,104
1980年	78,422	70,393		7,420
1981年	83,340	72,082		7,460
1982年	89,155	71,224		7,573
1984年	101,631	71,821		7,649
1986年	111,133	71,996		8,217
1988年	121,025	72,657	22	7,954
1990年	128,765	75,032	204	7,796
1992年	135,845	75,653	349	7,857
1994年	143,412	77,441	861	8,805
1996年	148,199	82,098	1,128	9,483
1998年	153,100	83,833	1,838	9,840
2000年	154,588	88,613	2,114	10,477
2002年	159,131	90,443	2,315	10,798
2004年	163,683	92,985	2,668	11,035
2006年	168,327	95,213	2,891	11,496
2008年	174,266	97,631	3,095	11,707
2010年	180,966	99,465	3,117	11,501
2012年	188,306	100,544	3,189	11,229
2014年	194,961	101,884	3,230	11,130
2016年	202,302	102,457	3,346	11,375
2018年	208,127	103,836	3,388	11,804
2020年	216,474	107,226	3,405	12,220

出典：厚生労働省「令和2年医師・歯科医師・薬剤師調査」（2022年3月17日）を基に作成。

（5）医療施設に従事する女性医師の割合（主な診療科別）

　診療科ごとに、総数に占める女性医師の割合をみてみると、皮膚科、眼科、産婦人科、産科、婦人科、麻酔科などにおいて、女性医師の割合が比較的高くなっている。

診療科	男性（人）	女性（人）	総数（人）	女性医師の割合（％）
内科	74,907	16,335	91,242	17.9
呼吸器内科	11,563	2,278	13,841	16.5
循環器内科	20,279	2,625	22,904	11.5
消化器内科（胃腸内科）	26,217	3,990	30,207	13.2
脳神経内科	6,344	1,538	7,882	19.5
糖尿病内科（代謝内科）	7,277	2,855	10,132	28.2
皮膚科	9,007	5,617	14,624	38.4
小児科	20,023	7,905	27,928	28.3
精神科	13,791	4,246	18,037	23.5
心療内科	4,656	1,218	5,874	20.7
外科	22,665	1,588	24,353	6.5
呼吸器外科	2,315	232	2,547	9.1
心臓血管外科	3,483	240	3,723	6.4
消化器外科（胃腸外科）	8,470	604	9,074	6.7
泌尿器科	8,307	680	8,987	7.6
脳神経外科	7,484	506	7,990	6.3
整形外科	24,448	1,525	25,973	5.9
形成外科	2,726	1,218	3,944	30.9
眼科	8,452	5,364	13,816	38.8
耳鼻いんこう科	7,642	2,189	9,831	22.3
小児外科	1,049	227	1,276	17.8
産婦人科	6,899	4,537	11,436	39.7
産科	406	255	661	38.6
婦人科	1,523	977	2,500	39.1
放射線科	7,357	1,981	9,338	21.2
麻酔科	7,536	4,488	12,024	37.3

（注）診療科は主たる診療科（複数の診療科に従事している場合、主として従事している診療科とする。）
出典：厚生労働省「令和2年医師・歯科医師・薬剤師調査」（2022年3月17日）を基に作成。

（6）都道府県（政令指定都市・中核市）別人口10万人当たり従事医師数（2020年）

　人口10万人当たりの医師数をみると、全国平均は256.6人となっており、主に東北地方、関東地方、中部地方に全国平均を下回る県が多くなっている。2015年の人口10万人当たり従事医師数データにおいては、全国平均を下回る都道府県は14県であったのに対し、2020年は22県と増加している。なお、同医師数が全国平均よりも低い都道府県を色付けしている。

■ 地域別人口10万人当たり従事医師数（県・政令指定都市・中核市）

都道府県	人口10万人当たりの従事医師数（県）	政令指定都市中核市	人口10万人当たりの従事医師数（市内）	県全体との差（単位:倍）	都道府県	人口10万人当たりの従事医師数（県）	政令指定都市中核市	人口10万人当たりの従事医師数（市内）	県全体との差（単位:倍）
北海道	251.3	札幌市	336.5	1.3	三重県	231.6	—	—	—
		旭川市	399.3	1.6	滋賀県	236.3	大津市	371.2	1.6
		函館市	316.6	1.3	京都府	332.6	京都市	435.8	1.3
青森県	212.5	青森市	233.3	1.1	大阪府	285.7	大阪市	340.6	1.2
		八戸市	237.2	1.1			堺市	239.1	0.8
岩手県	207.3	盛岡市	260.9	1.3			高槻市	431.8	1.5
宮城県	246.3	仙台市	341.4	1.4			東大阪市	186.3	0.7
秋田県	242.6	秋田市	391.3	1.6			豊中市	206.4	0.7
山形県	229.2	山形市	260.6	1.1			枚方市	310.6	1.1
福島県	205.7	郡山市	260.6	1.3			八尾市	196.9	0.7
		いわき市	136.1	0.7			寝屋川市	167.6	0.6
		福島市	399.0	1.9			吹田市	588.5	2.1
茨城県	193.8	—	—	—	兵庫県	266.1	神戸市	329.3	1.2
栃木県	236.9	宇都宮市	209.3	0.9			姫路市	238.6	0.9
群馬県	233.8	前橋市	447.4	1.9			西宮市	343.3	1.3
		高崎市	222.3	1.0			尼崎市	289.4	1.1
埼玉県	177.8	さいたま市	195.9	1.1			明石市	256.9	1.0
		川越市	259.5	1.5	奈良県	277.1	奈良市	291.6	1.1
		越谷市	245.0	1.4	和歌山県	307.8	和歌山市	446.6	1.5
		川口市	148.2	0.8	鳥取県	314.8	鳥取市	280.2	0.9
千葉県	205.8	千葉市	288.4	1.4	島根県	297.1	松江市	285.3	1.0
		船橋市	150.4	0.7	岡山県	320.1	岡山市	431.8	1.3
		柏市	270.1	1.3			倉敷市	383.3	1.2
東京都	320.9	東京都区部	367.8	1.1	広島県	267.1	広島市	313.2	1.2
		八王子市	193.7	0.6			呉市	350.1	1.3
神奈川県	223.0	横浜市	233.8	1.0			福山市	327.1	1.2
		川崎市	239.2	1.1	山口県	260.1	下関市	265.8	1.0
		横須賀市	223.7	1.0	徳島県	338.4	—	—	—
		相模原市	230.5	1.0	香川県	290.0	高松市	289.1	1.0
新潟県	204.3	新潟市	282.7	1.4	愛媛県	276.7	松山市	310.5	1.1
富山県	261.5	富山市	343.0	1.3	高知県	322.0	高知市	378.5	1.2
石川県	291.6	金沢市	392.9	1.3	福岡県	309.9	北九州市	350.1	1.1
福井県	257.9	福井市	363.3	1.4			福岡市	377.5	1.2
山梨県	250.1	甲府市	359.2	1.4			久留米市	567.4	1.8
長野県	243.8	長野市	255.7	1.0	佐賀県	290.3	—	—	—
岐阜県	224.5	岐阜市	414.6	1.8	長崎県	319.1	長崎市	469.3	1.5
静岡県	219.4	静岡市	252.5	1.2			佐世保市	287.4	0.9
		浜松市	283.0	1.3	熊本県	297.0	熊本市	428.2	1.4
愛知県	224.4	名古屋市	312.8	1.4	大分県	287.1	大分市	266.6	0.9
		豊橋市	203.5	0.9	宮崎県	255.5	宮崎市	377.7	1.5
		豊田市	131.7	0.6	鹿児島県	283.6	鹿児島市	439.5	1.5
		岡崎市	157.5	0.7	沖縄県	257.2	那覇市	249.4	1.0
					全国平均	256.6	—	—	—

出典：厚生労働省「令和2年医師・歯科医師・薬剤師調査」（2022年3月17日）を基に作成。

(7) 医師の偏在指標

医師の偏在の状況をみるうえでは、人口10万人対医師数では十分ではないことから、厚生労働省の医師需給分科会は、各都道府県に対し医師確保計画を通じた医師偏在対策を求めている。具体的には、国は三次医療圏・二次医療圏ごとに、医師の偏在の状況を全国ベースで客観的に示すべく、地域ごとの医療ニーズや人口構成、医師の性別・年齢構成等を踏まえた医師偏在指標の算出式を提示している。この算出式に基づき計算した各都道府県の医師偏在指数を以下に示す。医師偏在指標の値は、上位の一定の割合を医師多数区域、下位の一定の割合を医師少数区域として国が提示している。

● 医師偏在指標で考慮すべき「5要素」
- 医師需要（ニーズ）及び将来の人口・人口構成の変化
- 患者の流出入等
- へき地等の地理的条件
- 医師の性別・年齢分布
- 医師偏在の種別（区域、診療科、入院／外来）

● 医師偏在指標の算出式

$$医師偏在指標 = \frac{標準化医師数（※1）}{地域の人口 \div 10万 \times 地域標準化受療率比（※2）}$$

※1
$$標準化医師数 = \Sigma 性年齢階級別医師数 \times \frac{性年齢階級別平均労働時間}{全医師の平均労働時間}$$

※2
地域の標準化受療率比＝地域の期待受療率（※3）÷全国の期待受療率

※3
$$地域の期待受療率 = \frac{\Sigma（全国の性年齢階級別受療率 \times 地域の性年齢階級別人口）}{地域の人口}$$

■ 各都道府県の医師偏在指標

地域	医師偏在指標
北 海 道	224.7
青　　森	173.6
岩　　手	172.7
宮　　城	234.9
秋　　田	186.3
山　　形	191.8
福　　島	179.5
茨　　城	180.3
栃　　木	215.3
群　　馬	210.9
埼　　玉	177.1
千　　葉	197.3
東　　京	332.8
神 奈 川	230.9
新　　潟	172.7
富　　山	220.9

地域	医師偏在指標
石　　川	272.2
福　　井	233.7
山　　梨	224.9
長　　野	202.5
岐　　阜	206.6
静　　岡	194.5
愛　　知	224.9
三　　重	211.2
滋　　賀	244.8
京　　都	314.4
大　　阪	275.2
兵　　庫	244.4
奈　　良	242.3
和 歌 山	260.3
鳥　　取	256.0
島　　根	238.7

地域	医師偏在指標
岡　　山	283.2
広　　島	241.4
山　　口	216.2
徳　　島	272.2
香　　川	251.9
愛　　媛	233.1
高　　知	256.4
福　　岡	300.1
佐　　賀	259.7
長　　崎	263.7
熊　　本	255.5
大　　分	242.8
宮　　崎	210.6
鹿 児 島	234.1
沖　　縄	276.0

地域	医師偏在指標
全　　国	239.8

出典：厚生労働省「医療従事者の需給に関する検討会 医師需給分科会 第4次中間とりまとめ」、「医師偏在指標（暫定）」（2019年3月29日）及び「第35回医師需給分科会」（2020年8月31日）を基に作成。

（8）医師の地域別給与

　各都道府県の医師の給与についてみてみると、男女計で全国平均が1,096,100円（月額）となり、前年比では、＋45,800円（2020年：1,050,300円）となっている。

（単位：千円）

地域	男性 きまって支給する現金給与額	男性 所定内給与額	男性 年間賞与その他特別給与額	女性 きまって支給する現金給与額	女性 所定内給与額	女性 年間賞与その他特別給与額	男女計 きまって支給する現金給与額(A)	男女計 所定内給与額	男女計 年間賞与その他特別給与額(B)	年間給与(A)×12+(B)	労働者数(単位:十人)
全　　国	1,160.9	1,028.5	1,217.3	877.0	775.5	859.7	1,096.1	970.8	1,135.7	14,288.9	13,055.0
北 海 道	1,132.4	1,013.9	1,032.9	817.1	734.6	557.3	1,030.5	923.7	879.2	13,245.2	412.0
青　　森	1,476.6	1,281.9	790.9	759.2	698.7	723.2	1,171.4	1,033.8	762.1	14,818.9	94.0
岩　　手	1,383.5	1,250.2	942.6	-	-	-	1,383.5	1,250.2	942.6	17,544.6	26.0
宮　　城	989.6	852.1	584.3	1,038.5	748.4	1,700.4	1,002.4	824.9	877.0	12,905.8	144.0
秋　　田	1,643.3	1,580.8	1,056.3	946.3	897.7	457.2	1,525.8	1,465.6	955.2	19,264.8	148.0
山　　形	860.9	749.7	486.5	700.4	598.2	532.0	833.7	724.0	494.2	10,498.6	65.0
福　　島	1,473.6	1,313.7	1,151.3	1,376.6	1,302.8	0.0	1,450.5	1,311.1	877.3	18,283.3	102.0
茨　　城	1,260.8	1,120.0	817.3	1,075.3	850.6	942.9	1,205.7	1,039.9	854.7	15,323.1	179.0
栃　　木	1,122.2	1,053.4	1,365.7	748.2	633.0	1,113.2	1,084.7	1,011.2	1,340.3	14,356.7	252.0
群　　馬	1,418.5	1,278.2	1,455.9	1,445.2	1,390.4	95.3	1,420.7	1,287.5	1,343.5	18,391.9	111.0
埼　　玉	1,232.1	1,108.2	1,505.9	827.8	794.6	613.9	1,155.6	1,048.9	1,337.1	15,204.3	530.0
千　　葉	1,728.5	1,580.4	1,203.8	1,427.5	1,372.8	1,242.6	1,673.1	1,542.2	1,210.9	21,288.1	369.0
東　　京	980.8	919.2	979.0	905.0	843.1	823.1	961.8	900.2	940.1	12,481.7	2,276.0
神 奈 川	967.7	867.2	1,075.1	805.8	761.7	697.0	925.8	839.9	977.3	12,087.5	615.0
新　　潟	1,389.2	1,233.6	2,240.0	1,277.9	1,175.5	29.2	1,371.3	1,224.3	1,884.9	18,340.5	189.0
富　　山	966.6	859.6	1,948.1	585.0	522.6	414.2	892.1	793.8	1,648.5	12,353.7	108.0
石　　川	963.4	910.2	1,170.3	761.9	715.4	0.0	904.2	852.9	826.4	11,676.8	78.0
福　　井	1,040.9	912.3	3,425.9	768.1	713.2	2,574.8	948.2	844.7	3,136.7	14,515.1	106.0
山　　梨	1,386.6	1,358.5	282.5	1,253.8	1,253.8	18.6	1,337.0	1,319.3	183.9	16,227.9	62.0
長　　野	1,202.9	984.7	2,038.1	624.2	529.8	765.7	1,104.5	907.3	1,821.6	15,075.6	166.0
岐　　阜	1,143.3	948.2	2,180.3	786.8	734.4	333.7	1,115.6	931.6	2,036.8	15,424.0	211.0
静　　岡	1,252.1	1,087.5	1,459.4	934.1	897.1	1,722.5	1,150.0	1,026.3	1,543.9	15,343.9	452.0
愛　　知	1,099.7	914.4	2,020.3	837.7	771.1	856.7	1,065.4	895.7	1,868.0	14,652.8	395.0
三　　重	1,336.3	1,121.5	1,366.6	715.6	624.1	125.1	1,204.1	1,015.5	1,102.1	15,551.1	169.0
滋　　賀	1,233.0	1,126.9	976.5	983.9	858.1	739.0	1,164.1	1,052.6	910.8	14,880.6	246.0
京　　都	1,083.5	862.5	1,496.8	709.4	557.6	1,004.7	990.6	786.8	1,374.6	13,261.8	244.0
大　　阪	1,323.9	1,188.9	1,086.4	810.6	627.7	1,035.4	1,225.7	1,081.5	1,076.6	15,785.0	1,341.0
兵　　庫	1,330.9	1,109.3	903.5	833.4	571.7	904.7	1,198.7	966.4	903.8	15,288.2	618.0
奈　　良	1,005.1	901.1	1,079.8	784.3	645.6	368.7	951.4	839.0	906.9	12,323.7	193.0
和 歌 山	734.2	565.7	907.3	552.1	428.2	733.4	695.6	536.6	870.4	9,217.6	114.0
鳥　　取	1,028.0	885.8	2,660.6	920.0	782.0	1,368.6	1,006.4	865.1	2,402.0	14,478.8	94.0
島　　根	1,293.7	1,108.1	1,738.9	679.8	599.2	1,423.6	1,225.7	1,051.7	1,704.0	16,412.4	45.0
岡　　山	908.9	700.9	1,255.9	783.5	590.9	1,975.7	876.6	672.5	1,441.5	11,960.7	193.0
広　　島	1,044.4	890.8	1,817.8	899.1	855.9	787.3	1,001.9	880.6	1,516.5	13,539.3	239.0
山　　口	1,283.0	1,057.9	2,747.4	1,993.9	1,969.6	649.6	1,455.8	1,279.5	2,237.4	156.0	156.0
徳　　島	1,251.1	976.8	2,822.8	600.2	521.1	1,221.7	1,109.9	877.9	2,475.3	15,794.1	44.0
香　　川	850.6	576.8	1,116.3	1,151.2	745.9	1,492.7	916.1	613.7	1,198.3	12,191.5	46.0
愛　　媛	1,220.2	1,060.7	949.6	826.2	775.1	1,323.0	1,135.2	999.1	1,030.2	14,652.6	101.0
高　　知	1,266.3	1,118.8	987.1	964.0	851.3	426.7	1,183.2	1,045.3	833.1	15,031.5	112.0
福　　岡	937.6	821.4	776.7	550.0	427.4	347.6	854.7	737.1	684.9	10,940.9	1,089.0
佐　　賀	986.1	860.1	1,767.0	756.6	606.0	909.5	934.4	802.8	1,573.6	12,786.4	66.0
長　　崎	1,022.2	892.7	1,792.9	517.7	466.7	358.3	946.5	828.8	1,577.6	12,935.6	131.0
熊　　本	1,446.6	1,262.4	502.1	1,117.3	932.1	2,798.4	1,388.2	1,203.9	909.2	17,567.6	180.0
大　　分	1,390.1	1,296.2	821.8	1,350.1	1,337.3	1,366.9	1,374.4	1,312.3	1,034.9	17,527.7	159.0
宮　　崎	928.7	870.7	1,274.8	708.1	665.1	961.6	857.6	804.4	1,173.8	11,465.0	92.0
鹿 児 島	1,618.8	1,467.6	199.9	931.2	857.1	4.2	1,457.2	1,324.1	153.9	17,640.3	158.0
沖　　縄	1,314.8	1,058.7	1,120.6	391.5	322.5	0.0	1,242.4	1,001.0	1,032.7	15,941.5	143.0

（注1）数値は2022年6月分の賃金等（賞与、期末手当等特別給与額については2021年1年間）について、7月に調査を行ったものである。
（注2）所定内給与額とは、決まって支給する現金給与額のうち、時間外勤務手当や休日出勤手当等の超過労働給与額を差し引いた額で、所得税等を控除する前の額をいう。
出典：厚生労働省「令和4年賃金構造基本統計調査」（2023年3月17日）を基に作成。

（9）医師の働き方改革

前項までにみたような医師の需給や偏在の改善等と併せ、必要な時に必要な医療を受けられる体制を維持していくために一体的に進めていくべきものとして、医師の勤務時間の短縮などの働き方改革に向けた検討と環境整備が進んでいる。

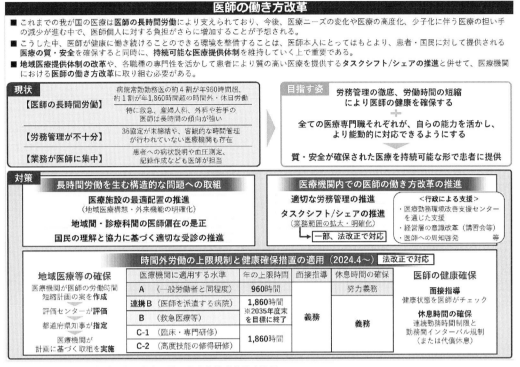

出典：厚生労働省　医師等医療従事者の働き方改革推進室公表資料
「病院長、医師として押さえておくべき、医師の働き方改革」

⑴ 有識者による検討会の開催

「医師の働き方改革に関する検討会」（2017年8月～2019年3月）では、働き方改革にかかる基本認識、今後目指していく医療提供の姿や医師の働き方に関する制度上の論点（時間外労働の上限規制の構成）について検討され、方向性が示された。

また、「医師の働き方改革に関する検討会」に引き続き、「医師の働き方改革の推進に関する検討会」（2019年7月～現在）では、医師の時間外労働の上限規制に関する医事法制や医療政策の措置、医師の時間外労働の実態把握や複数医療機関に勤務する医師の取扱いなどの具体的な内容について検討している。

⑵ 医師に対する時間外・休日労働の上限規制

上記の2つの検討会を踏まえ、「良質かつ適切な医療を効率的に提供する体制の確保を推進するための医療法等の一部を改正する法律」（令和3年法律第49号）が成立し、令和6年度以降の上限規制の枠組みについては次のとおり整理された。

> ・36協定上の上限及び、36協定によっても超えられない上限をともに、原則年960時間（A水準）・月100時間未満（例外あり）とした上で、
> ・地域の医療提供体制の確保のために暫定的に認められる水準（連携B・B水準）及び集中的に技能を向上させるために必要な水準（C水準）として、年1,860時間・月100時間未満（例外あり）の上限時間数を設定する。

② 医学部入学定員数の増加

　2022年10月に文部科学省が公表した2023年度の各大学医学部の定員総数は9,384人となり、前年度と比べて10人増員している。地域の医師確保の観点から、これまでは医学部の入学定員を増加する試みがなされており、例年、定員数は増加傾向にある。

　しかし、「経済財政運営と改革の基本方針2019」において、「2022年度以降の医学部定員について、定期的に医師需給推計を行った上で、医学部定員の減員に向け、医師養成数の方針について検討する」方針が示された。また、「医師需給分科会　第5次中間とりまとめ」（2022年4月7日）においても、「全国レベルで医師数は毎年3,500～4,000人程度増加しており、現行定数であれば今後もこの傾向が続くことが見込まれる」とされ、医師の働き方改革等も踏まえ、2029年頃には需給バランスが均衡するとの推計のもと、「今後の医師の増加のペースについては見直しが必要である」との見解が示された。

第2部　データ編

	大学名称	入学定員		増減
		2022年度	2023年度	
国立	北海道大学	112	105	-7
国立	旭川医科大学	105	105	0
国立	弘前大学	132	132	0
国立	東北大学	116	116	0
国立	秋田大学	129	129	0
国立	山形大学	113	113	0
国立	筑波大学	139	139	0
国立	群馬大学	123	123	0
国立	千葉大学	117	117	0
国立	東京大学	110	110	0
国立	東京医科歯科大学	105	106	1
国立	新潟大学	133	140	7
国立	富山大学	110	110	0
国立	金沢大学	117	117	0
国立	福井大学	115	115	0
国立	山梨大学	125	125	0
国立	信州大学	120	120	0
国立	岐阜大学	110	110	0
国立	浜松医科大学	120	120	0
国立	名古屋大学	111	111	0
国立	三重大学	125	125	0
国立	滋賀医科大学	110	110	0
国立	京都大学	107	107	0
国立	大阪大学	110	107	-3
国立	神戸大学	117	117	0
国立	鳥取大学	109	110	1
国立	島根大学	112	112	0
国立	岡山大学	117	114	-3
国立	広島大学	118	118	0
国立	山口大学	117	119	2
国立	徳島大学	114	112	-2
国立	香川大学	114	114	0
国立	愛媛大学	115	115	0
国立	高知大学	115	115	0
国立	九州大学	110	105	-5
国立	佐賀大学	103	103	0
国立	長崎大学	125	120	-5
国立	熊本大学	110	110	0
国立	大分大学	110	110	0
国立	宮崎大学	100	100	0
国立	鹿児島大学	120	120	0

	大学名称	入学定員		増減
		2022年度	2023年度	
国立	琉球大学	117	117	0
公立	札幌医科大学	110	110	0
公立	福島県立医科大学	130	130	0
公立	横浜市立大学	90	90	0
公立	名古屋市立大学	97	97	0
公立	京都府立医科大学	107	107	0
公立	大阪公立大学	95	95	0
公立	奈良県立医科大学	114	114	0
公立	和歌山県立医科大学	100	100	0
私立	岩手医科大学	130	130	0
私立	東北医科薬科大学	100	100	0
私立	自治医科大学	123	123	0
私立	獨協医科大学	120	120	0
私立	埼玉医科大学	130	130	0
私立	国際医療福祉大学	140	140	0
私立	杏林大学	117	118	1
私立	慶應義塾大学	110	110	0
私立	順天堂大学	138	140	2
私立	昭和大学 ※1	128	129	1
私立	帝京大学	116	116	0
私立	東京医科大学 ※1	121	122	1
私立	東京慈恵会医科大学	105	105	0
私立	東京女子医科大学	110	110	0
私立	東邦大学	120	122	2
私立	日本大学	125	135	10
私立	日本医科大学	123	125	2
私立	北里大学	120	125	5
私立	聖マリアンナ医科大学	115	115	0
私立	東海大学	118	118	0
私立	金沢医科大学	111	111	0
私立	愛知医科大学	115	115	0
私立	藤田保健衛生大学	120	120	0
私立	大阪医科大学	112	112	0
私立	関西医科大学	127	127	0
私立	近畿大学	112	112	0
私立	兵庫医科大学	112	112	0
私立	川崎医科大学	126	126	0
私立	久留米大学	115	115	0
私立	産業医科大学	105	105	0
私立	福岡大学	110	110	0
	全国計	9,374	9,384	10

※1　昭和大学、東京医科大学の数値は募集人員。
出典：文部科学省「大学別医学部入学定員一覧」（2022年10月7日）、厚生労働省「経済財政運営と改革の基本方針2019」（2019年6月21日）、「医師需給分科会　第5次中間とりまとめ」（2022年4月7日）を基に作成。

③ 看護師数と看護教育の現状

2000年の第四次医療法改正時の医療法施行規則の見直しや近年の看護系大学の増加などにより、看護職の就業者数は増加傾向にある。

（1）看護師・准看護師就業者数の年次推移

2020年末の看護師の就業者数は1,320,000人、准看護師は305,000人である。2011年と比較すると、看護師は1.28倍に増加し、准看護師は0.80倍に減少している。

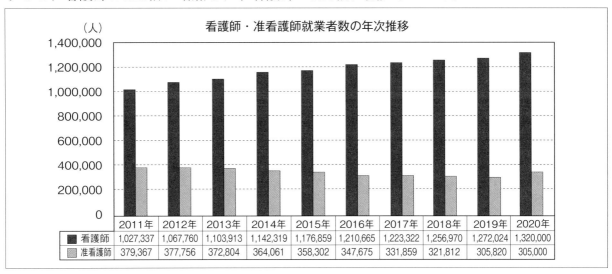

出典：日本看護協会出版会「令和4年看護関係統計資料集」（2023年6月10日）を基に作成。

（2）看護師就業者数の年次推移（就業場所別）

各施設における看護師の就業者数は増加傾向にあり、病院勤務の看護師は2019年には2011年と比較して141,665人増加している。また、訪問看護ステーション勤務の看護師は2018年と2019年を比較すると3,211人の増加となっている。

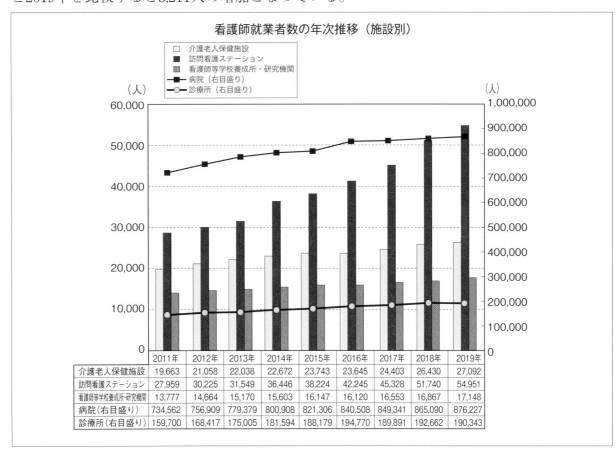

出典：日本看護協会出版会「令和4年看護関係統計資料集」（2023年6月10日）を基に作成。

(3) 看護師学校養成所数の年次推移

　准看護師課程と２年課程の養成所数は減少傾向にある一方で、５年一貫教育の養成所数は、微増傾向となっている。３年課程の養成所も2018年まで微増ののち横ばい傾向にあるが、2022年は前年と比べ微増した。

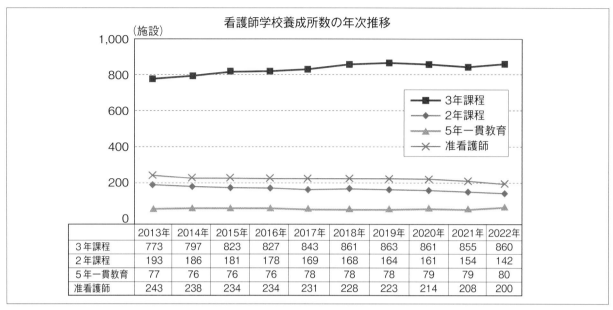

看護師学校養成所数の年次推移

	2013年	2014年	2015年	2016年	2017年	2018年	2019年	2020年	2021年	2022年
3年課程	773	797	823	827	843	861	863	861	855	860
2年課程	193	186	181	178	169	168	164	161	154	142
5年一貫教育	77	76	76	76	78	78	78	79	79	80
准看護師	243	238	234	234	231	228	223	214	208	200

出典：日本看護協会出版会「令和４年看護関係統計資料集」（2023年６月10日）を基に作成。

(4) 看護師学校養成所定員数の年次推移

　准看護師課程と２年課程の養成所の定員数は減少している一方、３年課程の養成所の定員数は増加傾向にあり、５年一貫教育の養成所の定員数はわずかに増減を繰り返しながらも、2014年から概ね横ばい傾向となっている。

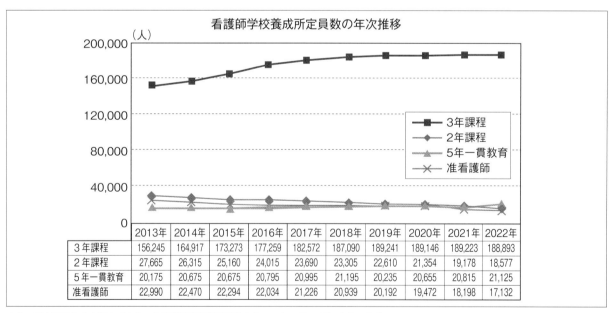

看護師学校養成所定員数の年次推移

	2013年	2014年	2015年	2016年	2017年	2018年	2019年	2020年	2021年	2022年
3年課程	156,245	164,917	173,273	177,259	182,572	187,090	189,241	189,146	189,223	188,893
2年課程	27,665	26,315	25,160	24,015	23,690	23,305	22,610	21,354	19,178	18,577
5年一貫教育	20,175	20,675	20,675	20,795	20,995	21,195	20,235	20,655	20,815	21,125
准看護師	22,990	22,470	22,294	22,034	21,226	20,939	20,192	19,472	18,198	17,132

出典：日本看護協会出版会「令和４年看護関係統計資料集」（2023年６月10日）を基に作成。

（5）看護師３年課程（大学・短大・専門学校）入学者数の年次推移

　３年課程で最も入学者数が多いのは、2022年は大学の26,517人であり、専門学校を初めて上回った。大学への入学者数が増加傾向にあり、専門学校は2017年をピークに減少に転じた。短大は直近10年間について減少傾向にある。

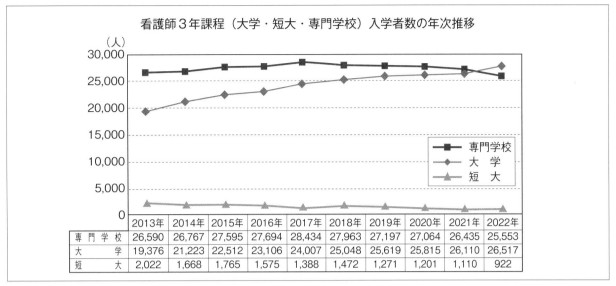

看護師３年課程（大学・短大・専門学校）入学者数の年次推移

	2013年	2014年	2015年	2016年	2017年	2018年	2019年	2020年	2021年	2022年
専 門 学 校	26,590	26,767	27,595	27,694	28,434	27,963	27,197	27,064	26,435	25,553
大 　 学	19,376	21,223	22,512	23,106	24,007	25,048	25,619	25,815	26,110	26,517
短 　 大	2,022	1,668	1,765	1,575	1,388	1,472	1,271	1,201	1,110	922

出典：日本看護協会出版会「令和４年看護関係統計資料集」（2023年６月10日）を基に作成。

（6）外国人看護師の受入状況

　東南アジア諸国と経済連携協定（ＥＰＡ）が結ばれたことを背景に、2009年から外国人看護師を導入する試みがなされており、外国人の看護師国家試験の合格率は上昇と下降を繰り返しながらも、2016年以降は安定して10％以上を維持している。2023年は75人が合格し、合格率は過去最高の22.4％であった。

	2009年	2010年	2011年	2012年	2013年	2014年	2015年	2016年	2017年	2018年	2019年	2020年	2021年	2022年	2023年
受験者数 （うち外国人看護師）	50,906名 （82名）	52,883名 （254名）	54,138名 （398名）	53,702名 （415名）	56,546名 （311名）	59,725名 （301名）	60,947名 （357名）	62,154名 （429名）	62,534名 （447名）	64,488名 （441名）	63,603名 （423名）	65,569名 （413名）	66,124名 （335名）	65,025名 （370名）	64,051名 （335名）
合格者数 （うち外国人看護師）	45,784名 （0名）	47,340名 （3名）	54,138名 （16名）	48,400名 （47名）	50,232名 （30名）	53,495名 （32名）	54,871名 （26名）	55,585名 （47名）	55,367名 （65名）	58,682名 （78名）	56,767名 （69名）	58,514名 （46名）	59,769名 （70名）	59,344名 （44名）	58,152名 （75名）
合格率 （うち外国人看護師）	89.9% （0.0%）	89.5% （1.2%）	100.0% （4.0%）	90.1% （11.3%）	88.8% （9.6%）	89.6% （10.6%）	90.0% （7.3%）	89.4% （11.0%）	88.5% （14.5%）	91.0% （17.7%）	89.3% （16.3%）	89.2% （11.1%）	90.4% （20.9%）	91.3% （11.9%）	90.8% （22.4%）

出典：厚生労働省「経済連携協定（ＥＰＡ）に基づく外国人看護師候補者の看護師国家試験の結果（過去15年間）」（2023年３月27日）

（7）看護師の地域別給与

　看護師の給与は、男女計で全国平均が351,600円（月額）で、前年の344,200円から7,400円増加した。男性の給与額（月額）が9,000円ほど女性より高い。

（単位：千円）

地域	男性			女性			男女計				
	きまって支給する現金給与額	所定内給与額	年間賞与その他特別給与額	きまって支給する現金給与額	所定内給与額	年間賞与その他特別給与額	きまって支給する現金給与額(A)	所定内給与額	年間賞与その他特別給与額(B)	年間給与(A)×12+(B)	労働者数(単位:十人)
全　国	359.9	323.7	908.4	350.6	317.3	856.6	351.6	318.0	862.1	5,081.0	81,247
北 海 道	361.3	327.1	806.5	344.1	307.7	902.6	346.1	309.9	891.4	5,044.6	3,597
青　森	340.8	308.9	790.0	306.5	282.9	774.9	309.7	285.4	776.4	4,492.8	789
岩　手	375.6	365.2	1191.5	318.4	295.9	859.2	324.4	303.2	894.2	4,787.0	621
宮　城	365.0	306.5	913.1	342.3	303.8	917.4	343.6	304.0	917.1	5,040.3	1,172
秋　田	326.8	306.8	805.9	339.1	316.7	826.0	337.3	315.3	823.0	4,870.6	903
山　形	337.7	326.3	1196.5	312.5	289.2	895.6	315.8	294.1	935.4	4,725.0	427
福　島	347.1	310.9	764.9	335.8	312.6	856.5	336.8	312.4	848.7	4,890.3	1,359
茨　城	366.4	325.6	967.8	346.6	320.7	839.2	348.0	321.0	848.4	5,024.4	1,041
栃　木	358.3	332.8	996.7	312.9	290.4	684.8	316.0	293.3	705.7	4,497.7	1,425
群　馬	367.1	328.1	828.6	331.9	303.0	816.2	335.7	305.7	817.5	4,845.9	965
埼　玉	397.0	383.1	1014.1	372.9	347.5	889.7	375.7	351.7	904.1	5,412.5	3,458
千　葉	383.4	332.6	1094.7	352.4	319.6	826.7	356.6	321.4	862.6	5,141.8	2,105
東　京	387.9	360.7	1021.0	397.4	359.7	868.5	396.4	359.8	883.7	5,640.5	8,131
神 奈 川	380.7	321.1	772.0	371.7	329.2	810.5	372.7	328.3	806.2	5,278.6	4,285
新　潟	360.8	329.2	1177.6	360.3	327.9	955.2	360.3	328.0	973.4	5,297.0	1,533
富　山	358.5	337.8	998.0	357.2	330.2	1068.8	357.3	331.0	1,062.1	5,349.7	776
石　川	344.7	329.2	1030.9	320.9	304.3	869.0	323.2	306.7	884.6	4,763.0	780
福　井	347.7	313.6	1131.9	339.4	309.9	1020.6	340.3	310.3	1,032.9	5,116.5	639
山　梨	308.7	300.4	819.3	346.5	324.0	939.1	339.0	319.3	915.3	4,983.3	480
長　野	400.4	382.1	1074.0	350.3	329.9	623.6	357.0	336.9	683.8	4,967.8	1,018
岐　阜	400.7	349.2	1250.2	351.4	303.8	1039.6	355.2	307.4	1,056.2	5,318.6	1,183
静　岡	394.4	359.2	823.5	353.8	319.1	949.4	357.7	322.9	937.3	5,229.7	1,800
愛　知	358.3	315.1	890.2	357.0	327.8	929.1	357.1	327.0	926.8	5,212.0	3,038
三　重	338.8	294.9	762.2	345.2	312.3	767.5	344.5	310.3	766.9	4,900.9	927
滋　賀	360.6	325.9	1022.7	359.8	329.6	836.6	359.9	329.1	863.7	5,182.5	1,116
京　都	362.4	316.4	615.3	365.2	310.2	806.2	364.9	311.0	782.9	5,161.7	1,399
大　阪	352.2	306.5	726.5	372.0	338.7	853.6	370.8	336.8	845.9	5,295.5	6,461
兵　庫	381.2	352.7	758.6	380.9	324.2	851.1	380.9	326.4	844.0	5,414.8	3,979
奈　良	378.8	343.4	980.0	374.4	341.9	955.6	374.9	342.1	958.7	5,457.5	1,148
和 歌 山	396.9	344.8	917.4	355.8	308.2	972.3	361.4	313.2	964.8	5,301.6	739
鳥　取	308.3	283.1	735.5	315.2	288.1	738.7	314.3	287.5	738.3	4,509.9	692
島　根	332.2	293.0	886.5	330.0	290.9	869.0	330.3	291.2	871.1	4,834.7	501
岡　山	339.5	279.6	942.0	324.9	288.3	902.8	326.3	287.4	906.6	4,822.2	914
広　島	383.7	297.3	1148.2	327.1	286.2	894.7	332.5	287.2	918.8	4,908.8	1,828
山　口	354.4	302.1	1128.3	341.4	315.0	1009.3	342.7	313.7	1,021.4	5,133.8	1,312
徳　島	299.7	283.7	688.7	356.9	314.8	717.6	352.8	312.5	715.6	4,949.2	567
香　川	330.8	306.1	789.3	337.1	302.8	949.2	336.4	303.1	932.4	4,969.2	353
愛　媛	264.0	256.2	708.3	314.1	288.6	687.6	307.3	284.3	690.4	4,378.0	871
高　知	330.4	304.0	838.1	309.9	278.9	837.1	311.9	281.3	837.2	4,580.0	630
福　岡	355.2	321.5	1026.5	338.0	307.0	882.8	340.1	308.8	900.6	4,981.3	7,626
佐　賀	332.4	314.0	828.2	321.9	306.8	989.2	324.6	308.6	948.6	4,843.8	776
長　崎	331.2	302.4	971.3	325.2	301.9	890.1	325.9	301.9	899.4	4,810.2	1,019
熊　本	336.7	309.7	418.7	304.8	280.1	780.3	305.7	280.9	770.5	4,438.9	1,526
大　分	327.3	308.1	861.6	296.1	282.6	719.7	299.7	285.6	736.1	4,332.5	1,124
宮　崎	310.9	286.7	740.4	293.5	270.3	712.6	296.3	272.9	717.0	4,272.6	993
鹿 児 島	309.8	267.1	624.4	274.1	250.9	607.0	279.5	253.4	609.7	3,963.7	2,129
沖　縄	353.6	284.2	924.0	322.7	278.2	766.0	330.7	279.7	806.7	4,775.1	1,090

（注1）数値は2022年6月分の賃金等（賞与、期末手当等特別給与額については2021年1年間）について、7月に調査を行ったものである。
（注2）所定内給与額とは、決まって支給する現金給与額のうち、時間外勤務手当や休日出勤手当等の超過労働給与額を差し引いた額で、所得税等を控除する前の額をいう。
出典：厚生労働省「令和4年賃金構造基本統計調査」（2023年3月17日）を基に作成。

【参考文献】

・厚生労働省「医師・歯科医師・薬剤師調査」（1996年〜2020年）
・厚生労働省「医療施設（動態）調査・病院報告」、「医療施設（静態・動態）調査・病院報告」（1997年〜2021年）
・厚生労働省「令和2年医師・歯科医師・薬剤師調査」（2022年3月17日）
・厚生労働省「医療従事者の需給に関する検討会 医師需給分科会 第4次中間とりまとめ」、「医師偏在指標（暫定）」（2019年3月29日）
・厚生労働省「第35回医師需給分科会」（2020年8月31日）
・厚生労働省「令和4年賃金構造基本統計調査」（2023年3月17日）
・文部科学省「大学別医学部入学定員一覧」（2022年10月17日）
・厚生労働省　医師等医療従事者の働き方改革推進室公表資料
「病院長、医師として押さえておくべき、医師の働き方改革」
・日本看護協会出版会「令和4年看護関係統計資料集」（2023年6月10日）
・厚生労働省「経済連携協定（EPA）に基づく外国人看護師候補者の看護師国家試験の結果（過去15年間）」（2023年3月27日）
・厚生労働省「経済財政運営と改革の基本方針2019」（2019年6月21日）
・厚生労働省「医師需給分科会　第5次中間とりまとめ」（2022年4月7日）

6 今後の患者数推移

1 都道府県別の将来患者数推計

　以下は、厚生労働省「令和2年患者調査」及び国立社会保障・人口問題研究所「日本の地域別将来推計人口（2018年3月推計）」を基に、将来の患者数（1日当たり）を推計したものである。この推計によれば、全国平均では、入院は2030年まで、外来は2025年まで増加し、その後減少に転じる見込みである。都道府県別にみると、入院患者数は秋田県、山形県ですでに減少が始まっている（ただし、山形県は2020年から2025年にかけてのみ微増）。外来患者数についても全国22の県で2020年以降、減少が続く。ただし、東京都と沖縄県では入院・外来ともに2040年まで増加することが予想されている。

（1）入院患者数（1日当たり・都道府県別）

（単位：千人、カッコは前推計年比増減率）

	2015年	2020年		2025年		2030年		2035年		2040年	
全　　国	1,142.3	1,210.4	(6.0%)	1,279.3	(5.7%)	1,303.7	(1.9%)	1,290.1	(-1.0%)	1,273.8	(-1.3%)
01 北 海 道	68.7	72.9	(6.1%)	77.5	(6.3%)	79.5	(2.6%)	78.3	(-1.5%)	76.4	(-2.5%)
02 青　　森	13.0	13.3	(1.7%)	13.5	(1.9%)	13.5	(-0.3%)	13.0	(-3.0%)	12.5	(-4.5%)
03 岩　　手	13.0	13.1	(0.8%)	13.2	(0.8%)	13.1	(-0.3%)	12.8	(-2.5%)	12.3	(-3.9%)
04 宮　　城	18.4	19.5	(6.0%)	20.7	(6.2%)	21.5	(3.9%)	21.6	(0.4%)	21.3	(-1.5%)
05 秋　　田	11.8	11.7	(-0.9%)	11.7	(-0.3%)	11.5	(-1.9%)	11.0	(-4.3%)	10.3	(-6.3%)
06 山　　形	11.5	11.5	(-0.0%)	11.6	(1.0%)	11.6	(-0.0%)	11.3	(-2.4%)	10.8	(-4.2%)
07 福　　島	17.1	17.5	(2.2%)	18.0	(2.8%)	18.3	(1.6%)	18.0	(-1.3%)	17.4	(-3.2%)
08 茨　　城	22.8	24.2	(6.3%)	25.6	(5.9%)	26.2	(2.5%)	25.9	(-1.5%)	25.2	(-2.6%)
09 栃　　木	14.9	15.6	(4.7%)	16.4	(5.3%)	16.8	(2.5%)	16.6	(-1.0%)	16.2	(-2.3%)
10 群　　馬	17.3	18.2	(5.3%)	19.2	(5.5%)	19.6	(1.9%)	19.3	(-1.6%)	18.9	(-2.2%)
11 埼　　玉	47.6	53.1	(11.4%)	57.8	(8.8%)	59.5	(3.1%)	59.2	(-0.6%)	59.3	(0.2%)
12 千　　葉	42.3	46.3	(9.5%)	49.6	(7.2%)	50.8	(2.3%)	50.3	(-1.0%)	50.0	(-0.5%)
13 東　　京	86.9	93.7	(7.8%)	100.1	(6.8%)	103.2	(3.1%)	105.1	(1.8%)	108.9	(3.6%)
14 神 奈 川	54.7	60.1	(10.0%)	64.7	(7.6%)	66.7	(3.0%)	67.1	(0.6%)	68.1	(1.6%)
15 新　　潟	21.0	21.4	(2.1%)	22.1	(3.0%)	22.2	(0.7%)	21.7	(-2.2%)	21.0	(-3.5%)
16 富　　山	11.9	12.5	(4.5%)	13.1	(5.4%)	13.2	(0.1%)	12.7	(-3.3%)	12.3	(-3.6%)
17 石　　川	11.8	12.4	(5.7%)	13.3	(7.3%)	13.6	(1.7%)	13.3	(-1.6%)	13.1	(-2.2%)
18 福　　井	8.5	8.8	(3.3%)	9.2	(4.6%)	9.3	(1.4%)	9.2	(-1.5%)	9.0	(-2.2%)
19 山　　梨	8.0	8.3	(3.9%)	8.7	(4.1%)	8.8	(1.3%)	8.7	(-1.4%)	8.5	(-2.2%)
20 長　　野	17.9	18.4	(3.1%)	19.0	(3.5%)	19.2	(0.6%)	18.8	(-1.8%)	18.4	(-2.2%)
21 岐　　阜	15.3	15.9	(4.5%)	16.7	(4.5%)	16.7	(0.6%)	16.3	(-2.4%)	15.9	(-2.6%)
22 静　　岡	27.3	28.9	(5.7%)	30.3	(5.0%)	30.8	(1.4%)	30.3	(-1.6%)	29.7	(-2.0%)
23 愛　　知	48.1	52.4	(8.8%)	56.1	(7.1%)	57.6	(2.6%)	57.6	(0.1%)	58.3	(1.1%)
24 三　　重	15.1	15.7	(4.3%)	16.4	(4.0%)	16.5	(0.7%)	16.1	(-2.0%)	15.8	(-1.8%)
25 滋　　賀	10.6	11.5	(7.7%)	12.4	(7.9%)	12.8	(3.7%)	12.9	(0.4%)	12.9	(0.3%)
26 京　　都	22.4	24.3	(8.3%)	26.1	(7.7%)	26.4	(1.1%)	25.9	(-2.1%)	25.5	(-1.4%)
27 大　　阪	75.2	82.0	(9.1%)	87.2	(6.4%)	87.7	(0.5%)	85.6	(-2.4%)	85.0	(-0.7%)
28 兵　　庫	50.2	54.4	(8.2%)	58.3	(7.2%)	59.4	(2.0%)	58.8	(-1.1%)	58.3	(-0.8%)
29 奈　　良	11.0	11.8	(7.0%)	12.4	(5.9%)	12.5	(0.5%)	12.1	(-3.3%)	11.7	(-3.5%)
30 和 歌 山	10.0	10.1	(1.7%)	10.3	(1.6%)	10.1	(-1.5%)	9.8	(-3.8%)	9.4	(-3.8%)
31 鳥　　取	6.2	6.3	(2.1%)	6.5	(3.7%)	6.6	(1.5%)	6.5	(-1.3%)	6.4	(-2.9%)
32 島　　根	8.4	8.4	(0.3%)	8.5	(1.7%)	8.5	(-0.7%)	8.2	(-2.9%)	7.9	(-4.1%)
33 岡　　山	20.5	21.5	(5.0%)	22.6	(5.3%)	22.8	(0.8%)	22.4	(-1.8%)	21.9	(-2.1%)
34 広　　島	28.9	30.7	(6.4%)	32.6	(6.0%)	33.0	(1.3%)	32.5	(-1.7%)	31.8	(-2.0%)
35 山　　口	20.8	21.3	(2.6%)	22.0	(3.2%)	21.8	(-0.8%)	20.9	(-4.0%)	19.9	(-5.1%)
36 徳　　島	11.3	11.5	(1.2%)	11.8	(3.1%)	11.8	(0.2%)	11.5	(-3.0%)	11.0	(-4.5%)
37 香　　川	11.3	11.6	(3.0%)	12.2	(5.0%)	12.2	(0.6%)	12.0	(-2.2%)	11.6	(-3.4%)
38 愛　　媛	16.5	17.0	(2.8%)	17.7	(3.9%)	17.8	(0.5%)	17.3	(-2.5%)	16.7	(-3.5%)
39 高　　知	12.9	13.1	(1.2%)	13.5	(3.5%)	13.5	(-0.6%)	12.9	(-3.9%)	12.3	(-5.1%)
40 福　　岡	65.9	70.5	(7.1%)	75.9	(7.6%)	78.8	(3.8%)	78.9	(0.2%)	78.2	(-0.9%)
41 佐　　賀	12.1	12.4	(2.4%)	12.9	(4.2%)	13.2	(2.6%)	13.1	(-0.6%)	12.8	(-2.6%)
42 長　　崎	21.8	22.2	(1.8%)	22.9	(3.2%)	23.2	(1.3%)	22.7	(-2.0%)	21.8	(-4.0%)
43 熊　　本	27.6	28.3	(2.6%)	29.5	(4.2%)	30.2	(2.3%)	30.0	(-0.6%)	29.3	(-2.5%)
44 大　　分	16.3	16.8	(3.1%)	17.4	(3.9%)	17.5	(0.8%)	17.2	(-2.2%)	16.5	(-3.7%)
45 宮　　崎	14.4	14.7	(2.4%)	15.2	(3.4%)	15.4	(1.3%)	15.2	(-1.6%)	14.6	(-3.7%)
46 鹿 児 島	28.6	28.8	(0.7%)	29.6	(2.6%)	30.2	(2.0%)	30.0	(-0.6%)	29.1	(-3.1%)
47 沖　　縄	14.6	15.8	(8.1%)	17.1	(8.0%)	18.5	(8.1%)	19.4	(5.1%)	20.0	(3.1%)

（2）外来患者数（1日当たり・都道府県別）

（単位：千人、カッコは前推計年比増減率）

		2015年	2020年		2025年		2030年		2035年		2040年	
	全　　国	6,936.0	7,054.2	(1.7%)	7,079.6	(0.4%)	7,036.6	(-0.6%)	6,921.9	(-1.6%)	6,799.2	(-1.8%)
01	北 海 道	275.9	276.7	(0.3%)	273.1	(-1.3%)	267.2	(-2.2%)	258.2	(-3.4%)	248.0	(-3.9%)
02	青　　森	71.1	69.7	(-1.9%)	67.5	(-3.2%)	64.8	(-4.1%)	61.4	(-5.3%)	57.5	(-6.3%)
03	岩　　手	71.5	70.4	(-1.5%)	68.4	(-2.8%)	66.0	(-3.4%)	63.1	(-4.4%)	59.9	(-5.1%)
04	宮　　城	112.6	115.0	(2.2%)	115.5	(0.4%)	114.8	(-0.6%)	112.4	(-2.0%)	109.0	(-3.0%)
05	秋　　田	54.3	52.5	(-3.4%)	50.0	(-4.6%)	47.2	(-5.6%)	44.0	(-6.7%)	40.6	(-7.7%)
06	山　　形	69.5	68.2	(-1.9%)	66.2	(-2.9%)	63.8	(-3.6%)	60.9	(-4.5%)	57.7	(-5.3%)
07	福　　島	90.7	90.1	(-0.6%)	88.5	(-1.8%)	86.1	(-2.6%)	82.8	(-3.9%)	78.9	(-4.7%)
08	茨　　城	146.5	147.9	(1.0%)	146.8	(-0.7%)	144.3	(-1.7%)	140.1	(-2.9%)	135.4	(-3.4%)
09	栃　　木	93.2	93.7	(0.5%)	93.3	(-0.4%)	92.1	(-1.3%)	89.6	(-2.7%)	86.8	(-3.2%)
10	群　　馬	105.6	106.6	(0.9%)	106.4	(-0.2%)	105.1	(-1.2%)	102.5	(-2.4%)	99.7	(-2.7%)
11	埼　　玉	354.4	368.8	(4.1%)	375.6	(1.8%)	377.7	(0.6%)	375.7	(-0.5%)	374.4	(-0.3%)
12	千　　葉	291.6	302.2	(3.6%)	307.6	(1.8%)	308.2	(0.2%)	304.5	(-1.2%)	301.2	(-1.1%)
13	東　　京	774.6	800.9	(3.4%)	818.7	(2.2%)	834.2	(1.9%)	846.7	(1.5%)	859.6	(1.5%)
14	神 奈 川	502.2	521.3	(3.8%)	531.8	(2.0%)	536.9	(1.0%)	537.5	(0.1%)	537.5	(-0.0%)
15	新　　潟	115.2	114.2	(-0.9%)	112.0	(-2.0%)	108.9	(-2.7%)	105.0	(-3.6%)	100.5	(-4.2%)
16	富　　山	56.0	55.8	(-0.4%)	54.9	(-1.7%)	53.5	(-2.4%)	51.7	(-3.4%)	49.9	(-3.5%)
17	石　　川	52.4	52.8	(0.8%)	52.7	(-0.2%)	52.1	(-1.1%)	50.9	(-2.3%)	49.7	(-2.5%)
18	福　　井	41.2	41.0	(-0.6%)	40.3	(-1.6%)	39.5	(-2.0%)	38.3	(-3.0%)	37.1	(-3.2%)
19	山　　梨	45.1	45.0	(-0.3%)	44.3	(-1.4%)	43.4	(-2.2%)	42.0	(-3.2%)	40.4	(-3.8%)
20	長　　野	105.4	104.9	(-0.4%)	103.6	(-1.3%)	101.6	(-1.9%)	98.7	(-2.8%)	95.6	(-3.2%)
21	岐　　阜	120.0	119.8	(-0.2%)	118.4	(-1.1%)	115.8	(-2.2%)	111.8	(-3.5%)	107.7	(-3.6%)
22	静　　岡	207.6	209.6	(0.9%)	208.7	(-0.4%)	205.8	(-1.3%)	200.7	(-2.5%)	195.1	(-2.8%)
23	愛　　知	462.2	476.1	(3.0%)	483.0	(1.4%)	484.9	(0.4%)	483.0	(-0.4%)	482.6	(-0.1%)
24	三　　重	106.5	106.8	(0.3%)	105.8	(-0.9%)	104.2	(-1.6%)	101.4	(-2.7%)	98.7	(-2.7%)
25	滋　　賀	73.5	75.7	(3.0%)	77.1	(1.8%)	77.7	(0.8%)	77.3	(-0.5%)	76.8	(-0.7%)
26	京　　都	124.1	126.6	(2.0%)	127.4	(0.6%)	126.2	(-0.9%)	123.3	(-2.3%)	120.5	(-2.3%)
27	大　　阪	457.2	469.8	(2.8%)	473.3	(0.8%)	468.9	(-0.9%)	459.2	(-2.1%)	452.2	(-1.5%)
28	兵　　庫	323.1	329.3	(1.9%)	331.1	(0.5%)	329.0	(-0.6%)	322.9	(-1.9%)	317.1	(-1.8%)
29	奈　　良	68.5	68.9	(0.6%)	68.2	(-1.0%)	66.6	(-2.3%)	64.1	(-3.9%)	61.3	(-4.3%)
30	和 歌 山	59.4	58.1	(-2.2%)	56.3	(-3.1%)	54.2	(-3.7%)	51.7	(-4.7%)	49.2	(-4.8%)
31	鳥　　取	31.0	30.9	(-0.3%)	30.5	(-1.2%)	29.9	(-1.9%)	29.1	(-3.0%)	28.1	(-3.2%)
32	島　　根	40.2	39.5	(-1.7%)	38.6	(-2.5%)	37.4	(-3.0%)	36.0	(-3.8%)	34.5	(-4.1%)
33	岡　　山	110.0	110.5	(0.4%)	110.1	(-0.3%)	108.9	(-1.1%)	106.5	(-2.2%)	104.0	(-2.4%)
34	広　　島	166.8	170.5	(2.2%)	172.0	(0.9%)	170.9	(-0.7%)	167.5	(-2.0%)	164.2	(-2.0%)
35	山　　口	85.6	84.8	(-0.9%)	83.2	(-1.9%)	80.5	(-3.2%)	77.0	(-4.4%)	73.5	(-4.6%)
36	徳　　島	44.5	43.9	(-1.3%)	43.1	(-1.9%)	41.9	(-2.8%)	40.1	(-4.2%)	38.2	(-4.8%)
37	香　　川	64.6	64.4	(-0.3%)	63.8	(-0.8%)	62.6	(-1.9%)	60.8	(-2.9%)	58.8	(-3.3%)
38	愛　　媛	80.6	80.0	(-0.8%)	79.0	(-1.3%)	77.0	(-2.5%)	74.0	(-3.8%)	71.0	(-4.1%)
39	高　　知	36.2	35.4	(-2.4%)	34.3	(-3.0%)	33.0	(-3.8%)	31.4	(-5.1%)	29.7	(-5.3%)
40	福　　岡	316.7	325.7	(2.8%)	331.5	(1.8%)	333.2	(0.5%)	330.4	(-0.9%)	325.6	(-1.4%)
41	佐　　賀	53.3	53.5	(0.3%)	53.3	(-0.4%)	52.8	(-1.0%)	51.6	(-2.3%)	50.0	(-3.0%)
42	長　　崎	81.0	80.5	(-0.7%)	79.5	(-1.2%)	77.7	(-2.3%)	74.7	(-3.8%)	71.1	(-4.8%)
43	熊　　本	108.4	108.4	(0.0%)	107.4	(-0.9%)	105.7	(-1.6%)	102.9	(-2.6%)	99.6	(-3.2%)
44	大　　分	57.5	57.5	(0.1%)	57.0	(-1.0%)	55.7	(-2.2%)	53.8	(-3.4%)	51.8	(-3.8%)
45	宮　　崎	66.9	66.6	(-0.4%)	65.9	(-1.1%)	64.6	(-2.0%)	62.4	(-3.4%)	59.6	(-4.4%)
46	鹿 児 島	100.7	99.4	(-1.3%)	97.7	(-1.7%)	95.4	(-2.3%)	92.2	(-3.4%)	88.2	(-4.3%)
47	沖　　縄	61.0	64.1	(5.2%)	66.4	(3.5%)	68.5	(3.1%)	69.9	(2.0%)	70.7	(1.2%)

出典：厚生労働省「令和2年患者調査」（2022年6月30日）、国立社会保障・人口問題研究所「日本の地域別将来推計人口」（2018年3月推計）
　　　を基に作成。

2 年齢別の将来患者数推計

　厚生労働省「令和２年患者調査」及び国立社会保障・人口問題研究所「日本の将来推計人口（2023年３月推計）」（男女年齢５歳階級別人口）を基に、年齢別に将来の患者数を推計する。
　年少人口（０〜14歳人口）は入院・外来ともに減少傾向、生産年齢人口（15〜64歳人口）は、外来患者は減少傾向、入院患者も2030年以降減少する。前期高齢者人口（65〜74歳人口）は、入院・外来患者ともに減少を続け、入院は2030年頃、外来は2035年頃に増加に転じると予想される。後期高齢者人口（75歳以上人口）は、入院患者・外来患者ともに増加を続ける。

（1）入院患者数（１日当たり・日本全国）

（単位：千人）

年齢	2020年	2025年	2030年	2035年	2040年	2045年
総数 前推計年比増減率	1,501.3 −	1,590.2 (5.9%)	1,626.7 (2.3%)	1,618.8 (-0.5%)	1,612.6 (-0.4%)	1,607.5 (-0.3%)
年少人口(0〜14歳) 前推計年比増減率	178.9 −	175.9 (-1.7%)	167.9 (-4.5%)	162.3 (-3.4%)	163.2 (0.6%)	162.9 (-0.2%)
生産年齢人口 (15〜64歳) 前推計年比増減率	893.6 −	943.1 (5.5%)	958.2 (1.6%)	932.8 (-2.7%)	888.0 (-4.8%)	861.7 (-3.0%)
前期高齢者人口 (65〜74歳) 前推計年比増減率	207.4 −	193.3 (-6.8%)	194.3 (0.5%)	213.0 (9.6%)	243.1 (14.1%)	246.4 (1.4%)
後期高齢者人口 (75歳〜) 前推計年比増減率	221.4 −	278.0 (25.6%)	306.2 (10.2%)	310.6 (1.4%)	318.3 (2.5%)	336.4 (5.7%)

（2）外来患者数（１日当たり・日本全国）

（単位：千人）

年齢	2020年	2025年	2030年	2035年	2040年	2045年
総数 前推計年比増減率	7,505.8 −	7,523.7 (0.2%)	7,491.4 (-0.4%)	7,397.2 (-1.3%)	7,302.7 (-1.3%)	7,149.9 (-2.1%)
年少人口(0〜14歳) 前推計年比増減率	894.4 −	832.1 (-7.0%)	773.2 (-7.1%)	741.4 (-4.1%)	739.0 (-0.3%)	724.6 (-1.9%)
生産年齢人口 (15〜64歳) 前推計年比増減率	4,467.8 −	4,461.9 (-0.1%)	4,413.0 (-1.1%)	4,262.8 (-3.4%)	4,021.2 (-5.7%)	3,832.7 (-4.7%)
前期高齢者人口 (65〜74歳) 前推計年比増減率	1,036.8 −	914.5 (-11.8%)	894.9 (-2.1%)	973.4 (8.8%)	1,100.9 (13.1%)	1,096.1 (-0.4%)
後期高齢者人口 (75歳〜) 前推計年比増減率	1,106.8 −	1,315.2 (18.8%)	1,410.3 (7.2%)	1,419.6 (0.7%)	1,441.6 (1.6%)	1,496.4 (3.8%)

出典：厚生労働省「令和２年患者調査」（2022年６月30日）、国立社会保障・人口問題研究所「日本の地域別将来推計人口」（2018年３月推計、2023年３月推計）を基に作成。

③ 傷病別の将来患者数推計

　傷病別に１日あたり将来患者数を推計し、上位10位までの傷病をみると、入院患者は、全ての傷病で2030年まで増加後、多くの傷病は2040年頃まで横ばいで推移し、「循環器系の疾患」及びそのうちの「脳血管疾患」、「損傷、中毒及びその他の外因の影響」、「呼吸器系の疾患」等は2045年以降増加する。外来患者は、2030年以降ほぼ横ばいの傷病が多いが、「消化器系の疾患」、「健康状態に影響を及ぼす要因及び保健サービスの利用」、「呼吸器系の疾患」等は減少傾向が続く。

(1) 入院患者数

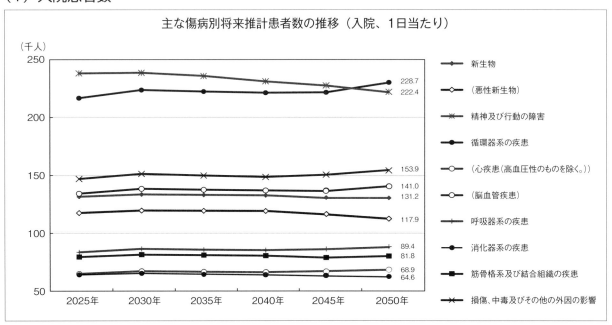

(2) 外来患者数

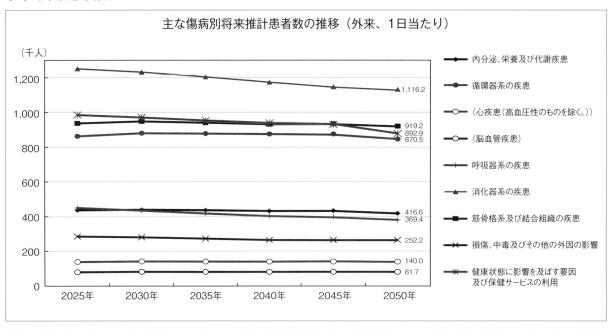

出典：厚生労働省「令和２年患者調査」（2022年６月30日）、国立社会保障・人口問題研究所「日本の地域別将来推計人口」（2023年３月推計）を基に作成。

■ 将来患者数の推計方法

　前述の都道府県別、年齢別及び傷病別の将来患者数は、それぞれ厚生労働省「令和2年患者調査」と国立社会保障・人口問題研究所「日本の地域別将来推計人口」（2018年3月、2023年3月推計）に掲載されている以下のデータを掛け合わせることにより推計したものである。ただし、受療率は調査時点のものであり、今後の在院日数短縮化等による受療率の将来変化は反映していない。

〔都道府県別・年齢別〕
• 患者調査
　「都道府県編報告書第6表　受療率（人口10万対）、入院−外来・施設の種類×性・年齢階級×都道府県別」

• 日本の地域別将来推計人口
　「3．男女・年齢（5歳）階級別の推計結果」

〔傷病別〕
• 患者調査
　（入院の場合）
　「都道府県編閲覧表33（その2）　受療率（人口10万対）、性・年齢階級×傷病大分類×入院−外来・都道府県別（入院）」
　（外来の場合）
　「都道府県編閲覧表33（その3）　受療率（人口10万対）、性・年齢階級×傷病大分類×入院−外来・都道府県別（外来）」

• 日本の地域別将来推計人口
　「3．男女・年齢（5歳）階級別の推計結果」

【参考文献】
・厚生労働省「令和2年患者調査」（2022年6月30日）
・国立社会保障・人口問題研究所「日本の地域別将来推計人口」（2018年3月、2023年3月推計）

7 自治体立病院の経営状況

1 医療機関経営の現状

（1）経営主体別の病院数・一般診療所数・病床数（2021年10月1日現在）

　全病院数に占める割合は公営病院が約19％、私営病院が約81％となっている。公営病院に含まれる自治体立病院数は全病院数の約11％（公営病院の約59％）である。また、全一般診療所数に占める割合は公営診療所が約5％、私営診療所が約95％となっており、公営診療所の割合は低い。

			病院				一般診療所			
			数	構成比	病床数	構成比	数	構成比	病床数	構成比
国全体			8,205	100.0%	1,500,057	100.0%	104,292	100.0%	83,668	100.0%
公営医療機関			1,561	19.0%	447,106	29.8%	4,978	4.8%	4,467	5.3%
	国		320	3.9%	124,411	8.3%	545	0.5%	2,155	2.6%
	公的医療機関		1,194	14.6%	307,849	20.5%	3,997	3.8%	2,312	2.8%
		自治体	913	11.1%	217,337	14.5%	3,671	3.5%	2,239	2.7%
		都道府県	196	2.4%	51,216	3.4%	308	0.3%	186	0.2%
		市町村	603	7.3%	121,586	8.1%	3,324	3.2%	2,036	2.4%
		地方独立行政法人	114	1.4%	44,535	3.0%	39	0.0%	17	0.0%
		その他	281	3.4%	90,512	6.0%	326	0.3%	73	0.1%
	社会保険関係団体		47	0.6%	14,846	1.0%	436	0.4%	-	-
私営医療機関			6,644	81.0%	1,052,951	70.2%	99,314	95.2%	79,201	94.7%
	医療法人		5,681	69.2%	837,103	55.8%	45,048	43.2%	64,647	77.3%
	個人		137	1.7%	12,336	0.8%	40,304	38.6%	13,300	15.9%
	その他		826	10.1%	203,512	13.6%	13,962	13.4%	1,254	1.5%

（注）1．公営医療機関のその他は、日赤、済生会、北海道社会事業協会、厚生連、国民健康保険団体連合会。
　　　2．私営医療機関のその他は、公益法人、私立学校法人、社会福祉法人、医療生協、会社等。
出典：厚生労働省「令和3年医療施設（動態）調査・病院報告」（2022年9月30日）を基に作成。

（2）自治体立病院の経営状況

　　（医業・介護収益に占める介護収益の割合が2％未満の一般病院、1施設・1か月当たり、千円）

　経営主体別の経営状況を比較すると、医療法人（私立）では医業収支差額がわずかにプラス（黒字）となっている一方で、国立と公立（自治体立）は大きくマイナス（赤字）となっている。

		全体		うち医療法人（私立）		うち国立		うち公立（自治体立）	
		金額	比率	金額	比率	金額	比率	金額	比率
医業収益		301,232	99.9%	150,775	99.8%	505,547	99.9%	364,722	99.9%
	入院収益	204,196	67.7%	108,148	71.6%	339,754	67.2%	236,876	64.9%
	外来収益	82,884	27.5%	36,682	24.3%	137,292	27.1%	112,972	30.9%
	その他	14,151	4.7%	5,946	3.9%	28,500	5.6%	14,874	4.1%
介護収益		413	0.1%	292	0.2%	257	0.1%	355	0.1%
医業・介護費用		309,676	102.7%	150,908	99.9%	552,088	109.2%	443,306	121.4%
	給与費	168,123	55.7%	87,297	57.8%	276,830	54.7%	232,761	63.8%
	医薬品費	37,585	12.5%	13,116	8.7%	94,645	18.7%	55,198	15.1%
	給食用材料費	2,191	0.7%	1,709	1.1%	4,195	0.8%	1,503	0.4%
	診療材料費等	28,364	9.4%	12,430	8.2%	51,104	10.1%	40,467	11.1%
	設備関係費	12,179	4.0%	7,571	5.0%	25,661	5.1%	13,800	3.8%
	経費	16,929	5.6%	9,838	6.5%	27,400	5.4%	19,211	5.3%
	委託費	20,171	6.7%	8,700	5.8%	36,598	7.2%	37,884	10.4%
	減価償却費	17,236	5.7%	6,208	4.1%	31,114	6.2%	29,033	8.0%
	その他	6,900	2.3%	4,039	2.7%	4,541	0.9%	13,449	3.7%
医業収支差額		-8,031	-2.7%	159	0.1%	-46,284	-9.2%	-78,229	-21.4%
その他の医業・介護関連収益		17,042	5.6%	7,062	4.7%	91,154	18.0%	114,193	31.3%
その他の医業・介護関連費用		8,187	2.7%	3,350	2.2%	6,112	1.2%	18,336	5.0%
総収支差額		824	0.3%	3,871	2.6%	38,758	7.7%	17,628	4.8%
対象施設数		848		410		18		140	
平均病床数		184		128		306		212	

（注）1．医業収益のその他：保健予防活動収益、医療相談収益等
　　　2．経費：福利厚生費、消耗品費、租税公課等
　　　3．医業・介護費用のその他：研究研修費等
　　　4．その他の医業・介護関連収益：受取利息・配当金、有価証券売却益・負担金等
　　　5．その他の医業・介護関連費用：支払利息、有価証券売却損等
　　　6．国立：国、独立行政法人国立病院機構、国立大学法人、独立行政法人労働者健康安全機構、国立高度専門医療研究センター、独立行政法人地域医療機能推進機構

出典：中央社会保険医療協議会「医療経済実態調査」（2021年11月）を基に作成。

② 自治体立病院の経営改革

（1）持続可能な地域医療提供体制を確保するための公立病院経営強化ガイドライン

　公立病院は、これまで再編・ネットワーク化、経営形態の見直しなどに取り組んできたが、医師・看護師等の不足、人口減少・少子高齢化に伴う医療需要の変化等により、依然として、持続可能な経営を確保しきれない病院も多い。また、コロナ対応に公立病院が中核的な役割を果たし、感染症拡大時の対応における公立病院の果たす役割の重要性が改めて認識されるとともに、病院間の役割分担の明確化・最適化や医師・看護師等の確保などの取組みを平時から進めておく必要性が浮き彫りとなった。

　今後、医師の時間外労働規制への対応も迫られるなど、さらに厳しい状況が見込まれる。持続可能な地域医療提供体制を確保するため、限られた医師・看護師等の医療資源を地域全体で最大限効率的に活用するという視点を最も重視し、新興感染症の感染拡大時等の対応という視点も持って、公立病院の経営を強化していくことが重要である。

出典：総務省「持続可能な地域医療提供体制を確保するための公立病院経営強化ガイドライン」（2022年3月29日）を基に作成。

（2）これまでの公立病院改革への取組み状況

　以下では、2015年3月末に公表された新たな公立病院改革ガイドラインにより、これまで公立病院が取り組んできた「経営の効率化」、「再編・ネットワーク化」、「経営形態の見直し」の状況について概観する。

① 経営の効率化

　次の表は、総務省が公立病院897病院に対して行った「新公立病院改革プラン等の取組状況調査」（2021年3月末時点）において、令和元年度決算が経常黒字の313病院のうち、3割以上の病院が選択した項目を取組み病院が多い順に並べたものである。（複数回答可）

	取組み内容
①	医師、看護師等の医療従事者の確保
②	患者サービスの向上
③	紹介率、逆紹介率の向上
④	診療報酬の請求漏れ・施設基準の届出漏れの点検
⑤	職員の経営意識向上のための会議・研修等の実施
⑥	委託業務の効率化
⑦	未収金の管理強化
⑧	医療機能・診療科の見直しによる診療報酬の確保・費用の適正化
⑨	競争入札の導入
⑩	施設・設備整備費等の抑制
⑪	薬剤、医療材料等の共同購入
⑫	長期契約の導入

出典：総務省「持続可能な地域医療提供体制を確保するための公立病院経営強化ガイドライン」（2022年3月29日）を基に作成。

また、これまでの経営の効率化への取組み状況について、経常収支比率（医業費用、医業外費用に対する医業収益、医業外収益の割合）と修正医業収支比率（医業費用に対する他会計負担金等を除いた医業収益の割合）の推移をみると、両比率とも平成24年度（2012年度）までは上昇しているが、平成25年度（2013年度）以降は低下ないし横ばい傾向にある。
　なお、令和2年度（2020年度）については、新型コロナウイルス感染症に対応した財政支援により経常収支比率は大幅に上昇したが、修正医業収支比率は大幅に低下している。

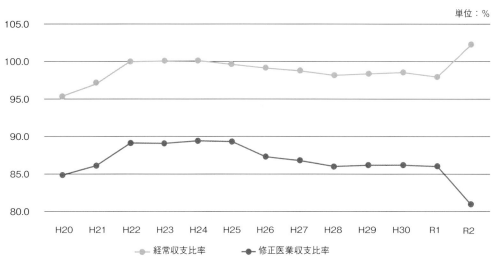

経常収支比率と修正医業収支比率の推移（平成20年度～令和2年度）

単位：％

※平成24年度以前は地方独立行政法人を含まない値

	H20	H21	H22	H23	H24	H25	H26	H27	H28	H29	H30	R1	R2
経常収支比率	95.5	97.3	100.1	100.2	100.3	99.8	99.3	98.9	98.3	98.5	98.7	98.1	102.4
修正医業収支比率	85.1	86.3	89.3	89.3	89.6	89.5	87.5	87.0	86.2	86.4	86.3	86.2	81.2

出典：総務省「持続可能な地域医療提供体制を確保するための公立病院経営強化ガイドライン」（2022年3月29日）を基に作成。

第2部　データ編

② 再編・ネットワーク化

　再編・ネットワーク化も持続的な医療サービス提供のための１つの選択肢である。2020年末時点の再編・ネットワーク化の実績は193病院となっており、実施中（枠組合意）が60病院となっている。

■ これまでの公立病院改革における再編・ネットワーク化の実績（令和２年度（2020年度）末時点）

	H20〜H26実績	H27〜R2実績	合計	【参考】 実施中 (枠組合意)
再編・ネットワーク化 関連病院数	126公立病院	67公立病院	193公立病院	60公立病院

出典：総務省「持続可能な地域医療提供体制を確保するための公立病院経営強化ガイドライン」（2022年３月29日）を基に作成。

　また、策定済みの新公立病院改革プランに記載されている病院統合・再編等のうち、今後予定されている計画の最新状況を以下にまとめた。

都道府県名	団体名	再編前	再編後
北海道	北海道 江差町 厚沢部町 乙部町 上ノ国町 奥尻町	概要：江差病院に入院機能を集約しつつ、他の医療機関については江差病院との連携の下、地域包括ケア機能の強化を図る。厚沢部町国民健康保険病院、乙部町国民健康保険病院については、いずれも江差病院の機能強化に併せ、入院医療機能を江差病院に可能な限り集約する。今後の更なる人口減少等を踏まえ、診療所化を含めた診療体制の見直しを行うこととし、上ノ国町立上ノ国診療所及び同石崎診療所とともに一次医療、かかりつけ医機能、在宅医療を提供していく機能を継続的に確保する。また、奥尻町国民健康保険病院については、離島である特殊事情を踏まえ、救急医療を確保するとともに、江差病院など圏域内の他の医療機関との連携強化を検討する。 （令和４年度） 北海道立江差病院（198床） 厚沢部町国民健康保険病院（69床） 乙部町国民健康保険病院（62床） 上ノ国町立上ノ国診療所（19床） 同　　石崎診療所（19床） 奥尻町国民健康保険病院（54床）　➡　検討中	
	岩見沢市	概要：岩見沢市立総合病院の建替にあわせ、岩見沢市内でともに急性期を担う独立行政法人労働者健康安全機構北海道中央労災病院と統合し、医療資源の集約化による急性期機能の維持・強化を図る。 （令和４年度） 岩見沢市立総合病院（484床） (独)北海道中央労災病院（199床）　➡	（令和10年春予定） (仮称) 岩見沢市新病院（462床）
	名寄市 士別市	概要：名寄市と士別市は隣市に位置している。名寄市立総合病院は、上川北部二次医療圏のセンター病院の役割を持ち、救急・急性期医療を中心に充実を図る。士別市立病院は、一定の救急体制を維持しつつ回復期・慢性期を中心とした医療提供体制充実のため、地域包括ケア病床・療養病床の整備と在宅医療充実を図る。 （令和２年度） 名寄市立総合病院(300床) (うち、高度急性期11床、急性期241床、回復期48床) 士別市立病院(148床) (うち、急性期60床、慢性期88床)　➡	（令和７年度末予定） 名寄市立総合病院(300床) (うち、高度急性期11床、急性期241床、回復期48床) 士別市立病院(128床) (うち、急性期50床、回復期53床、慢性期25床)
青森県	弘前市 黒石市 大鰐町 板柳町	概要：津軽地域において、弘前市立病院と国立病院機構弘前病院の機能を統合し、新病院を整備するとともに、黒石市国保黒石病院、大鰐町立大鰐病院、板柳町立国保板柳中央病院について病床規模の見直しや回復期・慢性期機能への転換により機能分化を進める予定である。 （令和元年度） 弘前市立病院(250床) 国立病院機構弘前病院(342床) 黒石市国保黒石病院(257床) 大鰐町立大鰐病院(30床)※H31.2　30床削減 板柳町立国保板柳中央病院(80床)※H30.10　7床削減　➡	（令和５年度予定） 国立病院機構弘前総合医療センター（442床） 黒石市国保黒石病院(257床) 大鰐町立大鰐病院(30床) ※R5.8月（予定）有床診療所（19床）へ転換 板柳町立国保板柳中央病院(80床)
	五所川原市 つがる市 鰺ヶ沢町 深浦町 鶴田町 中泊町	概要：2市4町で構成するつがる西北五広域連合にて、平成24年度に5病院の経営を統合した上で、平成26年度までに新たにつがる総合病院を整備するとともに、その他の病院の病床機能を順次再編した。令和7年度までに、更なる病床機能の見直しにより機能分化を進める予定である。 （平成20年度） 五所川原市立西北中央病院(416床) 公立金木病院(176床) 鰺ヶ沢町立中央病院(140床) つがる市成人病センター(92床) 鶴田町立中央病院(130床)　➡	（平成26年度） （つがる西北五広域連合） つがる総合病院（438床） かなぎ病院（100床） 鰺ヶ沢病院（100床） つがる市民診療所（無床） 鶴田診療所（無床）　検討中　➡　（令和７年度までの予定） （つがる西北五広域連合） つがる総合病院（438床） かなぎ病院（60床） 鰺ヶ沢病院（60床） つがる市民診療所（無床） 鶴田診療所（無床）

都道府県名	団体名	再編前	再編後
宮城県	気仙沼市	概要：気仙沼市立病院の急性期1病棟（50床）を地域包括ケア病棟へ転換する。転換にあわせ、回復期寄りの医療を提供してきた気仙沼市立本吉病院の入院機能・スタッフ（地域包括ケア病棟を担当）を気仙沼市立病院に集約する。これにより地域の回復期医療の充実を図り、無床診療所化する本吉病院が本吉地域を中心に提供してきた在宅医療を維持し、段階的に全市的展開を目指すことを検討中。 （令和4年度） 県気仙沼市立病院（340床（うち、回復期48床）） 気仙沼市立本吉病院（38床）	（令和6年度） 気仙沼市立病院（340床（うち、回復期98床）） 気仙沼市立本吉医院（無床）「検討中」
宮城県	栗原市	概要：栗原中央病院へ急性期機能を集約（急性期機能を集約するため療養病床50床を廃止し）、若柳病院の病床数適正化（急性期から回復期への機能転換、療養病床を1階から2階に移動し1フロア化し効率的な運用）及び栗駒病院の病床数適正化（急性期から慢性期への機能転換）を実施。 市立3病院のそれぞれの機能・役割（栗原中央病院：急性期、若柳病院：回復期・慢性期、栗駒病院：慢性期）が明確となり、急性期から慢性期まで切れ目のない医療提供体制を構築。 栗原中央病院と若柳病院・栗駒病院の連携強化（急性期疾病の治療終了後の受入体制の構築）。 電子カルテシステムを統一化することで診療情報を共有化し、転院や入院あるいは退院後の通院などの場合において、スムーズな連携により切れ目のない質の高い医療を提供。 栗原中央病院から若柳病院・栗駒病院へ医師派遣し専門外来（循環器外来・糖尿病外来）を設置予定。 （令和2年度） 栗原市立栗原中央病院【急性期】 （300床（うち、急性期200床、回復期50床、慢性期50床）） 栗原市立若柳病院【急性期】 （120床（うち、急性期90床、慢性期30床）） 栗原市立栗駒病院【急性期】 （75床（うち、急性期37床、回復期8床、慢性期30床））	（令和6年度～） 栗原市立栗原中央病院【急性期】[基幹病院] （250床（うち、急性期200床、回復期50床）） 栗原市立若柳病院【回復期・慢性期】[非基幹] （75床（うち、回復期45床、慢性期30床）） 栗原市立栗駒病院【慢性期】[非基幹] （45床（うち、慢性期45床）） ※電子カルテシステムの統一 ※栗原中央病院から若柳病院・栗駒病院へ医師を派遣
山形県	米沢市	概要：米沢市立病院と（一財）三友堂病院の機能分化・医療連携を推進するため、同一敷地内に一体的な建物として両病院を建設し、令和5年度に、同時開院する予定。地域医療連携推進法人の枠組みの中で両病院の連携を進める予定である。米沢市立病院は、地方独立行政法人化も検討している。（一財）三友堂リハビリテーションセンターは、（一財）三友堂病院に集約化する予定である。 （令和元年度） 米沢市立病院（322床） （一財）三友堂病院（187床） （一財）三友堂リハビリテーションセンター（120床）	（令和5年度予定） 米沢市立病院（263床） （一財）三友堂病院（199床）
福島県	田村市	概要：たむら市民病院の移転新築にあわせ、田村市立都路診療所の19床（うち、急性期7床、慢性期12床）をたむら市民病院32床（うち、急性期32床）に統合したうえで1床削減して50床とし、うち35床を回復期に転換する。 （令和4年度） たむら市民病院（32床） 田村市立都路診療所（19床）	（令和7年度） たむら市民病院（50床） 田村市立都路診療所（無床）
千葉県	千葉県	概要：身体・精神合併症患者等の受入体制の向上や災害時の包括的な医療提供体制の強化などを図るため、施設の老朽化・狭隘化が進む千葉県救急医療センターと千葉県精神科医療センターを統合し、令和5年度に千葉県総合救急災害医療センターを開院する予定である。 （令和元年度） 千葉県救急医療センター（100床） 千葉県精神科医療センター（50床）	（令和5年度） 千葉県総合救急災害医療センター（150床）
新潟県	新潟県	概要：独立行政法人労働者健康福祉機構燕労災病院を県立化（H30.4に県へ移譲）した上で、（厚生連）三条総合病院と統合するとともに、公立・公的5病院(新潟県立燕労災病院、（厚生連）三条総合病院、新潟県立加茂病院、新潟県立吉田病院、（済生会）三条病院)の急性期機能を集約し、済生会新潟県央基幹病院を整備する予定である。 （令和3年度） 新潟県立燕労災病院（300床） （厚生連）三条総合病院（199床）	（令和5年度） 済生会新潟県央基幹病院（400床） ※新潟県が設置、新潟県済生会が指定管理者として運営
富山県	南砺市	概要：市当局、市立2病院の院長、市議会で策定した南砺市病院事業将来ビジョンに基づき、市立2病院の役割の明確化と一体的運営に向けた病院組織等の見直し（事務局の統合、市立医療機関（市立診療所、市立訪問看護ステーションを含む）における人事交流、一体的採用試験の実施等）を目指す。 南砺市民病院：ドクターカー等による救急対応・がん治療等を行う急性期医療の拠点、医師・看護師の育成拠点、市域における医師派遣拠点 南砺中央病院：整形外科を中心としたケアミックス型病院として、日常生活への復帰等を支援する拠点、在宅医療が困難な方の受入拠点、整形外科医をはじめとする医師の教育拠点 （令和4年度） ① 市立2病院それぞれが独立した市立病院として運営 　南砺市民病院（175床） 　南砺中央病院（149床） ② 病院毎に事務局を設置 　それぞれの事務局における事務の取扱い等が統一化されていない	（令和8～9年度） ① 市立2病院の役割を明確化、市立医療機関として一体的な運営を実施 　※具体的な病床規模等は今後検討 　※南砺市民病院南棟の建替を予定 ② 病院事務局を統合 　事務等の統一化、効率化を図る
長野県	上田市	概要：上田市立産婦人科病院の分娩をはじめとする全ての診療機能を信州上田医療センターに集約し、この地域でより安全な周産期医療の提供体制を構築する。 （令和4年度） 上田市立産婦人科病院（27床） 　分娩取り扱い中止 信州上田医療センター（420床） 　地域周産期母子医療センターとしての役割を担う	（令和5年度） 上田市立産婦人科病院 ・27床すべて減床 ・令和5年度は外来診療のみ実施し、令和5年度末までに閉院 信州上田医療センター（420床） ・分娩室の一室増（2→3室）、新生児室等拡張等 ・医師及び看護スタッフの増員を予定

都道府県名	団体名	再編前	再編後
岐阜県		概要：令和3年度に土岐市と瑞浪市で東濃中部病院事務組合を設立。土岐市立総合病院と瑞浪市に所在する東濃厚生病院（JA岐阜厚生連）の医療機能を統合し、400床程度の新病院の整備を検討。統合までの間はJA岐阜厚生連を指定管理者として経営統合する予定である。	
	土岐市 瑞浪市	（令和元年度） 土岐市立総合病院（350床） （厚生連）東濃厚生病院（270床）	（令和7年度予定） （東濃中部病院事務組合） 新病院（400床程度） ※JA岐阜厚生連を指定管理者として運営予定
愛知県		概要：半田市と常滑市では、令和7年4月を目標に、地方独立行政法人知多半島総合医療機構（仮称）を共同で設立し、病院経営を統合するとともに、診療機能や病床規模等の見直しを行う予定である。	
	半田市 常滑市	（令和元年度） 半田市立半田病院（499床） 常滑市立常滑市民病院（265床）	（令和7年度予定） （（地独）知多半島総合医療機構（仮称）） 半田病院（416床） 常滑市民病院（264床）
滋賀県		概要：滋賀県立総合病院と滋賀県立小児保健医療センターを統合し、より効果的かつ効率的な診療・看護体制の構築を図る。令和6年度に既存施設のまま統合した上で、令和10年度に小児保健医療センターを総合病院の敷地内に移転建替えする予定である。	
	滋賀県	（令和元年度） 滋賀県立総合病院（535床） 滋賀県立小児保健医療センター（100床）	（令和6年度予定）滋賀県立総合病院（635床） → （令和10年度予定）－一部病棟移転建替え 滋賀県立総合病院（603床）
大阪府		概要：泉大津市立病院と社会医療法人生長会府中病院の高度急性期・急性期機能を統合した新市立病院を令和6年度中に開院（運営は指定管理）するとともに、現市立病院は周産期医療と小児医療に、府中病院は回復期医療と地域包括ケアの機能にそれぞれ特化する予定である。また、これらの医療機関の機能統合、再編・ネットワーク化を円滑に進めるとともに、再編後における緊密な連携強化を図るため、地域医療連携推進法人を令和3年度に設立した。	
	泉大津市	（令和元年度） 泉大津市立病院（230床） 社会医療法人生長会・府中病院（380床）	（令和6年度予定） 泉大津急性期メディカルセンター（300床） 泉大津市立周産期小児医療センター（82床） 社会医療法人生長会・府中病院（167床）
兵庫県		概要：兵庫県立西宮病院と西宮市立中央病院について、令和8年度に県を経営主体とする新病院に統合・再編する予定である。	
	兵庫県 西宮市	（令和元年度） 県立西宮病院（400床） 西宮市立中央病院（257床）	（令和8年度予定） 兵庫県立西宮総合医療センター（仮称）（552床）
		概要：伊丹市立伊丹病院と公立学校共済組合近畿中央病院の2つの急性期医療を担う基幹病院を統合し、令和7年度に市を経営主体とする新病院を整備し、圏域内で不足する高度急性期医療を提供できる医療提供体制を構築する予定である。	
	伊丹市	（令和元年度） 市立伊丹病院（414床） 公立学校共済組合近畿中央病院（445床）	（令和7年度予定） 伊丹市立伊丹総合医療センター（仮称）（602床）
		概要：令和5年度に、基幹病院である豊岡病院への急性期医療の更なる集約化と基幹病院以外の医療施設（日高医療センター・出石医療センター）の回復期医療への転換・充実を図る予定である。	
	豊岡市 朝来市	（令和元年度） （公立豊岡病院組合） 公立豊岡病院（518床） 公立日高医療センター（99床） 公立出石医療センター（55床）	（令和5年度予定） （公立豊岡病院組合） 公立豊岡病院（528床） 公立日高医療センター（60床） 公立出石医療センター（55床）
		概要：機能分化・連携強化による取組みとして、令和7～8年度に基幹病院（北播磨総合医療センター）への急性期医療の更なる集約化、基幹病院以外の病院（市立加西病院等）の回復期医療への転換、ダウンサイジングを行う予定である。	
	三木市 小野市 加西市	（令和4年度） 北播磨総合医療センター（450床） 市立加西病院（199床）	（令和7～8年度予定） 北播磨総合医療センター（450床） 市立加西病院（157床）
		概要：機能分化・連携強化による取組みとして、令和10年度に三田市民病院、済生会兵庫県病院が統合・再編を行い、両者の中間地点に新病院を開設する予定である。また、新統合病院は、済生会を指定管理者として運営する予定である。	
	三田市	（令和4年度） 三田市民病院（300床） 済生会兵庫県病院（268床）	（令和10年度予定） 新統合病院（400～450床）
		概要：機能分化・連携強化による取組みとして、令和7年度に、基幹病院である豊岡病院に高度急性期機能を備えた新棟を建設し、急性期医療の更なる集約化と、基幹病院以外の医療施設の診療所化（日高診療所（仮称））を行う予定である。	
	豊岡市 朝来市	（（令和4年度） （公立豊岡病院組合） 公立豊岡病院（518床） 公立日高医療センター（99床）	（令和7年度予定） （公立豊岡病院組合） 公立豊岡病院（528床） 公立日高医療センター（19床以下で調整中）
岡山県		概要：地域の医療連携の拠点として安定的かつ持続的な医療の提供を行っていくため、令和3年度に地方独立行政法人玉野医療センターを設立し、玉野市立玉野市民病院（公立）と（株）玉野三井病院（民間）の経営を統合した上で令和6年度に新病院を整備する予定である。	
	玉野市	（令和元年度） 玉野市民病院（199床） 玉野三井病院（110床）	（令和3年度） （（地独）玉野医療センター） 玉野市民病院（199床） 玉野三井病院（110床） → （令和6年度予定） （（地独）玉野医療センター） 新病院（190床）

都道府県名	団体名	再編前	再編後
広島県	広島県 広島市 安芸高田市 安芸太田町 北広島町	概要：広島市立安佐市民病院の建替を契機とし、同病院を高度急性期・急性期に特化した病院とするとともに、安佐医師会病院、（厚生連）吉田総合病院、安芸太田町立安芸太田病院をポスト＆サブアキュート病院とするなど、圏域の公立・公的病院の機能分化と連携（ネットワーク）を進めている。 （令和元年度） 広島市立安佐市民病院（527床） 厚生連吉田総合病院（340床） 安芸太田町安芸太田病院（149床） 北広島町豊平病院（44床）	（令和5年度予定） 広島市立北部医療センター安佐市民病院（434床） 安佐医師会病院（令和5年4月開院予定）（102床） （厚生連）吉田総合病院（255床） 安芸太田町立安芸太田病院（149床→R5年度以降95床） 北広島町立豊平診療所（無床）
	広島県 広島市	概要：高度な医療や様々な症例を集積する新病院の整備と共に、医療人材の確保・育成・派遣等により、将来にわたって県全域の医療提供体制を確保することを目標とした「高度医療・人材育成拠点」基本構想（令和4年11月）を広島県において策定し、医療機関の再編・統合等による新病院の設置について関係医療機関と検討を進めている。 （令和3年度） 県立広島病院（712床） JR広島病院（275床） 中電病院（248床） （地独）舟入市民病院（156床） 土谷総合病院（394床） 広島記念病院（200床） 吉島病院（199床） マツダ病院（270床）	検討中 新病院（1000床程度） ※県立広島病院、JR広島病院、中電病院を統合 （地独）舟入市民病院 ※小児医療機能の新病院への集約を検討 土谷総合病院 ※小児循環器機能の新病院への集約を検討 広島記念病院と吉島病院 ※一部医療機能の新病院への集約を検討 マツダ病院 ※一部医療機能の新病院への集約を検討 ※再編対象病院は、急性期の一部回復期への転換等についてもあわせて検討
山口県	下関市	概要：下関医療圏地域医療構想調整会議（H29.4）の中間報告として、「令和7年度に求められる病院の規模として、高度急性期・急性期に特化した病床数500床以上の規模の基幹病院が複数あること、また、現在、二次救急医療を担っている（地独）下関市立市民病院、国立病院機構関門医療センター、済生会下関総合病院、地域医療機能推進機構下関医療センターの4病院は段階的に再編を進めること」が示されていた。 令和5年3月、下関医療圏地域医療構想調整会議において、4病院の段階的な再編について、市民病院と下関医療センターの統合の可能性を検討することや、急性期医療体制を3病院体制で確実に担うことができるよう必要な機能再編を行うことなどが、「第2次中間報告」としてとりまとめられた。今後、関係者間で協議が進められる予定。 （令和元年度） （地独）下関市立市民病院（436床） 国立病院機構関門医療センター（400床） 済生会下関総合病院（373床） 地域医療機能推進機構下関医療センター（315床）	検討中
	萩市	概要：萩医療圏域において、急性期医療や二次救急医療を圏域内で完結できる医療機能の維持とへき地医療の支援等を担うため、急性期医療を担う萩市民病院（公立）と都志見病院（医療法人立）の2病院を経営統合し、中核的な病院の形成を目指す。医療機能等の検討と合わせ、基本合意の締結に向けた各種取り決めや条件面等の調整を行っている。 （令和元年度） 萩市立萩市民病院（100床） 医療法人医誠会都志見病院（234床）	検討中
香川県	高松市	概要：高松市立高松市民病院と高松市立香川病院を移転統合し、急性期機能を集約させた高松市立みんなの病院を平成30年9月に開院。また、山間部唯一の医療機関である高松市立高松市民病院塩江分院は、みんなの病院の附属医療施設として、多様な病態の初期医療への対応のほか、在宅療養を支援する新施設（無床診療所）として、令和8年度に開所する予定であり、病床機能の統合・分化を段階的に進めている。 （平成21年度） 高松市立高松市民病院（417床） 高松市立香川病院（126床） 高松市立塩江病院（87床） ↓ （平成22年度） 高松市立高松市民病院（417床） 高松市立高松市民病院附属香川診療所（無床） 高松市立高松市民病院塩江分院（87床） （平成30年度） 高松市立みんなの病院（305床） 高松市立高松市民病院塩江分院（87床）	（令和8年度予定） 高松市立みんなの病院（305床） 附属医療施設（無床） ※新施設（診療所）の開所
愛媛県	西予市	概要：西予市立西予市民病院に休日・夜間の二次救急機能を集約するとともに、西予市立野村病院では一般病床数を減床、西予市立西予市民病院では療養病床から一般病床に一部を転換し、回復期病床、または地域包括ケア病床等に機能分化を進める予定である。また、療養病床については、介護医療院への転換等についても検討している。そのほか、市内開業医との連携や両市立病院、3次救急医療機関と連携を強化するため、令和2年度末に地域医療（診療）連携システムの構築を行った。引き続き、西予市立西予市民病院に休日・夜間の二次救急の集約を目指すとともに、西予市立野村病院では、人口減少に合わせて一般病床を減床、西予市民病院と連携した病床転換を検討している。 （平成29年度） 西予市立西予市民病院（154床） 西予市立野村病院（109床） （令和4年度） 西予市立西予市民病院（154床） 西予市立野村病院（60床）	検討中
福岡県	田川市 糸田町	概要：糸田町立緑ヶ丘病院の移転建替えに伴い、田川地域の公立病院として隣接する2つの病院の機能を分化（糸田町立病院の急性期・慢性期を廃止）し、連携（物資の共同購入や高額医療機器の共同利用、医師・看護師等職員の派遣等）を強化する。 （令和4年度） 田川市立病院 （334床（うち、急性期217床、回復期45床、休床72床）） 糸田町立緑ヶ丘病院 （99床（うち、急性期54床、慢性期45床））	（令和8年度予定） 田川市立病院 （305床（うち、高度急性期6床、急性期238床、回復期61床）） 糸田町立緑ヶ丘病院 （60床（うち、回復期60床））
佐賀県	小城市 多久市	概要：令和3年8月に小城市と多久市で多久小城医療組合を設立し、今後小城市立小城市民病院と多久市立病院を統合した後、令和7年度に公立佐賀中央病院を開院する予定である。 （令和2年度） 小城市立小城市民病院（99床） 多久市立病院（105床）	（令和7年度予定） （多久小城医療組合） 公立佐賀中央病院（140床程度）

都道府県名	団体名	再編前	再編後
宮崎県		概要：令和3年10月、高千穂町、日之影町及び五ヶ瀬町は、「西臼杵郡における医療連携に係る基本構想」を発表し、3町の病院事業を一部事務組合（地方公営企業法全部適用）で経営統合すること及び高千穂町国保病院に急性期機能を集約させること等により、機能再編を行うことについて現在検討を進めている。 先行して、令和5年4月には3公立病院のうち、高千穂町国保病院と日之影町国保病院の機能転換を行う予定である。	
	高千穂町 日之影町 五ヶ瀬町	（令和2年度） 高千穂町国保病院（120床） 日之影町国保病院（50床） 五ヶ瀬町国保病院（54床）	（令和6年度） 高千穂町国保病院（120床） 日之影町国保病院（50床） 五ヶ瀬町国保病院（32床） ※西臼杵広域行政事務組合が設置者
沖縄県		概要：令和2年7月、沖縄県、北部12市町村及び北部地区医師会は、沖縄県立北部病院と北部地区医師会病院を統合し、新たに公立沖縄北部医療センターを整備することに合意した。公立沖縄北部医療センターは、北部医療圏で唯一の高度急性期及び急性期医療を担う病院となる予定である。	
	沖縄県	（令和2年度） 沖縄県立県立北部病院（327床） （公社）北部地区医師会病院（236床）	（令和10年度予定） 公立沖縄北部医療センター（450床） ※県及び北部12市町村が設置する沖縄県北部医療組合が設置者 ※県及び北部12市町村等が設立する財団法人の指定管理
		概要：精神医療において求められている精神障害者の地域移行に加え、都道府県立精神病院（精神保健福祉法第19条の7）には精神医療のあらゆるニーズに対応可能な機能を持つ総合的で専門的な医療機能が求められている。また、多様化する精神疾患や精神医療のニーズの高まりも踏まえ、精神身体合併症患者の受入体制の向上や児童思春期精神科の機能充実等を図るため、老朽化した県立精和病院（施設の一部が土砂災害警戒区域に指定）を同病院の近隣にある県立南部医療センター・こども医療センター敷地内への移転・建替を検討している。新病院の整備に当たり、精神病床の再編を行うとともに、より質の高い医療が提供できるよう両病院の統合を含めた連携強化について、関係者間で検討を行っている。	
	沖縄県	（令和4年度） 沖縄県立精和病院 （250床（うち精神246床、結核4床）） 沖縄県立南部医療センター・こども医療センター （444床（うち一般433床、精神5床、感染症6床））	検討中

出典：総務省「主に令和4年度以降に行う機能分化・連携強化の状況（令和5年3月末時点）」（2023年3月）を基に作成。

③ 経営形態の見直し

　経営改革を考える上で想定される経営形態としては、以下のとおり「地方独立行政法人化（非公務員型）」「指定管理者制度」「地方公営企業法全部適用」「事業形態の見直し」がある。

	概要	留意点等
地方独立行政法人化（非公務員型）	地方独立行政法人法の規定に基づき、地方独立行政法人を設立し経営を譲渡するもの。例えば、予算・財務・契約、職員定数・人事・給与などの面でより自律的・弾力的な経営が可能となり、権限と責任の明確化に資することが期待される。	設立団体からの職員派遣は段階的に縮減を図る等、実質的な自律性の確保に配慮することが適当である。
指定管理者制度	法人その他の団体であって当該普通地方公共団体が指定するものに、公の施設の管理を行わせる制度であり、民間の医療法人等（日本赤十字社等の公的医療機関、大学病院、社会医療法人等を含む。）を指定管理者として指定することで、民間的な経営手法の導入が期待されるものである。	①適切な指定管理者の選定に特に配意すること、②提供されるべき医療の内容、委託料の水準等、指定管理者に係る諸条件について事前に十分に協議し相互に確認しておくこと、③病院施設の適正な管理が確保されるよう、地方公共団体においても事業報告書の徴取、実地の調査等を通じて、管理の実態を把握し、必要な指示を行うこと、④医師・看護師等の理解を得ながら進めること、等が求められる。
地方公営企業法全部適用	病院事業に対し、財務規定等のみならず、地方公営企業法の規定の全部を適用するものである。これにより、事業管理者に対し、人事・予算等に係る権限が付与され、より自律的な経営が可能となることが期待される。	比較的取り組みやすい反面、経営の自由度拡大の範囲は、地方独立行政法人化に比べて限定的であり、また、制度運用上、事業管理者の実質的な権限と責任の明確化を図らなければ、民間的経営手法の導入が不徹底に終わる可能性がある。このため、所期の効果が達成されない場合には、地方独立行政法人化など、更なる経営形態の見直しに向け直ちに取り組むことが適当である。
事業形態の見直し	地域において果たすべき役割・機能を改めて見直した結果、当該役割・機能を将来にわたって持続可能なものとする観点から、民間譲渡又は診療所、介護医療院、介護老人保健施設などへの転換を図るものである。	民間譲渡に当たっては、当該病院が担っている不採算・特殊部門等の医療について、譲渡後相当期間の継続を求めるなど、地域医療提供体制の確保の面から譲渡条件等について譲渡先との十分な協議が必要である。

出典：総務省「持続可能な地域医療提供体制を確保するための公立病院経営強化ガイドライン」（2022年3月29日）を基に作成。

次に、2020年度末時点の公立病院の経営形態をみると、全部適用が最も多く、次いで一部適用、地方独立行政法人、指定管理者の順となっている。また、病床規模別でみると、100床未満では一部適用が最も多くなっているが、その他は全て全部適用が最も多くなっている。

■ 令和2年（2020年）度末時点の経営形態の見直し状況

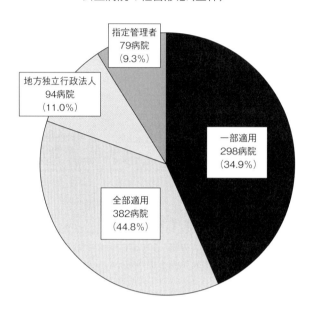

公立病院の経営形態（全体）

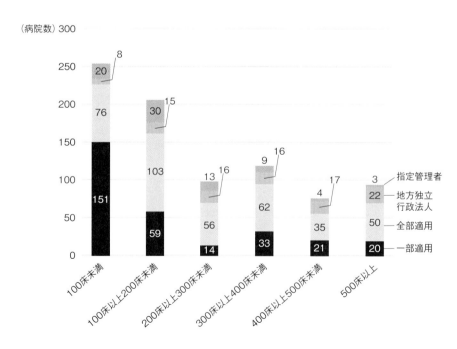

公立病院の経営形態（病床規模別）

出典：総務省「持続可能な地域医療提供体制を確保するための公立病院経営強化ガイドライン」（2022年3月29日）を基に作成。

③ 重点的支援地域について
(1) 重点的支援地域とは
　「経済財政運営と改革の基本方針2019」（2019年6月21日閣議決定）において、全ての公立・公的医療機関等にかかる地域医療構想の実現に向けた具体的対応方針について、2025年に達成すべき医療機能の再編、病床数等の適正化に沿ったものとなるよう、重点支援区域の設定を通じて国による助言や集中的な支援を行うこととされた。
　具体的には、都道府県は、当該区域の地域医療構想調整会議で申請を行う旨の合意を得たうえで「重点支援区域」申請を行い、これを受け厚生労働省が複数回選定する。ただし、重点支援区域の申請や選定自体が医療機能再編等の方向性を決めるものではなく、選定された後も医療機能再編等の結論について、あくまでも地域医療構想調整会議の自主的な議論によるものであることに留意が必要である。

(2) 支援の内容
　重点支援区域に対しては、国による技術的支援、財政的支援が行われる。
① 技術的支援
　・地域の医療提供体制や、医療機能再編等を検討する医療機関に関するデータ分析
　・関係者との意見調整の場の開催　等
② 財政的支援
　・地域医療介護総合確保基金の優先配分
　・病床機能の再編支援を一層手厚く実施

(3) 優先して選定する事例について
　以下の事例を有する区域については、医療機能再編等を進める上で論点が多岐に渡ると想定されるため、優先して「重点支援区域」に選定する。（再検証対象医療機関が含まれる医療機能再編事例かどうかは優先順位に影響しない。）
　・複数設置主体による医療機能再編等を検討する事例
　・できる限り多数の病床数を削減する統廃合を検討する事例
　・異なる大学病院等から医師派遣を受けている医療機関の機能再編等を検討する事例
　・人口規模や関係者の多さ等から、より困難が予想される事例

(4) これまでの選定区域（13道県19区域）
① 1回目（2020年1月31日）に選定した重点支援区域
　・宮城県（仙南区域、石巻・登米・気仙沼区域）
　・滋賀県（湖北区域）
　・山口県（柳井区域、萩区域）
② 2回目（2020年8月25日）に選定した重点支援区域
　・北海道（南空知区域、南檜山区域）
　・新潟県（県央区域）
　・兵庫県（阪神区域）
　・岡山県（県南東部区域）
　・佐賀県（中部区域）
　・熊本県（天草区域）
③ 3回目（2020年1月22日）に選定した重点支援区域
　・山形県（置賜区域）
　・岐阜県（東濃区域）

④ 4回目（2021年12月３日）に選定した重点支援区域
・新潟県（上越構想区域、佐渡構想区域）
・広島県（尾三構想区域）
⑤ 5回目（2022年４月27日）に選定した重点支援区域
・山口県（下関構想区域）
⑥ 6回目（2023年３月24日）に選定した重点支援区域
・青森県（青森地域構想区域）

出典：第31回地域医療構想に関するワーキンググループ「地域における取組状況（重点支援区域）について」（2021年２月12日）、厚生労働省ホームページ「報道発表資料」（2021年12月３日、2022年４月27日、2023年３月24日）

4 自治体立病院に係る地方財政措置

公立病院経営強化の推進にあたり、「公立病院経営強化プラン」の策定が求められているが、このうち財政措置に関する部分等について、2022年４月１日に総務省より「公立病院経営強化の推進に係る財政措置等の取扱いについて（通知）」が発出されており、その概要は次のとおりである。

（1）機能分化・連携強化に伴う施設・設備の整備に係る措置

機能分化・連携強化に伴う公立病院の施設・設備の整備費について、病院事業債（特別分）を措置し、その元利償還金の３分の２を一般会計からの繰入れ対象とするとともに、当該病院事業債（特別分）の元利償還金の40％について普通交付税措置を講じる。

（2）新たな経営主体の設立等に際しての出資に係る措置

機能分化・連携強化に伴う新たな一部事務組合、広域連合又は地方独立行政法人（以下「一部事務組合等」という。）の設立又は既存の一部事務組合等への参画に際し、病院の経営基盤を強化し、健全な経営を確保するために行う一部事務組合等への出資（当該一部事務組合等が構成団体の病院事業会計から継承する不良債務の額を限度とする。）について、病院事業債（一般会計出資債）を措置する。

（3）施設の除却等に係る措置

機能分化・連携強化に伴う公立病院の医療提供体制の見直しにより不要となる病棟等施設の除却等に要する経費の財源に充てるため、一般会計からの繰出金の額の一部に0.5を乗じた額について、特別交付税措置を講じる。措置の対象となる繰出金の額は、建物の除却又は売却等に伴い現に支出する額及び解体撤去費に相当する額とする。ただし、建物の除却又は売却等に伴い現に支出する額からは土地・建物売却代金又は不動産評価額のうちいずれか大きい額及び病床削減に伴う普通交付税措置（予定）額を控除する。

（4）医師派遣等に係る財政措置

医師等の確保が困難である地域等の医療提供体制を確保するため、都道府県が地域医療構想や医師確保計画等との整合性を確認した経営強化プランに記載された医師・看護師等の派遣や派遣受入れのうち、2027年度までに行われる公立病院の医師派遣等に要する経費について、医師等を派遣する医療機関及び医師等の派遣を受け入れる医療機関に係る特別交付税措置を講じる。

（5）その他の財政措置の見直し等
① 施設整備費に係る病院事業債の元利償還金に対する地方交付税措置

施設整備費に係る病院事業債（病院事業債（特別分）を含む。）については、建物の建築

単価が 1 ㎡当たり40万円以下の部分に相当する額に係る元利償還金について地方交付税措置を講じる。

② 他用途への転用に伴う経費に係る措置

施設の他用途への転用に際しては、既往地方債の繰上償還措置が必要な場合に借換債を措置するとともに、経過年数が10年以上の施設等の財産処分である場合には従来の元利償還金に対する普通交付税措置を継続する。

③ 退職手当の支給に要する経費に係る措置

指定管理者制度の導入等に際し必要となる退職手当の支給に要する経費について、退職手当債による措置の対象とする。

④ 病床数に応じた普通交付税算定の特例

最大使用病床の減少に伴う算定額の減少について、変動を緩和する算定を行うとともに、機能分化・連携強化等に伴う許可病床の削減が行われた場合、病床削減により必要となる経費を加算する措置を講じる。

⑤ 不採算医療・特殊医療等に対する特別交付税措置等

不採算地区の病院（不採算地区の中核的な病院を含む。）に対する措置を含め、不採算医療・特殊医療等については、引き続き特別交付税措置等を講じる。また、最大使用病床の減少に伴う基準額の減少について、変動を緩和する措置を講じる。

⑥ 運営費負担金等及び指定管理料等の取扱い

本通知において、公営企業型地方独立行政法人が経営する病院における運営費負担金等及び指定管理者制度を導入する病院における指定管理料等のうち、一般会計から病院事業会計への地方公営企業繰出金に相当する額については、当該繰出金に準じて地方交付税措置の対象とする。

⑦ 公的病院等への助成に対する特別交付税措置

公的病院等の運営費に対する地方公共団体の助成については、上記⑤の公立病院の不採算医療・特殊医療等に対する措置に準じて、引き続き特別交付税措置を講じる。

出典：総務省「公立病院経営強化の推進に係る財政措置等の取扱いについて（通知）」（2022年 4 月 1 日）

【参考文献】
・厚生労働省「令和 3 年医療施設（動態）調査・病院報告」（2022年 9 月30日）
・中央社会保険医療協議会「医療経済実態調査」（2021年11月）
・総務省「持続可能な地域医療提供体制を確保するための公立病院経営強化ガイドライン」（2022年 3 月29日）
・総務省「主に令和 4 年度以降に行う機能分化・連携強化の状況（令和 5 年 3 月末時点）」（2023年 3 月）
・厚生労働省ホームページ「報道発表資料」（2021年12月 3 日、2022年 4 月27日、2023年 3 月24日）
・総務省「公立病院経営強化の推進に係る財政措置等の取扱いについて（通知）」（2022年 4 月 1 日）
・第31回地域医療構想に関するワーキンググループ「地域における取組状況（重点支援区域）について」（2021年 2 月12日）

　厚生労働省が2017年に行った「人生の最終段階における医療に関する意識調査結果」では、60％以上の国民が最期を迎えたい場所として自宅を希望していた。在宅医療はこのような要望に応えて、患者の社会生活を維持しながら治療ができるうえ、医療費の削減にも貢献するため、患者側のニーズに加え、政策的な重要性も高まっている分野である。

　患者が居宅で受ける医療行為には、訪問診療等の在宅医療のほか、訪問リハビリテーション（以下、「訪問リハ」という。）や訪問看護、自宅で受ける投薬指導等がある。これらは当初、医療機関（医療保険）によって提供されていたが、2000年の介護保険制度の開始以降は介護保険給付によるサービスが提供されるようになり、現在は両者が併存している。実施内容は共通しており、例えば訪問看護では、療養上の世話（食事、栄養、排泄、清潔保持の管理・援助、ターミナルケア等）、診療の補助（じょく瘡の処置、カテーテル等の医療器具装着中の管理等）、リハビリテーション、家族支援（家族への療養上の指導や相談、家族の健康管理等）、在宅医療への移行に係る支援等を行っている。

　高齢者が住み慣れた地域で自分らしい生活を安心して送ることができるようにするためには、在宅医療の充実に加え、医療と介護の連携を促進することが重要である。

　本節では、在宅医療関連の数値を確認しながら、在宅医療の現状と課題、及び新たな施策についてみていく。

　在宅医療サービスの実施状況は、前回データと比較すると、全ての在宅医療サービスで増加しており、最も多く件数が増加しているのは「在宅患者訪問診療」であった。

■ 在宅医療サービスの実施状況

	医療保険等による									介護保険による（含介護予防）		
	往診	在宅患者訪問診療	歯科訪問診療	救急搬送診療	在宅患者訪問看護・指導	精神科在宅患者訪問看護・指導	在宅患者訪問リハ指導管理	訪問看護ステーションへの指示書の交付	在宅看取り	居宅療養管理指導	訪問看護	訪問リハ
病院	22,719	199,205	11,156	15,035	31,351	97,749	14,834	92,756	1,856	89,053	118,818	233,723
一般診療所	190,956	1,278,024	27,625	2,517	62,754	29,084	13,403	222,145	13,429	557,638	33,339	103,728
合計	213,675	1,477,229	38,781	17,552	94,105	126,833	28,237	314,901	15,285	646,691	152,157	337,451

（注）数値は2020年9月中に実施された件数である。
出典：厚生労働省「令和2年医療施設（静態・動態）調査・病院報告」（2022年4月27日）を基に作成。

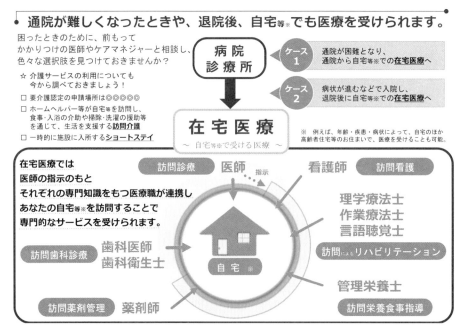

出典：厚生労働省「全国在宅医療会議」資料（2019年2月27日）

1 在宅医療の規模（概観）

（1）在宅医療費及び訪問看護医療費の推移

　以下は、在宅医療費及び訪問看護医療費の推移を示したものである（訪問リハ及び訪問看護に関する介護保険拠出分の費用は含んでいない。）。

　在宅医療費は2013年以降増加傾向が続いており、2020年には約1兆2,430億円となっている。2019年に比べると減少しているが、この背景として、2020年に新型コロナウイルスの影響による居宅への訪問控え・利用控えなどが起こったことが推測される。

　なお、医療診療報酬点数に占める在宅医療報酬点数の割合も増加しており、下記のグラフに記載はないものの、2020年には初めて4％を超えている。また、訪問看護医療費は一貫して増加傾向にあり、2020年には約3,254億円となっている。

　在宅医療費と訪問看護医療費の合計額を在宅医療の市場規模と捉えると、2020年には市場規模が約1兆5,684億円となる。これは国民医療費の約3.7％に当たり、2013年からコロナ禍の2020年まで、国民医療費に占める割合は一貫して上昇し続けている。

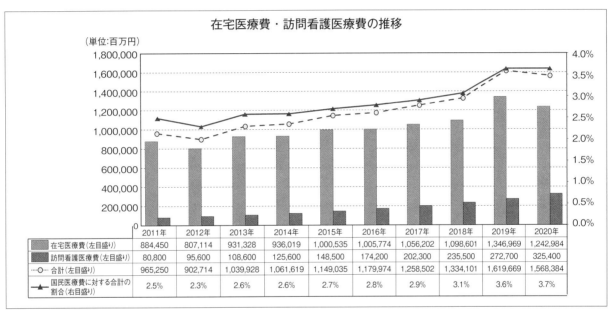

在宅医療費・訪問看護医療費の推移

（単位:百万円）

	2011年	2012年	2013年	2014年	2015年	2016年	2017年	2018年	2019年	2020年
在宅医療費(左目盛り)	884,450	807,114	931,328	936,019	1,000,535	1,005,774	1,056,202	1,098,601	1,346,969	1,242,984
訪問看護医療費(左目盛り)	80,800	95,600	108,600	125,600	148,500	174,200	202,300	235,500	272,700	325,400
合計(左目盛り)	965,250	902,714	1,039,928	1,061,619	1,149,035	1,179,974	1,258,502	1,334,101	1,619,669	1,568,384
国民医療費に対する合計の割合(右目盛り)	2.5%	2.3%	2.6%	2.6%	2.7%	2.8%	2.9%	3.1%	3.6%	3.7%

（注）在宅医療費は、社会医療行為別調査における在宅医療診療報酬点数の医科診療報酬点数に対する割合を、国民医療費における一般診療医療費に掛けて算出した。一般診療医療費とは、国民医療費のうち、歯科診療医療費、薬局調剤医療費、入院時食事・生活医療費、訪問看護医療費を除いたものである。
出典：厚生労働省「国民医療費」、厚生労働省「社会医療診療行為別調査」（いずれも2011年〜2021年）を基に作成。

（2）往診・訪問診療を受けた患者数（2020年）

　厚生労働省「患者調査」の推計によれば、2020年に往診・訪問診療を受けた患者数は約173.6千人であり、前回比▲6.5千人となっている。年齢階級別にみると、0 ～ 14歳までの患者数が約0.4千人、15歳～ 34歳までが約1.8千人、35歳～ 64歳までが約11.2千人、65歳以上が約159.6千人となっている。年齢階級が上がるほど患者数も増加する傾向にあり、特に65歳以上の患者が全体の約91.9％と大部分を占めている。また、75歳以上は、約142.3千人と全体の約81.9％を占めており、在宅医療の患者は、高齢者、特に75歳以上の高齢者が大部分を占めていることがわかる。

　若年層で往診・訪問医療を必要としているのは、神経難病や外傷後後遺症などの障害を持つ患者と推測されるが、往診・訪問診療を受けた患者全体からみた割合は少ない。

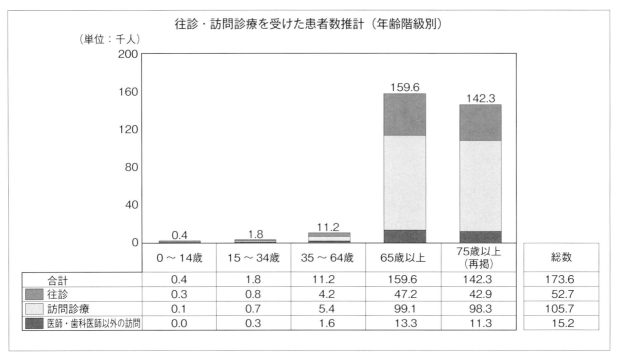

往診・訪問診療を受けた患者数推計（年齢階級別）

（単位：千人）

	0 ～ 14歳	15 ～ 34歳	35 ～ 64歳	65歳以上	75歳以上 （再掲）	総数
合計	0.4	1.8	11.2	159.6	142.3	173.6
往診	0.3	0.8	4.2	47.2	42.9	52.7
訪問診療	0.1	0.7	5.4	99.1	98.3	105.7
医師・歯科医師以外の訪問	0.0	0.3	1.6	13.3	11.3	15.2

（注1）「往診」とは患者の要請に応じ、都度、患者宅を訪問し、診療を行うものをいい、「訪問診療」とは患者宅に計画的、定期的に訪問し、診療を行うものをいう。
（注2）歯科診療所の患者数を含む。
出典：厚生労働省「令和2年患者調査」（2022年6月30日）を基に作成。

② 医療機関の状況

（1）在支診・在支病届出件数

　在宅療養支援診療所（以下、「在支診」という。）は在宅医療普及の促進策として2006年に新設されたもので、診療報酬上の優遇による促進政策が図られている。施設中心の医療・介護制度を見直し、自宅でも終末期まで医療が受けられる仕組み（在宅医療制度）を整えるための拠点となるべく整備が進められており、24時間対応、往診、看取りを行う医療機関である。創設当初は診療所のみであったが、2008年から病院（在宅療養支援病院。以下、「在支病」という。）にも拡大された。

　在支診の届出件数は2016年まで増加傾向であったが、2017年には一度減少し、2018年以降は再び増加している。在支病の届出件数は制度開始以降、増加傾向にあり、2012年には在支診・在支病ともに機能強化型が新設されている。しかし、一方で在支診・在支病のない基礎自治体もあり、在支診をみると、強化型、従来型の両方がない自治体は全自治体の27.3％、在支病をみると、同62.8％となっている。

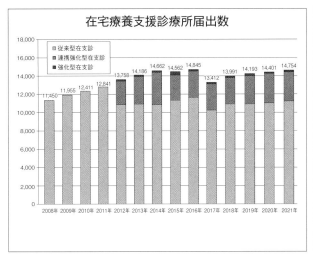

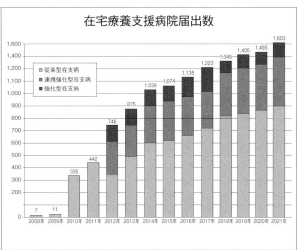

出典：厚生労働省「在宅医療に係る地域別データ集」（2023年5月9日）を基に作成。

在宅療養支援診療所及び在宅療養支援病院のない基礎自治体

（2021年3月31日時点）

		計	市	町	村	23区
全自治体		1,741 （100.0%）	792 （100.0%）	743 （100.0%）	183 （100.0%）	23 （100.0%）
在宅療養支援診療所	強化型がない自治体	1,137 （65.3%）	327 （41.3%）	642 （86.4%）	168 （91.8%）	0 （0.0%）
	従来型がない自治体	547 （31.4%）	57 （7.2%）	346 （46.6%）	144 （78.7%）	0 （0.0%）
	両方ない自治体	476 （27.3%）	33 （4.2%）	309 （41.6%）	134 （73.2%）	0 （0.0%）
在宅療養支援病院	強化型がない自治体	1,396 （80.2%）	553 （69.8%）	686 （92.3%）	183 （100.0%）	4 （17.4%）
	従来型がない自治体	1,268 （72.8%）	433 （54.7%）	650 （87.5%）	179 （97.8%）	5 （21.7%）
	両方ない自治体	1,093 （62.8%）	316 （39.9%）	597 （80.3%）	179 （97.8%）	1 （4.3%）

出典：厚生労働省「在宅医療に係る地域別データ集」（2023年5月9日）を基に作成。

（2）都道府県別在宅療養支援診療所及び在宅療養支援病院数（人口10万人当たり）

　以下は、人口10万人当たりの在支診・在支病の数を都道府県別に示したものである。参考に高齢化率もあわせて示した。在支診・在支病は西日本で整備が進んでおり、西高東低の傾向がみられる。また、秋田県や高知県のように高齢化率が高くても施設数が少ない県がある一方で、大阪府や広島県のように高齢化率が低くても施設数が多い地域もあり、在支診・在支病の整備状況と高齢化率との間には相関がみられなかった。

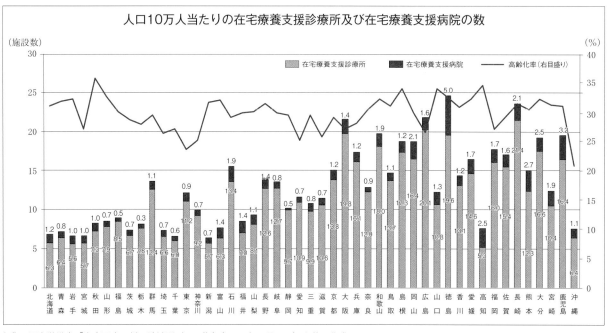

出典：厚生労働省「在宅医療に係る地域別データ集」（2023年５月９日）を基に作成。

（3）都道府県別訪問看護ステーション数（要介護認定者千人当たり）

　以下は、要介護認定者千人当たりの訪問看護ステーション数を都道府県別に示したものである。在支診・在支病のような西高東低の偏りはみられず、各ブロックに訪問看護ステーション数が少ない県と多い県が混在することが特徴となっている。例えば関東甲信越では新潟県で少ない一方、群馬県、東京都で多い。

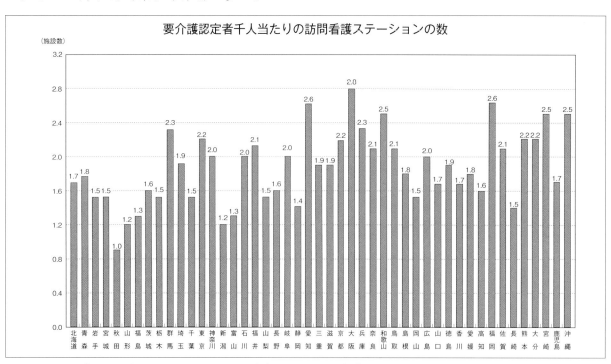

出典：厚生労働省「令和３年介護サービス施設・事業所調査」（2022年12月27日）、「平成30年度介護保険事業状況報告」（2020年７月３日）を基に作成。

③ 在宅医療における傷病別患者数の推移

　以下は、厚生労働省「患者調査」のデータを基に、退院後の行き先の変化についてまとめたものである。(1)は傷病別に退院後の行き先について、(2)は在宅医療（訪問診療・訪問看護等）（以下、「在宅医療」という。）を受ける患者数について分析を行った。

（1）傷病別患者の退院後の行き先

　傷病別に退院後の行き先をまとめると、以下のとおりである。2020年データで「家庭」の割合が高い傷病は、2020年データで「家庭」の割合が高い傷病は、「Ⅵ　神経系の疾患」が99.4%、「Ⅶ　眼及び付属器の疾患」が98.7%、「ⅩⅣ　腎尿路生殖器系の疾患」が98.0%となっている。

傷病別退院後の行き先

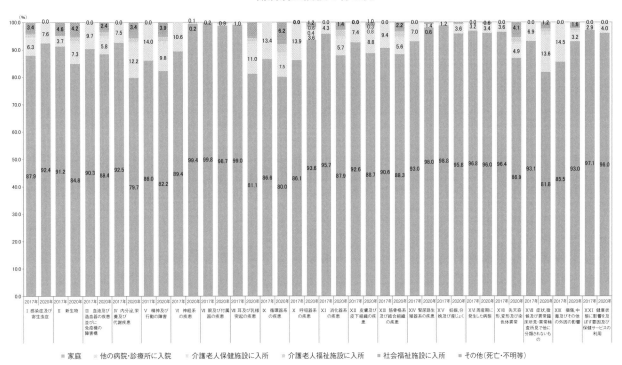

出典：厚生労働省「平成29年患者調査」（2019年3月1日）、「令和2年患者調査」（2022年6月30日）を基に作成。

（2）在宅医療の患者数の推移

　前述の「家庭」を「当院通院」、「他の病院・診療所に通院」、「在宅医療」及び「その他」に細分化したうえで、在宅医療を抽出し、2017年又は2020年において患者数が確認できた17の傷病別に推移をまとめると、以下のとおりである。

　2017年と比べ2020年に在宅医療を受ける患者数が大きく増えた傷病（0.3千人以上増加）は、「Ⅱ　新生物」、「ⅩⅢ　筋骨格系及び結合組織の疾患」、「ⅩⅣ　腎尿路生殖器系の疾患」であり、大きく減った（0.3千人以上減少）傷病は「Ⅹ　呼吸器系の疾患」である。

傷病別退院後の行き先のうち、在宅医療を受ける患者数の推移

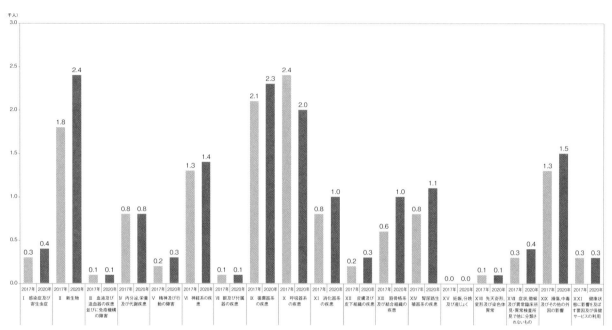

出典：厚生労働省「平成29年患者調査」（2019年３月１日）、「令和２年患者調査」（2022年６月30日）を基に作成。

④ 訪問看護

（1）訪問看護利用者数の推移

　訪問看護における１か月当たりの利用者数は、2011年以降急速に増加しており、2021年は約94万人となっている。特に近年は医療保険における利用者の割合が増えており、その割合が利用者全体の23%であった2009年に対し、2020年においては約38%を占めるに至っている。

　利用者一人当たりの１か月の訪問回数は、介護保険の介護度別にみると要介護５の利用者が最も多く、続いて医療保険の利用者が多くなっている。職種別にみると、理学療法士等の訪問は医療保険と要介護５、看護職員の訪問は要介護５の利用者が最も多くなっている。

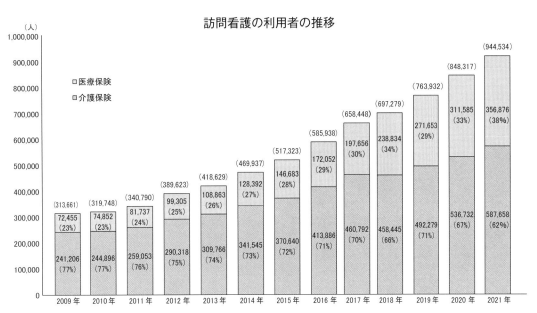

訪問看護の利用者の推移

出典：厚生労働省「介護サービス施設・事業所調査」（2009年〜2021年の各年９月）を基に作成。

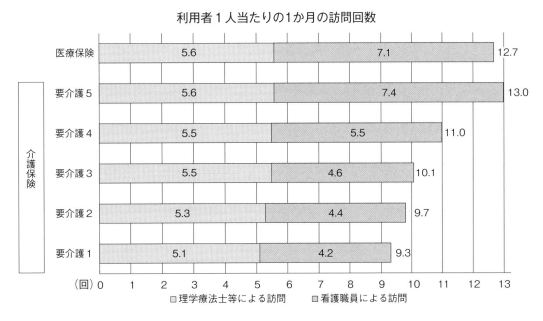

利用者１人当たりの1か月の訪問回数

出典：厚生労働省「介護サービス施設・事業所調査」（2019年９月）を基に作成。

（2）訪問看護の実施内容（2019年）

　以下は、介護サービス施設・事業所調査において、2019年9月中に看護内容の提供があった訪問看護の利用者数を割合で示したものである。介護保険利用者は全体の約7割、医療保険利用者は約3割であった。

　訪問看護の実施内容をみると、最も医療保険比率が高いのは「介護職員によるたんの吸引等の実施状況の確認・支援」、介護保険比率が最も高いのは「その他リハビリテーション」であった。

訪問看護の医療・介護保険利用者の内訳

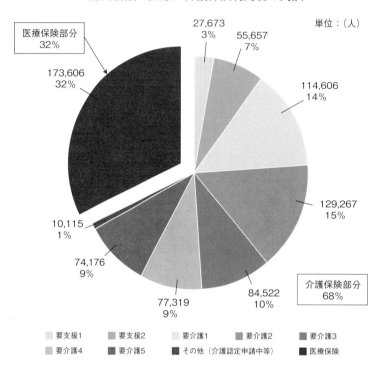

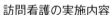

訪問看護の実施内容

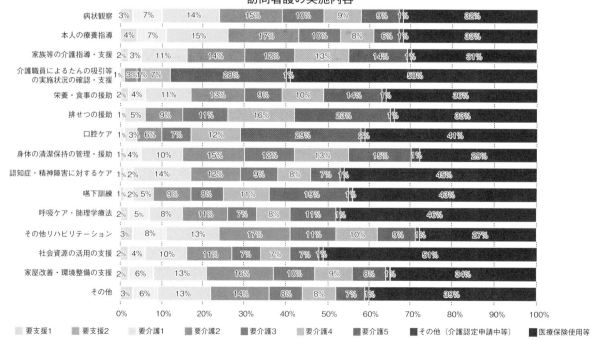

出典：厚生労働省「介護サービス施設・事業所調査」（2019年9月）を基に作成。

（3）在宅ターミナルケア加算（在宅患者訪問診療料）の算定回数

　保険医療機関が在宅で療養を行っている患者であって通院が困難なものに対して、診療に基づく訪問看護計画により、保健師、助産師、看護師又は准看護師（以下、この項において「看護師等」という。）を訪問させて看護又は療養上必要な指導を行った場合に、当該患者1人について日単位で在宅患者訪問診療料を算定できる。

　この在宅患者訪問診療料において、在宅で死亡した患者又は特別養護老人ホームその他これに準ずる施設（以下、この項において「特別養護老人ホーム等」という。）で死亡した患者に対して、保険医療機関の保険医の指示により、その死亡日及び死亡日前14日以内に、2回以上訪問看護・指導を実施し、かつ、訪問看護におけるターミナルケアに係る支援体制について患者及び家族等に対して説明した上でターミナルケアを行った場合は、在宅ターミナルケア加算の算定が可能となる。

　在宅ターミナルケアの算定回数は大きく増加傾向にあり、特に機能強化した在宅療養支援診療所等は2012年から2020年までの間に約3.6倍も算定数が増えている。

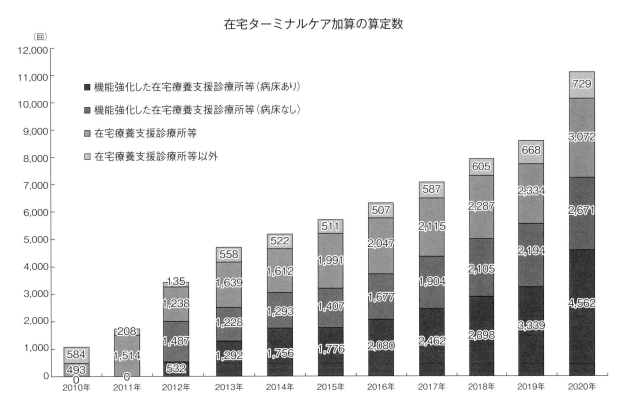

在宅ターミナルケア加算の算定数

出典：厚生労働省「令和2年社会医療診療行為別統計」（2021年6月30日）を基に作成。

（4）訪問看護の実施事業所・医療機関数の推移

　訪問看護ステーションについては、医療保険・介護保険ともに増加傾向にあり、2021年は医療保険が13,554施設、介護保険が13,221施設となっている。また、従たる事業所（サテライト）のある訪問看護ステーションも増加している。なお、従たる事業所（サテライト）とは、利用者宅に近い場所から、より効率的に訪問看護を提供するため、待機や道具の保管、着替え等を行う出張所等であり、一定の要件を満たすものについては、一体的な指定訪問看護の提供の単位として、従たる事業所（サテライト）を主たる事業所と含めて指定することが可能となっている。

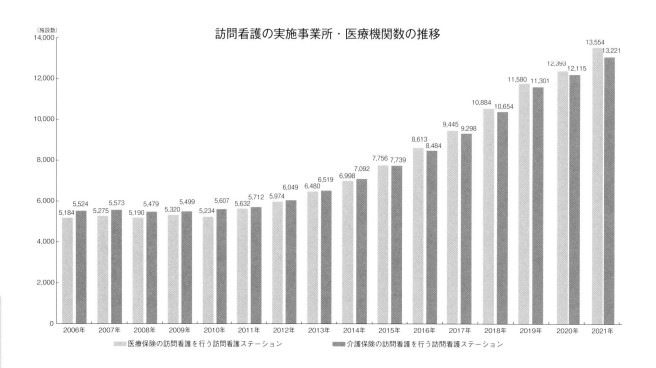

訪問看護の実施事業所・医療機関数の推移

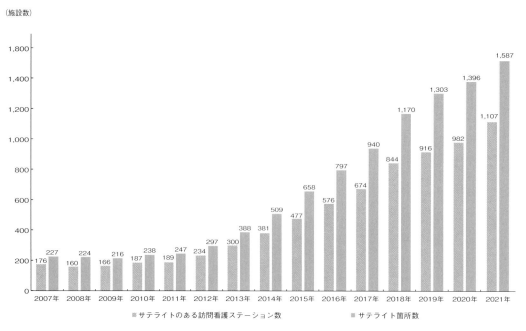

サテライトのある訪問看護ステーション数の推移

出典：厚生労働省「介護サービス施設・事業所調査」（2006〜2021年の各9月）を基に作成。

（5）訪問看護ステーションの従事者数の推移

　2021年の従事者数は、総数108,614人で2016年以降は毎年約１万人前後のペースで増加している。また、看護職員の就業場所別の割合としては、訪問看護ステーションは４％であった。近年は、看護師、理学療法士やその他の職員の従事者数が著しく増加している。背景に、訪問リハビリテーションのニーズの増加や複合型サービス（看護小規模多機能型居宅介護）、定期巡回・随時対応型訪問介護看護サービスの普及により、医療と介護両方に対応するサービスが増えていることがある。

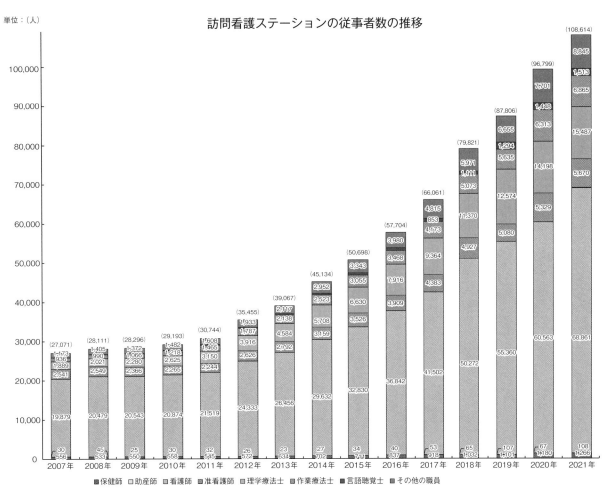

訪問看護ステーションの従事者数の推移

出典：厚生労働省「介護サービス施設・事業所調査」（2007〜2021年の各９月）を基に作成。

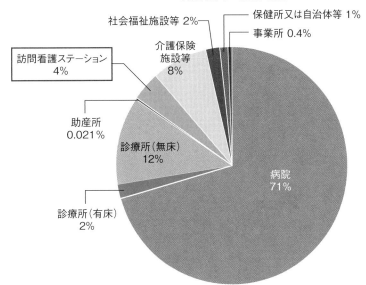

看護職員の就業場所

出典：厚生労働省「衛生行政報告例」（2020年９月）を基に作成。

第１章　●　医療　第８節　在宅医療の充実

（6）訪問看護の費用

　医療保険における訪問看護療養費は、2007年において約518億円（国民医療費に対する割合は約0.15％）であったが、2020年には約3,254億円（同約0.76％）にまで増加した。また、介護保険における訪問看護費は、2007年の約1,266億円（国民介護費に対する割合は約1.96％）から、2021年には約3,724億円（同約3.38％）となり、医療保険の訪問看護療養費、介護保険の訪問看護費どちらも増加傾向にある。

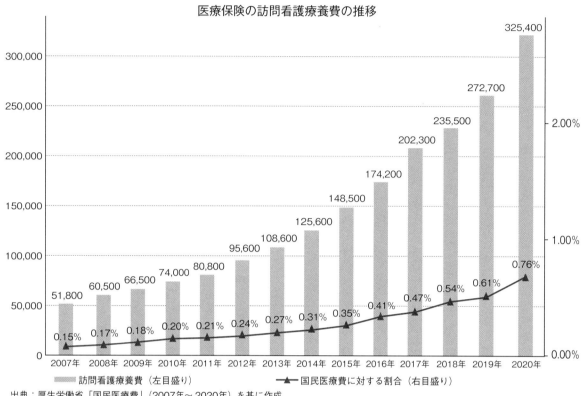

医療保険の訪問看護療養費の推移

出典：厚生労働省「国民医療費」（2007年〜2020年）を基に作成。

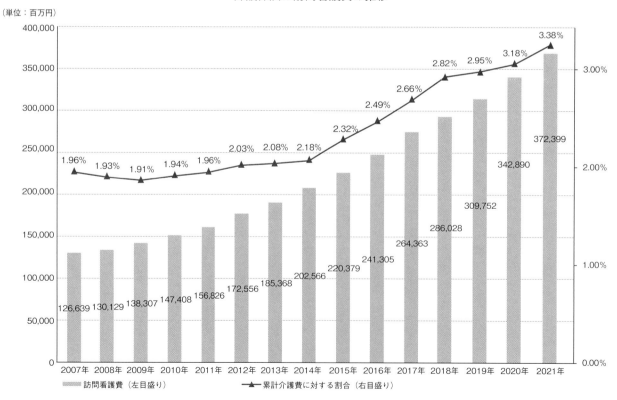

介護保険の訪問看護費の推移

出典：厚生労働省「介護給付費等実態調査」（2007年〜2021年）を基に作成。

5 地域包括ケア実現への進捗状況

（1）医療における地域包括ケア

　地域包括ケアを支える病床の位置づけを整理すると、下記のようになる。

　特に地域包括ケアに関連が深く、実現に必要不可欠な病床は赤枠で示した。

　次の①以降では、施設数や病棟数、病床数などを提示し、医療における地域包括ケアの推進の状況をまとめた。

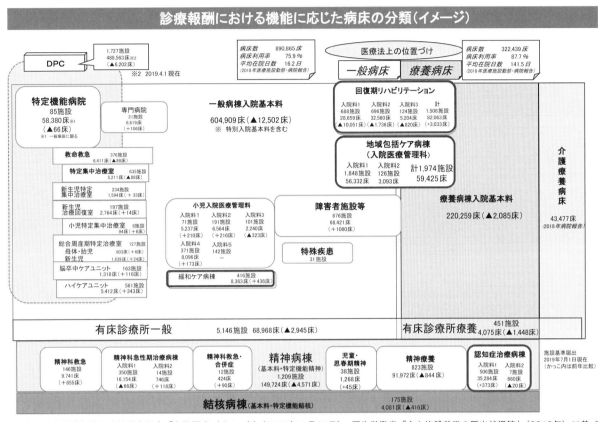

診療報酬における機能に応じた病床の分類（イメージ）

出典：中央社会保険医療協議会総会「入院医療（その1）」（2017年1月25日）、厚生労働省「主な施設基準の届出状況等」（2019年）に基づき作成。

① 地域包括ケア病棟

　地域包括ケア病棟は、2014年度診療報酬改定で新設され、急性期からの患者の受入れや在宅・生活復帰支援など地域包括ケアを支える病棟として期待されている。施設基準に、医療機関内に在宅復帰支援担当を配置することなどがある。2021年時点で地域包括ケア病棟の届出を行っている病床数は88,020床、医療機関数は2,709施設であった。

地域包括ケア病棟の届出状況

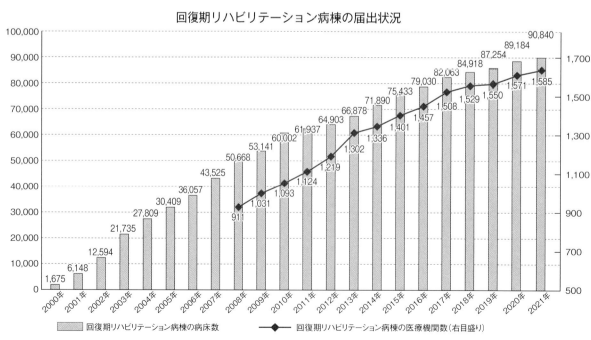

出典：厚生労働省「主な施設基準の届出状況等」（2014年〜2021年）を基に作成。

② 回復期リハビリテーション病棟

　回復期リハビリテーション病棟は、住み慣れた場所での生活を支援する柱として期待されており、施設基準に、専従常勤のＰＴ、ＯＴなどのリハビリ専門職の配置がある。2021年の病棟の届出を行っている病棟数は90,840床、1,585施設に増えている。

回復期リハビリテーション病棟の届出状況

出典：厚生労働省「主な施設基準の届出状況等」（2000年〜2021年）を基に作成。

③ 認知症治療病棟

認知症治療病棟は、2021年には、病床数38,368床、医療機関数は553施設となっており、回復期リハビリテーション病棟などと比較すると増加率は緩やかである。背景には、介護分野における認知症高齢者グループホームなど、認知症治療病棟以外の受け皿が増えていることが影響していると考えられる。

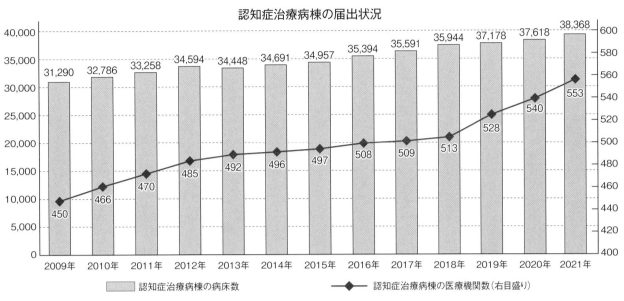

認知症治療病棟の届出状況

出典：厚生労働省「主な施設基準の届出状況等」（2009年〜2021年）を基に作成。

④ 緩和ケア病棟

地域包括ケアシステムの推進においては、患者にとって選択肢が多いことはより安心した最期を迎える上で大切なことであり、地域内での看取りの場所として在宅、緩和ケア病棟なども選択肢のひとつとなる。

2021年の緩和ケア病棟の病床数は9,030床、医療機関数は456施設となっている。

緩和ケア病棟の届出状況

出典：厚生労働省「主な施設基準の届出状況等」（2008年〜2021年）を基に作成。

（2）介護における地域包括ケア

　介護分野での地域包括ケアに関わる高齢者向け施設・住まいの利用者数の状況としては、2000（平成12）年と2021（令和3）年を比較すると、介護老人福祉施設、有料老人ホーム、サービス付き高齢者向け住宅を中心に増加し、軽費老人ホームは微増している。一方、介護療養型医療施設は減少し、養護老人ホームは微減している。

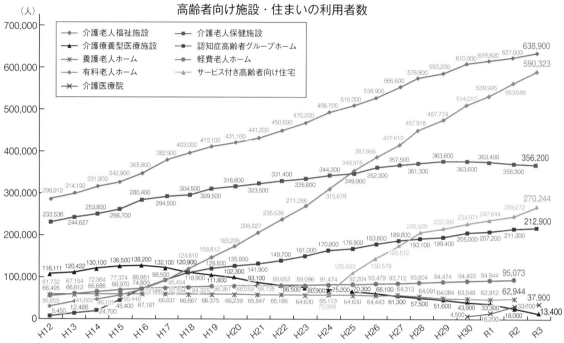

高齢者向け施設・住まいの利用者数

（注1）介護保険施設及び認知症高齢者グループホームは、平成12年及び13年は「介護サービス施設・事業所調査（10月1日時点）」、平成14年から29年は「介護給付費等実態調査（10月審査分）」、平成30年以降は「介護給付費等実態統計（10月審査分）」による。
（注2）介護老人福祉施設は、介護福祉施設サービスと地域密着型介護老人福祉施設入所者生活介護を合算したもの。
（注3）認知症高齢者グループホームは、平成12年から平成16年は痴呆対応型共同生活介護、平成17年以降は認知症対応型共同生活介護により表示。（短期利用を除く。）
（注4）養護老人ホーム・軽費老人ホームは、「社会福祉施設等調査（令和2年10月1日時点）」による。ただし平成21年から平成23年は調査票の回収率から算出した推計値であり、平成24年以降は基本票の数値。（利用者数ではなく定員数）
（注5）有料老人ホームは、厚生労働省老健局の調査結果（利用者数ではなく定員数）による。サービス付き高齢者向け住宅を除く。
（注6）サービス付き高齢者向け住宅は、「サービス付き高齢者向け住宅情報提供システム（令和3年9月30日時点）」による。（利用者数ではなく登録戸数）
出典：社会保障審議会介護保険部会「地域包括ケアシステムの更なる深化・推進について」（2022年5月16日）を基に作成。

(3) 共生型サービスの活用

　65歳を境に、サービス事業所の切り替えによる障害福祉サービス利用者の不利益を軽減するため、2018年度の障害福祉サービス、介護福祉サービスの同時改定により、「共生型サービス」が新たに創設された。

　これにより、障害福祉、介護保険どちらかの指定を受けてサービスを実施している事業者がもう一方の指定を受けやすくなり、障害福祉、介護保険それぞれのサービスを同じ事業者が一体的に提供できるようになった。地域包括ケアの実現を含む各地域で発生している課題の解決や目標達成の一助となることが期待されている。

　この特例を活用し、同一事業所において、介護保険サービスと障害福祉サービスの両方を提供することで、次のような取組みが可能になる。

・障害者が65歳以上になっても、同一事業所を継続利用できるようになる。
・高齢者・障害児者とも、利用できる事業所の選択肢が増える。
・「介護」や「障害」といった枠組みにとらわれず、多様化・複雑化している福祉ニーズに臨機応変に対応することができる。
・地域共生社会を推進するためのきっかけとなる。
・人口減少社会にあっても、地域の実情に応じたサービス提供体制整備や人材確保を行うことができる。

共生型サービスの概要

出典：厚生労働省ホームページ「共生型サービス」

　共生型サービスの対象となるサービスは、①高齢障害者の介護保険サービスの円滑な利用を促進する観点から、介護保険優先原則が適用される介護保険と障害福祉両方の制度に相互に共通するサービス、②現行の基準該当障害福祉サービスとして位置付けられているサービスとされており、具体的には、ホームヘルプサービス、デイサービス、ショートステイがある。

　例えば、従来介護保険サービスとしてホームヘルプサービス（訪問介護）、デイサービス（通所介護・地域密着型通所介護）、ショートステイ（（介護予防）短期入所生活介護）の指定を受けている事業所は、共生型障害福祉サービスのホームヘルプサービス、デイサービス、ショートステイに相当するサービスを提供することができる。

　また、介護保険サービス事業所が共生型障害福祉サービスも提供する場合、利用者の年齢・状態像に応じ、利用者ごとに介護保険サービス、共生型障害福祉サービスのいずれかを提供

し、サービス費用の請求は、介護保険サービス利用者については介護保険サービス費について、共生型障害福祉サービス利用者については障害福祉サービス費について行うこととなっている。

共生型サービスの対象となるサービス

○ 共生型サービス創設の目的に照らし、以下のサービスを対象としている。
　① 高齢障害者の介護保険サービスの円滑な利用を促進する観点から、介護保険優先原則が適用される介護保険と障害福祉両方の制度に相互に共通するサービス
　② 現行の基準該当障害福祉サービスとして位置付けられているサービス

	介護保険サービス		障害福祉サービス等
ホームヘルプサービス	○ 訪問介護	⬌	○ 居宅介護 ○ 重度訪問介護
デイサービス	○ 通所介護 ○ 地域密着型通所介護	⬌	○ 生活介護 (主として重症心身障害者を通わせる事業所を除く) ○ 自立訓練 (機能訓練・生活訓練) ○ 児童発達支援 (主として重症心身障害児を通わせる事業所を除く) ○ 放課後等デイサービス (同上)
ショートステイ	○ 短期入所生活介護 ○ 介護予防短期入所生活介護	⬌	○ 短期入所
「通い・訪問・泊まり」といったサービスの組合せを一体的に提供するサービス※	○ 小規模多機能型居宅介護 ○ 介護予防小規模多機能型居宅介護 ○ 看護小規模多機能型居宅介護 　　　　□ 通い	⇒	○ 生活介護 (主として重症心身障害者を通わせる事業所を除く) ○ 自立訓練 (機能訓練・生活訓練) ○ 児童発達支援 (主として重症心身障害児を通わせる事業所を除く) ○ 放課後等デイサービス (同上)
	□ 泊まり	⇒	○ 短期入所

※ 障害福祉サービスには介護保険の (看護) 小規模多機能型居宅介護と同様のサービスはないが、障害福祉制度における基準該当の仕組みにより、障害児・者が (看護) 小規模多機能型居宅介護に通ってサービスを受けた場合等に、障害福祉の給付対象となっている。

出典：厚生労働省ホームページ「共生型サービス」

その後、共生型サービスを手がける事業所数（実施（請求）事業所数、2022年11月審査分）は1,235（障害福祉サービス事業所が共生型介護保険サービスを請求：179、介護保険事業所が共生型障害福祉サービスを請求：1,056）と、2021年から184事業所増加した。自治体の介護保険サービス・障害福祉サービスの各所管部署間の連携・調整の難しさ、事業者の障害福祉サービスに対する人材・ノウハウ不足、書類作成等手続きの煩雑さ等の課題はあるものの、地域共生社会の実現のためにも、高齢者、障害者、児童も同じように支えられる共生型サービス事業者の増加が期待されている。

共生型サービスの請求事業所数
（障害福祉サービス事業所が共生介護保険サービスの指定を受ける場合）

（令和4年11月審査分（10月サービス提供分））

種類		指定を受けている 障害福祉サービス	共生型の 請求事業所数 （※2）	（参考） サービス全体の 請求事業所数
訪問介護			**16**	34,642
	（内訳）	指定居宅介護事業所	10	－
		指定重度訪問介護事業所	6	－
通所介護（※1）			**151**	43,226
	（内訳）	指定生活介護事業所	140	－
		指定自立訓練事業所	8	－
		指定児童発達支援事業所	0	－
		指定放課後等デイサービス事業所	3	－
短期入所生活介護			**12**	10,631
	（内訳）	指定短期入所事業所	12	－
合計			**179**	－

（出典）国保連合会保有給付実績情報について、介護保険総合データベースの任意集計を実施。
（※1）通所介護は地域密着型通所介護を含む件数。
（※2）同一事業所において、複数のサービスから算定されている事業所を含む。

共生型サービスの請求事業所数
（介護保険事業所が共生型障害福祉サービスの指定を受ける場合）

（令和4年11月審査分（10月サービス提供分））

種類		指定を受けている 介護保険サービス（※）	共生型の 請求事業所数	（参考）サービス全体の 請求事業所数
【障害福祉サービス】			**900**	－
	居宅介護	指定訪問介護事業所	146	21,611
	重度訪問介護	指定訪問介護事業所	27	7,514
	短期入所	指定短期入所生活介護事業所（介護予防を含む）、（看護）小規模多機能型居宅介護（予防を含む）の「泊まり」部分	74	5,393
	生活介護	指定通所介護事業所（地域密着型を含む）、（看護）小規模多機能型居宅介護（予防を含む）の「通い」部分	600	12,321
	自立訓練（機能訓練）	指定通所介護事業所（地域密着型を含む）、（看護）小規模多機能型居宅介護（予防を含む）の「通い」部分	36	188
	自立訓練（生活訓練）	指定通所介護事業所（地域密着型を含む）、（看護）小規模多機能型居宅介護（予防を含む）の「通い」部分	17	1,297
【障害児通所支援】			**156**	－
	児童発達支援	指定通所介護事業所（地域密着型を含む）、（看護）小規模多機能型居宅介護（予防を含む）の「通い」部分	33	10,576
	放課後等デイサービス	指定通所介護事業所（地域密着型を含む）、（看護）小規模多機能型居宅介護（予防を含む）の「通い」部分	123	19,362
合計			**1,056**	－

（出典）国保連合会保有給付実績情報に基づき、障害保健福祉部にて任意集計を実施。
（※1）「指定を受けている介護保険サービス」毎の「共生型の請求事業所数」の内訳は把握できていない。また、介護保険サービス以外に、指定生活介護は共生型障害児通所支援の指定が、障害児通所支援は共生型生活介護の指定が可能であり、件数に含まれている。
（※2）「サービス全体の請求事業所数」は令和4年11月審査分（10月サービス提供分）。

出典：厚生労働省ホームページ「共生型サービス」

【参考文献】
・厚生労働省「令和２年医療施設（静態・動態）調査・病院報告」（2022年４月27日）
・厚生労働省「全国在宅医療会議」資料（2019年２月27日）
・厚生労働省「国民医療費」（2007年～2020年）
・厚生労働省「社会医療診療行為別調査」（2011年～2021年）
・厚生労働省「平成29年患者調査」（2019年３月１日）
・厚生労働省「令和２年患者調査」（2022年６月30日）
・厚生労働省「在宅医療に係る地域別データ集」（2023年５月９日）
・厚生労働省「介護サービス施設・事業所調査」（2006年～2021年）
・厚生労働省「平成30年度介護保険事業状況報告」（2020年7月３日）
・厚生労働省「衛生行政報告例」（2020年９月）
・厚生労働省「介護給付費等実態調査」（2007年～2020年）
・中央社会保険医療協議会総会「入院医療（その１）」（2017年１月25日）
・厚生労働省「主な施設基準の届出状況等」（2000年～2021年）
・社会保障審議会介護保険部会「地域包括ケアシステムの更なる深化・推進について」
　（2022年５月16日）
・厚生労働省ホームページ「共生型サービス」

第２部　データ編

9 病院経営管理指標

1 病院経営管理指標とは

　厚生労働省では、医療法人が開設する病院、医療法第31条に規定する公的医療機関及び社会保険関係団体病院の開設する病院を対象に、各会計年度における損益状況（損益計算書）、財政状況（貸借対照表）等を集計し、「病院経営管理指標」として公表している。

　2021年度（令和３年度）の病院経営管理指標（2020年度決算分）のうち、例示として、一般病院における開設者別・病床規模別経営管理指標を抽出し、以下に示す。このほか、「病院経営管理指標」では、機能別、医薬分業の有無別、地域別、黒字赤字別による比較も行っているが、これについては「令和３年度　病院経営管理指標」を参照されたい。

■ 目的
①客観的数値に基づく経営上の課題の把握
　・病院会計準則に基づく会計情報、経営管理指標等
②病院経営の自主的改善

■ 有用性
①調査の継続性が重視されており、時系列的比較が可能
②自院の機能や病床規模、地域性に応じた経営状態把握のためのベンチマークとして活用

■ 調査対象
・医療法人、自治体立病院、社会保険関係団体立病院、その他公的病院
（社会保険病院、厚生年金病院、船員保険病院は、2014年に独立行政法人地域医療機能推進機構（以下、JCHO）へ移行したが、本調査では「社会保険関係団体」としてグルーピングしている。）

■ 開設者別
開設者別の定義は、次のとおりである。
・医療法人
・自治体
　　都道府県
　　市町村
　　地方独立行政法人
　　一部事務組合
・社会保険関係団体
　　健康保険組合およびその連合会
　　共済組合および連合会
　　国民健康保険組合
　　JCHO（独立行政法人地域医療機能推進機構）
・その他公的医療機関
　　日本赤十字社
　　社会福祉法人恩賜財団済生会
　　社会福祉法人北海道社会事業協会
　　厚生（医療）農業協同組合連合会

経営管理指標　計算式

〈収益性〉

指標	計算式
医業利益率	$\dfrac{医業利益}{医業収益}$
総資本医業利益率	$\dfrac{医業利益}{総資本}$
経常利益率	$\dfrac{経常利益}{医業収益}$
償却前医業利益率	$\dfrac{医業利益＋減価償却費}{医業収益}$
病床利用率	$\dfrac{1日平均入院患者数}{稼働病床数}$
固定費比率	$\dfrac{給与費＋設備関係費＋支払利息}{医業収益}$
材料費比率	$\dfrac{材料費}{医業収益}$
医薬品費比率	$\dfrac{医薬品費}{医業収益}$
人件費比率	$\dfrac{人件費}{医業収益}$
委託費比率	$\dfrac{委託費}{医業収益}$
設備関係費比率	$\dfrac{設備関係費}{医業収益}$
減価償却費比率	$\dfrac{減価償却費}{医業収益}$
経費比率	$\dfrac{経費}{医業収益}$
金利負担率	$\dfrac{支払利息}{医業収益}$
資本費比率	減価売却費比率＋金利負担比率
総資本回転率	$\dfrac{医業収益}{総資本}$
固定資産回転率	$\dfrac{医業収益}{固定資産}$
常勤（非常勤）医師人件費比率	$\dfrac{常勤（非常勤）医師給料・賞与}{医業収益}$
常勤（非常勤）看護師人件費比率	$\dfrac{常勤（非常勤）看護師給料・賞与}{医業収益}$
常勤（非常勤）その他職員人件費比率	$\dfrac{常勤（非常勤）その他職員給料・賞与}{医業収益}$
常勤医師1人当たり人件費	$\dfrac{常勤医師給料・賞与}{常勤医師数}$
常勤看護師1人当たり人件費	$\dfrac{常勤看護師給料・賞与}{常勤看護師数}$
職員1人当たり人件費	$\dfrac{給与費}{常勤職員数＋非常勤（常勤換算）職員数}$
1床当たり医業収益	$\dfrac{医業収益}{許可病床数}$

〈安全性〉

指標	計算式
自己資本比率	$\dfrac{純資産}{総資本}$
固定長期適合率	$\dfrac{固定資産}{純資産＋固定負債}$
借入金比率	$\dfrac{長期借入金}{医業収益}$
償還期間	$\dfrac{長期借入金}{（税引前当期純利益×70\%）＋減価償却費}$
流動比率	$\dfrac{流動資産}{流動負債}$
１床当たり固定資産額	$\dfrac{固定資産}{許可病床数}$
償却金利前経常利益率	$\dfrac{経常利益＋減価償却費＋支払利息}{医業収益}$

〈機能性〉

指標	計算式
平均在院日数	$\dfrac{在院患者延数}{（新入院患者数＋退院患者数）×1/2}$
外来／入院比	$\dfrac{１日平均外来患者数}{１日平均入院患者数}$
１床当たり１日平均外来患者数	$\dfrac{外来患者延数}{365日×許可病床数}$
患者１人１日当たり入院収益	$\dfrac{入院診療収益＋室料差額等収益}{在院患者延数＋退院患者数}$
患者１人１日当たり入院収益 （室料差額を除く）	$\dfrac{入院診療収益}{在院患者延数＋退院患者数}$
外来患者１人１日当たり外来収益	$\dfrac{外来診療収益}{外来患者延数}$
医師１人当たり入院患者数	$\dfrac{１日平均入院患者数}{常勤医師数＋非常勤（常勤換算）医師数}$
医師１人当たり外来患者数	$\dfrac{１日平均外来患者数}{常勤医師数＋非常勤（常勤換算）医師数}$
看護師１人当たり入院患者数	$\dfrac{１日平均入院患者数}{常勤看護師数＋非常勤（常勤換算）看護師数}$
看護師１人当たり外来患者数	$\dfrac{１日平均外来患者数}{常勤看護師数＋非常勤（常勤換算）看護師数}$
職員１人当たり入院患者数	$\dfrac{１日平均入院患者数}{常勤職員数＋非常勤（常勤換算）職員数}$
職員１人当たり外来患者数	$\dfrac{１日平均外来患者数}{常勤職員数＋非常勤（常勤換算）職員数}$
紹介率	$\dfrac{紹介患者数＋救急患者数}{初診患者数}$
逆紹介率	$\dfrac{逆紹介患者数}{初診患者数}$

出典：厚生労働省　令和３年度医療施設経営安定化推進事業「病院経営管理指標及び医療施設における未収金の実態に関する調査研究」を基に作成。

一般病院・開設者別（一般病院について開設者別ごとの病床規模比較）

1　一般病院・医療法人

		一般病院					
		医療法人					
		20床以上 49床以下	50床以上 99床以下	100床以上 199床以下	200床以上 299床以下	300床以上 399床以下	400床以上
(病院数)		(16)	(22)	(19)	(14)	(5)	(7)
(平均病床数)		(31.8)	(70.3)	(149.4)	(253.4)	(341.2)	(513.3)
収益性							
医業利益率	(%)	-2.2	-2.0	-1.2	-4.9	-5.2	-4.9
総資本医業利益率	(%)	-2.5	-2.6	-1.9	-4.4	-3.3	-6.0
経常利益率	(%)	0.9	-0.1	2.1	1.4	0.8	4.4
償却前医業利益率（補正指数）	(%)	2.0	2.2	3.2	1.2	0.5	-0.3
病床利用率	(%)	75.6	75.0	78.2	80.5	74.9	63.8
固定費比率	(%)	66.2	66.1	68.5	70.6	71.5	64.7
材料費比率	(%)	14.3	19.9	16.5	20.0	18.2	23.8
医薬品費比率	(%)	8.4	9.1	6.6	7.5	6.5	13.3
人件費比率	(%)	54.6	57.6	60.4	60.2	61.4	55.7
委託費比率	(%)	5.6	5.5	5.6	5.9	6.3	6.0
設備関係費比率	(%)	11.6	8.4	8.1	10.4	10.1	9.0
減価償却費比率	(%)	4.2	4.2	4.5	6.0	5.7	4.6
経費比率	(%)	10.4	6.8	8.3	5.8	8.3	6.4
金利負担率	(%)	0.4	0.4	0.4	0.6	0.5	0.5
資本費比率	(%)	4.6	4.6	4.9	6.6	6.2	5.1
総資本回転率	(%)	91.0	114.2	98.6	107.9	84.4	130.3
固定資産回転率	(%)	182.0	214.9	185.1	171.3	169.8	279.0
常勤医師人件費比率	(%)	8.2	10.3	14.2	12.1	19.9	13.1
非常勤医師人件費比率	(%)	4.7	3.3	3.4	3.9	2.7	2.9
常勤看護師人件費比率	(%)	15.7	17.7	17.0	16.8	15.7	16.6
非常勤看護師人件費比率	(%)	0.5	0.5	0.6	0.7	0.7	0.4
常勤その他職員人件費比率	(%)	15.6	18.0	16.2	17.7	12.9	14.5
非常勤その他職員人件費比率	(%)	1	1	1	1	1	1
常勤医師1人当たり人件費	(千円)	14,217	20,006	20,840	18,921	22,313	16,055
常勤看護師1人当たり人件費	(千円)	5,997	5,417	5,402	5,039	4,162	5,137
職員1人当たり人件費	(千円)	6,517	6,727	6,570	6,799	6,598	7,348
1床当たり医業収益	(千円)	18,997	22,667	20,646	23,438	21,106	29,700
安全性							
自己資本比率	(%)	46.3	37.9	39.1	34.4	36.1	16.5
固定長期適合率	(%)	68.7	72.4	69.8	46.8	82.5	266.5
借入金比率	(%)	39.5	42.4	35.1	50.3	40.3	29.4
償還期間	(年)	3.8	-2.1	-28.9	6.8	-40.6	4.6
流動比率	(%)	515.4	435.8	352.5	151.9	278.7	119.3
1床当たり固定資産額	(千円)	14,329	14,015	12,228	24,472	17,790	17,314
償却金利前経常利益率	(%)	0.1	0.0	0.1	0.1	0.1	0.1
機能性							
平均在院日数	(日)	21.5	25.5	29.5	17.6	18.5	11.6
外来/入院比	(倍)	3.3	2.4	1.3	1.5	1.0	4.3
1床当たり1日平均外来患者数	(人)	1.6	1.6	1.0	1.2	0.7	0.9
患者1人1日当たり入院収益	(円)	43,271	51,509	49,537	56,555	55,934	117,953
患者1人1日当たり入院収益（室料差額除く）	(円)	41,474	50,457	48,595	55,710	54,962	115,737
外来患者1人1日当たり外来収益	(円)	10,924	12,420	12,957	12,610	17,693	26,108
医師1人当たり入院患者数	(人)	4.7	5.5	5.9	4.3	3.6	2.7
医師1人当たり外来患者数	(人)	11.3	10.2	7.2	6.4	3.7	4.1
看護師1人当たり入院患者数	(人)	1.4	1.0	1.1	1.0	0.8	0.6
看護師1人当たり外来患者数	(人)	3.0	2.0	1.4	1.5	0.8	1.0
職員1人当たり入院患者数	(人)	0.5	0.4	0.5	0.4	0.4	0.3
職員1人当たり外来患者数	(人)	1.1	0.9	0.6	0.6	0.4	0.4
紹介率	(%)	19.9	26.6	33.6	56.8	76.1	38.1
逆紹介率	(%)	77.4	39.2	38.3	80.1	96.6	64.6

2 一般病院・自治体

		一般病院 自治体					
		20床以上 49床以下	50床以上 99床以下	100床以上 199床以下	200床以上 299床以下	300床以上 399床以下	400床以上
(病院数)		(2)	(3)	(16)	(12)	(22)	(41)
(平均病床数)		(23.0)	(81.3)	(150.1)	(235.1)	(347.9)	(566.1)
収益性							
医業利益率	(%)	-20.9	-27.2	-17.3	-24.1	-18.9	-16.0
総資本医業利益率	(%)	-15.4	-20.3	-13.6	-16.2	-10.7	-9.9
経常利益率	(%)	3.6	-0.1	1.5	4.0	1.9	2.8
償却前医業利益率（補正指数）	(%)	-14.0	-18.2	-9.8	-16.0	-9.6	-7.7
病床利用率	(%)	66.2	72.8	66.9	69.1	67.3	66.5
固定費比率	(%)	84.7	82.6	79.2	83.3	74.2	67.5
材料費比率	(%)	20.0	24.3	18.2	20.5	25.7	30.3
医薬品費比率	(%)	11.7	15.7	10.2	10.9	15.7	18.1
人件費比率	(%)	75.8	71.7	69.5	71.8	62.8	57.0
委託費比率	(%)	11.0	13.2	12.2	10.5	11.2	9.7
設備関係費比率	(%)	8.9	10.9	9.7	11.5	11.4	10.5
減価償却費比率	(%)	6.9	9.0	7.5	8.1	9.3	8.3
経費比率	(%)	5.0	5.7	6.7	7.1	4.7	4.4
金利負担率	(%)	1.4	0.9	0.9	0.9	0.8	0.8
資本費比率	(%)	8.3	9.9	8.4	9.0	10.2	9.1
総資本回転率	(%)	74.0	69.9	89.2	82.5	67.8	66.1
固定資産回転率	(%)	105.5	90.8	370.0	368.9	127.6	104.0
常勤医師人件費比率	(%)	18.1	12.2	10.6	17.7	10.9	12.5
非常勤医師人件費比率	(%)	0.2	2.5	4.0	2.2	2.1	2.0
常勤看護師人件費比率	(%)	25.7	25.8	21.8	21.2	18.1	17.4
非常勤看護師人件費比率	(%)	0.8	1.1	2.4	1.0	0.9	0.7
常勤その他職員人件費比率	(%)	14.7	13.1	14.4	13.5	10.0	8.0
非常勤その他職員人件費比率	(%)	2	3	4	2	2	2
常勤医師1人当たり人件費	(千円)	22,456	20,289	16,970	17,597	13,140	12,402
常勤看護師1人当たり人件費	(千円)	5,849	5,332	5,151	4,829	4,604	4,803
職員1人当たり人件費	(千円)	7,197	7,803	7,785	8,029	8,032	8,300
1床当たり医業収益	(千円)	20,234	16,822	18,337	17,369	24,149	29,447
安全性							
自己資本比率	(%)	13.1	11.9	15.6	13.9	22.5	24.6
固定長期適合率	(%)	101.4	128.9	88.5	117.2	89.8	82.2
借入金比率	(%)	28.7	42.8	67.6	64.2	78.2	67.3
償還期間	(年)	1.7	5.5	19.9	6.7	9.4	5.6
流動比率	(%)	135.0	67.9	178.0	107.5	164.6	232.8
1床当たり固定資産額	(千円)	19,475	20,020	20,856	20,794	38,796	34,007
償却金利前経常利益率	(%)	0.1	0.1	0.1	0.1	0.1	0.1
機能性							
平均在院日数	(日)	15.8	18.3	18.3	16.2	13.7	11.1
外来／入院比	(倍)	2.1	2.6	2.1	1.5	1.8	20.1
1床当たり1日平均外来患者数	(人)	1.3	1.5	1.3	1.0	1.1	1.1
患者1人1日当たり入院収益	(円)	47,041	36,584	44,597	48,145	60,554	97,467
患者1人1日当たり入院収益（室料差額除く）	(円)	46,783	35,916	43,661	47,566	59,923	96,101
外来患者1人1日当たり外来収益	(円)	13,657	14,871	12,313	13,051	19,418	26,015
医師1人当たり入院患者数	(人)	3.6	4.3	4.4	4.2	3.1	2.4
医師1人当たり外来患者数	(人)	7.5	11.2	8.9	6.4	5.4	4.2
看護師1人当たり入院患者数	(人)	0.6	0.7	0.8	0.8	0.7	0.6
看護師1人当たり外来患者数	(人)	1.3	1.9	1.7	1.3	1.2	1.1
職員1人当たり入院患者数	(人)	0.3	0.4	0.4	0.4	0.4	0.3
職員1人当たり外来患者数	(人)	0.6	1.0	0.8	0.6	0.6	0.6
紹介率	(%)	40.0	31.1	48.6	64.7	75.4	87.2
逆紹介率	(%)	74.0	88.2	80.8	83.2	71.7	85.6

3　一般病院・社会保険関係団体

		20 床以上 49 床以下	50 床以上 99 床以下	100 床以上 199 床以下	一般病院 社会保険関係団体 200 床以上 299 床以下	300 床以上 399 床以下	400 床以上
	(病院数)	(0)	(0)	(1)	(4)	(5)	(5)
	(平均病床数)			-	(231.3)	(372.0)	(517.6)
収益性							
医業利益率	(%)				-6.6	-1.4	-6.4
総資本医業利益率	(%)				-4.6	-0.3	-3.4
経常利益率	(%)				1.7	7.6	2.9
償却前医業利益率（補正指数）	(%)				-0.1	3.5	-1.0
病床利用率	(%)				69.5	78.4	74.3
固定費比率	(%)				64.7	59.6	63.5
材料費比率	(%)				26.5	28.9	28.7
医薬品費比率	(%)				16.0	17.9	15.4
人件費比率	(%)				53.3	50.5	54.6
委託費比率	(%)				7.7	7.5	7.9
設備関係費比率	(%)				11.4	9.2	8.9
減価償却費比率	(%)				6.5	4.9	5.5
経費比率	(%)				7.1	4.7	4.6
金利負担率	(%)				0.0	0.0	0.1
資本費比率	(%)				6.6	4.9	5.6
総資本回転率	(%)				76.4	68.7	70.7
固定資産回転率	(%)				103.2	90.7	90.2
常勤医師人件費比率	(%)				6.1	15.3	12.7
非常勤医師人件費比率	(%)				1.3	1.2	1.1
常勤看護師人件費比率	(%)				13.6	10.1	19.5
非常勤看護師人件費比率	(%)				0.5	0.3	0.6
常勤その他職員人件費比率	(%)				11.8	13.6	11.4
非常勤その他職員人件費比率	(%)				2	3	1
常勤医師 1 人当たり人件費	(千円)				10,072	11,663	13,869
常勤看護師 1 人当たり人件費	(千円)				3,825	2,877	5,467
職員 1 人当たり人件費	(千円)				7,324	8,199	7,666
1 床当たり医業収益	(千円)				28,326	27,385	28,520
安全性							
自己資本比率	(%)				74.3	85.3	55.9
固定長期適合率	(%)				84.7	86.4	91.4
借入金比率	(%)				12.4	1.1	30.7
償還期間	(年)				2.8	0.1	3.8
流動比率	(%)				228.2	234.0	164.0
1 床当たり固定資産額	(千円)				28,466	33,039	31,949
償却金利前経常利益率	(%)				0.1	0.1	0.1
機能性							
平均在院日数	(日)				11.8	14.4	13.5
外来 / 入院比	(倍)				2.0	1.8	1.6
1 床当たり 1 日平均外来患者数	(人)				1.3	1.3	1.2
患者 1 人 1 日当たり入院収益	(円)				62,046	58,426	70,205
患者 1 人 1 日当たり入院収益（室料差額除く）	(円)				60,652	57,063	68,967
外来患者 1 人 1 日当たり外来収益	(円)				18,670	18,186	17,969
医師 1 人当たり入院患者数	(人)				3.5	4.0	2.8
医師 1 人当たり外来患者数	(人)				6.9	6.5	4.3
看護師 1 人当たり入院患者数	(人)				0.6	0.8	0.7
看護師 1 人当たり外来患者数	(人)				1.2	1.4	1.1
職員 1 人当たり入院患者数	(人)				0.3	0.5	0.4
職員 1 人当たり外来患者数	(人)				0.6	0.8	0.6
紹介率	(%)				80.3	68.2	86.0
逆紹介率	(%)				80.5	98.2	-

※回答病院数が複数施設（2施設以上）ない場合は、データが非開示となっている。

第2部　データ編

4 一般病院・その他公的

		一般病院					
		その他公的					
		20床以上 49床以下	50床以上 99床以下	100床以上 199床以下	200床以上 299床以下	300床以上 399床以下	400床以上
(病院数)		(1)	(1)	(5)	(5)	(9)	(21)
(平均病床数)		-	-	(170.0)	(249.4)	(350.6)	(548.7)
収益性							
医業利益率	(%)			-5.1	-0.1	-5.6	-0.5
総資本医業利益率	(%)			-4.9	1.4	-4.5	-0.4
経常利益率	(%)			-1.0	6.3	5.2	6.8
償却前医業利益率（補正指数）	(%)			0.4	5.5	0.5	5.2
病床利用率	(%)			79.9	76.4	69.6	74.9
固定費比率	(%)			69.3	61.5	67.3	58.1
材料費比率	(%)			21.7	23.7	25.0	31.0
医薬品費比率	(%)			14.0	11.1	15.0	19.8
人件費比率	(%)			59.6	53.3	57.8	49.0
委託費比率	(%)			7.5	6.4	7.7	6.5
設備関係費比率	(%)			9.7	8.2	9.5	9.1
減価償却費比率	(%)			5.5	5.6	6.1	5.7
経費比率	(%)			4.1	8.0	4.7	4.4
金利負担率	(%)			0.8	0.1	0.2	0.1
資本費比率	(%)			6.3	5.7	6.3	5.8
総資本回転率	(%)			106.2	83.7	85.3	82.4
固定資産回転率	(%)			154.2	128.5	139.7	137.2
常勤医師人件費比率	(%)			8.9	10.4	10.9	10.3
非常勤医師人件費比率	(%)			4.2	3.5	3.3	2.6
常勤看護師人件費比率	(%)			18.7	17.3	19.1	17.2
非常勤看護師人件費比率	(%)			0.8	0.9	0.9	0.6
常勤その他職員人件費比率	(%)			16.0	11.2	13.2	9.5
非常勤その他職員人件費比率	(%)			1	3	2	2
常勤医師1人当たり人件費	(千円)			20,445	11,242	14,768	13,004
常勤看護師1人当たり人件費	(千円)			5,719	3,780	5,110	4,935
職員1人当たり人件費	(千円)			8,088	5,280	7,562	7,149
1床当たり医業収益	(千円)			24,059	19,996	22,651	32,005
安全性							
自己資本比率	(%)			-98.5	26.8	40.0	15.8
固定長期適合率	(%)			169.9	102.5	76.2	99.7
借入金比率	(%)			69.6	38.1	34.8	29.1
償還期間	(年)			26.9	3.2	4.4	-2.4
流動比率	(%)			59.9	176.9	236.7	248.5
1床当たり固定資産額	(千円)			16,531	15,917	19,793	26,088
償却金利前経常利益率	(%)			0.1	0.1	0.1	0.1
機能性							
平均在院日数	(日)			19.3	13.9	13.9	12.5
外来／入院比	(倍)			1.6	1.6	1.8	1.7
1床当たり1日平均外来患者数	(人)			1.1	1.2	1.1	1.2
患者1人1日当たり入院収益	(円)			51,178	48,029	59,964	71,780
患者1人1日当たり入院収益（室料差額除く）	(円)			50,157	47,420	58,742	70,453
外来患者1人1日当たり外来収益	(円)			19,080	11,671	15,749	21,494
医師1人当たり入院患者数	(人)			5.1	3.6	3.5	2.8
医師1人当たり外来患者数	(人)			8.3	5.7	6.1	4.7
看護師1人当たり入院患者数	(人)			0.9	0.8	0.8	0.7
看護師1人当たり外来患者数	(人)			1.5	1.3	1.3	1.1
職員1人当たり入院患者数	(人)			0.4	0.4	0.4	0.4
職員1人当たり外来患者数	(人)			0.7	0.6	0.7	0.6
紹介率	(%)			50.4	71.9	72.5	87.3
逆紹介率	(%)			80.0	85.7	76.5	76.8

※回答病院数が複数施設（2施設以上）ない場合は、データが非開示となっている。
出典：厚生労働省　令和3年度医療施設経営安定化推進事業「病院経営管理指標及び医療施設における未収金の実態に関する調査研究」を基に作成。

② ベンチマーク分析事例

　続いて、架空の病院を想定し、この病院を題材に「令和３年度病院経営管理指標」を用いてベンチマーク分析を行うと想定した場合の事例を紹介する。ベンチマーク分析により、自院と類似の規模・機能を持つ病院と自院の経営状況を比較することで、経営上の問題点・課題を把握できる。

■ 病院のプロフィール

　医療法人○○会□□病院は築25年が経過しており、近い将来、建替えが必要となることから、収益力の一層の向上を目指し、課題の把握と課題解決に向けた取組みを行おうとしている。同病院は以下のような特徴を有している。
・救命救急センターを持つ480床の急性期病院。平均在院日数は21.80日。
・DPC対象病院で、一般病棟入院基本料は入院料１を取得している。
・医薬分業も実施している。

■ ベンチマーク分析のステップ

＜ステップ１＞自院のデータの収集及び病院経営管理指標の算出
　まず、自院の貸借対照表、損益計算書その他の財務データ、患者データ、職種別・常勤－非常勤別の人員表を用意する。用意したデータを前述の経営管理指標の計算式に当てはめ、自院の「経営管理指標」を算出する。

＜ステップ２＞ベンチマークとなり得る病院経営管理指標の特定
　自院と同じような特徴を持つ病院、具体的には
・400床以上の医療法人立病院
・救命救急センターを有している医療法人立病院
・平均在院日数が20日以上〜 25日未満の医療法人立病院
・DPC対象の医療法人立病院
・一般病棟入院基本料が入院料１の医療法人立病院
・医薬分業を実施している医療法人立病院
など、ベンチマーク対象となり得る病院の経営管理指標を特定する。

＜ステップ３＞ベンチマーク分析による課題の発見
　ステップ１で算出した自院の病院経営管理指標と、ステップ２で特定したベンチマーク対象となり得る病院の経営管理指標とを横並びに整理し、比較する。（次頁参照）
　ベンチマーク対象を下回っている経営管理指標が、自院の課題である可能性がある。
　ここでは、以下の３点が主要な課題として抽出された。
・問題点１………人件費比率が高い
・問題点２………平均在院日数が長い
・問題点３………入院患者・外来患者１人１日当たりの収益が低い

今後は、これら３点の課題を中心にさらなる分析を行い、指標改善に向けた取組みを行うことにより、収支改善が期待できる。

■ ベンチマーク比較

		自院 (医療法人 ○○会 □□病院)	400床以上 医療法人	医療法人				
				救命救急 センター	20日以上～ 25日未満	DPC 病院 Ⅲ群	急性期一般 入院料1	院外処方 実施病院
(病院数)			(7)	(4)	(12)	(36)	(36)	(70)
(平均病床数)		(480)	(513.3)	(557.8)	(99.3)	(252.7)	(251.9)	(151.0)
収益性								
医業利益率	(%)	-0.9	-4.9	-4.9	0.2	-4.4	-3.5	-2.7
総資本医業利益率	(%)	0.9	-6.0	-3.4	-0.3	-4.5	-4.0	-3.2
経常利益率	(%)	-0.2	4.4	1.5	4.1	1.9	2.2	1.1
償却前医業利益率（補正指数）	(%)	4.4	-0.3	1.1	5.0	1.0	1.5	2.1
病床利用率	(%)	75.5	63.8	78.7	84.4	76.0	74.6	75.3
固定費比率	(%)	64.6	64.7	65.4	69.1	70.1	67.2	68.0
材料費比率	(%)	19.5	23.8	24.7	15.5	19.1	21.1	17.5
医薬品費比率	(%)	11.2	13.3	12.0	5.0	7.3	8.9	7.9
人件費比率	(%)	60.8	55.7	56.3	58.7	59.9	58.0	58.6
委託費比率	(%)	5.8	6.0	6.0	5.1	5.8	5.7	5.9
設備関係費比率	(%)	9.9						9.4
減価償却費比率	(%)	5.3						4.8
経費比率	(%)	9.0	6.4	5.0	7.3	6.8	7.0	8.0
金利負担率	(%)	1.0	0.5	0.9	0.4	0.5	0.5	0.5
資本費比率	(%)	9.0	5.1	6.9	5.2	5.8	5.4	5.3
総資本回転率	(%)	123.4	130.3	116.9	86.9	106.0	111.4	106.3
固定資産回転率	(%)	166.5	279.0	173.8	161.2	193.0	208.4	200.2
常勤医師人件費比率	(%)	10.4	13.1	23.9	9.8	14.6	14.3	11.4
非常勤医師人件費比率	(%)	4.4	2.9	1.4	3.6	3.5	3.3	3.7
常勤看護師人件費比率	(%)	16.1	16.6	10.7	17.5	16.6	16.1	16.9
非常勤看護師人件費比率	(%)	1.9	0.4	0.1	0.5	0.6	0.6	0.6
常勤その他職員人件費比率	(%)	12.9	14.5	12.3	19.1	15.8	15.1	17.0
非常勤その他職員人件費比率	(%)	1.2	0.7	0.5	0.7	0.7	0.7	0.6
常勤医師1人当たり人件費	(千円)	19,794	16,055	24,908	19,403	19,889	19,223	18,432
常勤看護師1人当たり人件費	(千円)	4,911	5,137	3,713	5,269	4,815	4,734	5,289
職員1人当たり人件費	(千円)	6,138	7,348	7,043	6,636	6,796	6,926	6,683
1床当たり医業収益	(千円)	11,006	29,700	31,411	19,949	23,937	26,452	21,733
安全性								
自己資本比率	(%)	17.1	16.5	13.8	45.9	32.1	32.8	32.7
固定長期適合率	(%)	100.1	266.5	110.2	72.2	100.8	98.6	84.9
借入金比率	(%)	49.9	29.4	60.8	47.2	41.4	39.0	43.0
償還期間	(年)	11.8	4.6	-49.9	5.9	-1.6	-2.2	-6.2
流動比率	(%)	223.3	119.3	78.9	365.9	203.2	208.3	364.4
1床当たり固定資産額	(千円)	14,585						15,631
償却金利前経常利益率	(%)	6.1						0.1
機能性								
平均在院日数	(日)	21.80	11.6	12.4	22.0	16.7	14.8	23.5
外来/入院比	(倍)	2.34	4.3	0.9	1.6	2.0	2.3	2.1
1床当たり1日平均外来患者数	(人)	1.62	0.9	0.7	1.3	1.0	1.2	1.4
患者1人1日当たり入院収益	(円)	43,228	117,953	76,201	46,225	67,659	74,268	50,043
患者1人1日当たり入院収益（室料差額除く）	(円)	42,195	115,737	73,961	45,644	66,625	72,879	48,876
外来患者1人1日当たり外来収益	(円)	11,586	26,108	21,210	10,318	15,860	16,783	13,212
医師1人当たり入院患者数	(人)	5.87	2.7	2.6	6.5	4.2	3.8	5.0
医師1人当たり外来患者数	(人)	11.45						
看護師1人当たり入院患者数	(人)	1.13						
看護師1人当たり外来患者数	(人)	2.42	1.0	0.7	2.2	1.4	1.3	1.8
職員1人当たり入院患者数	(人)	0.46	0.3	0.3	0.5	0.4	0.3	0.4
職員1人当たり外来患者数	(人)	0.99	0.4	0.3	0.7	0.5	0.6	0.8
紹介率	(%)	57.20	38.1	47.3	41.2	49.3	44.1	34.7
逆紹介率	(%)	28.50	64.6	81.8	43.7	69.1	63.5	56.7

問題点1：人件費比率が高い

問題点2：平均在院日数が長い

問題点3：入院患者・外来患者1人1日当たりの収益が低い

出典：厚生労働省　令和3年度医療施設経営安定化推進事業「病院経営管理指標及び医療施設における未収金の実態に関する調査研究」、厚生労働省　平成17年度医療施設経営安定化推進事業「病院経営管理指標（病院経営指標、病院経営収支調査年報、主要公的医療機関の状況）改正のための調査研究報告書」を基に作成。

第1章 ● 医療　第9節　病院経営管理指標

239

【参考文献】

・厚生労働省　令和３年度医療施設経営安定化推進事業「病院経営管理指標及び医療施設における未収金の実態に関する調査研究」

・厚生労働省　平成17年度医療施設経営安定化推進事業「病院経営管理指標（病院経営指標、病院経営収支調査年報、主要公的医療機関の状況）改正のための調査研究報告書」

第２部　データ編

第2章

介 護

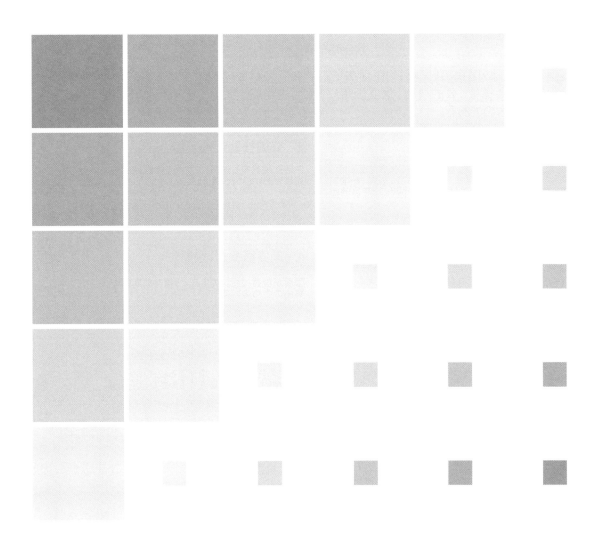

1 日本の社会保障制度と介護に関する政策

　本章では、急激な少子高齢化の進展により、近年最も注目される政策の一つである介護に関してこれまでの施策経緯を振り返り、現状の政策の前提を確認するとともに、制度の概要を整理する。

1 日本の社会保障制度

　かつて、日本では、地域の相互扶助や家族同士の助け合いなど、地域・家庭・職場といった人々の生活のさまざまな場面において、支え合いの機能が存在した。

　しかし、これまで、社会にさまざまな変化が生じ、地域や家庭が果たしてきた役割の一部を代替する必要性が高まったことに対応して、高齢者、障害者、子どもなどの対象者ごとに、また、生活に必要な機能ごとに、公的支援制度の整備と公的支援の充実が図られ、「社会保障制度」として、人々の暮らしを支えるようになった。

　社会保障制度は、国民の「安心」や生活の「安定」を支えるセーフティネットとして、「社会保険」、「社会福祉」、「公的扶助」、「保健医療・公衆衛生」からなり、子ども、子育て世代から高齢者まで、全ての人々の生活を生涯にわたって支えている。

社会保障制度とは

> 社会保障制度は、国民の「安心」や生活の「安定」を支えるセーフティネット。
> 社会保険、社会福祉、公的扶助、保健医療・公衆衛生からなり、人々の生活を生涯にわたって支えるものである。

① 社会保険（年金・医療・介護）

国民が病気、けが、出産、死亡、老齢、障害、失業など生活の困難をもたらすいろいろな事故（保険事故）に遭遇した場合に一定の給付を行い、その生活の安定を図ることを目的とした強制加入の保険制度

○病気やけがをした場合に誰もが安心して医療にかかることのできる医療保険

○老齢・障害・死亡等に伴う稼働所得の減少を補填し、高齢者、障害者及び遺族の生活を所得面から保障する年金制度

○加齢に伴い要介護状態となった者を社会全体で支える介護保険　など

② 社会福祉

障害者、母子家庭など社会生活をする上で様々なハンディキャップを負っている国民が、そのハンディキャップを克服して、安心して社会生活を営めるよう、公的な支援を行う制度

○高齢者,障害者等が円滑に社会生活を営むことができるよう、在宅サービス,施設サービスを提供する社会福祉

○児童の健全育成や子育てを支援する児童福祉　など

③ 公的扶助

生活に困窮する国民に対して、最低限度の生活を保障し、自立を助けようとする制度

○健康で文化的な最低限度の生活を保障し、その自立を助長する生活保護制度

④ 保健医療・公衆衛生

国民が健康に生活できるよう様々な事項についての予防、衛生のための制度

○医師その他の医療従事者や病院などが提供する医療サービス

○疾病予防、健康づくりなどの保健事業

○母性の健康を保持、増進するとともに、心身ともに健全な児童の出生と育成を増進するための母子保健

○食品や医薬品の安全性を確保する公衆衛生　など

※これらの分類については、昭和25年及び昭和37年の社会保障制度審議会の勧告に沿った分類に基づいている。

出典：厚生労働省「社会保障改革」

わたしたちの生活と社会保障制度

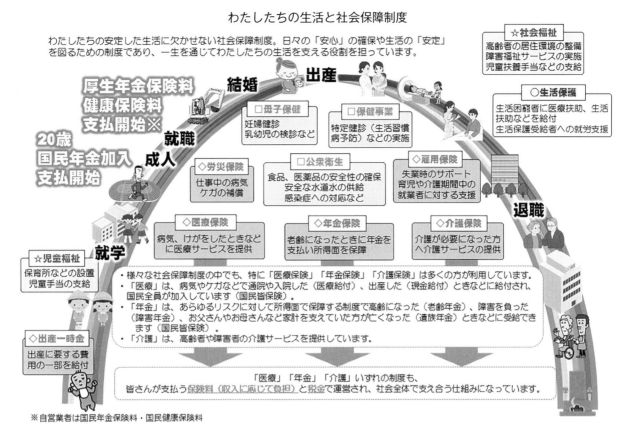

わたしたちの安定した生活に欠かせない社会保障制度。日々の「安心」の確保や生活の「安定」を図るための制度であり、一生を通じてわたしたちの生活を支える役割を担っています。

☆社会福祉
高齢者の居住環境の整備
障害福祉サービスの実施
児童扶養手当などの支給

○生活保護
生活困窮者に医療扶助、生活
扶助などを給付
生活保護受給者への就労支援

厚生年金保険料 健康保険料 支払開始※

20歳 国民年金加入 支払開始

結婚　出産　就職　成人　退職　就学

□母子保健
妊婦健診
乳幼児の検診など

□保健事業
特定健診（生活習慣
病予防）などの実施

◇労災保険
仕事中の病気
ケガの補償

□公衆衛生
食品、医薬品の安全性の確保
安全な水道水の供給
感染症への対応など

◇雇用保険
失業時のサポート
育児や介護期間中の
就業者に対する支援

◇医療保険
病気、けがをしたときなど
に医療サービスを提供

◇年金保険
老齢になったときに年金を
支払い所得面を保障

◇介護保険
介護が必要になった方
へ介護サービスの提供

☆児童福祉
保育所などの設置
児童手当の支給

◇出産一時金
出産に要する費
用の一部を給付

- 様々な社会保障制度の中でも、特に「医療保険」「年金保険」「介護保険」は多くの方が利用しています。
- 「医療」は、病気やケガなどで通院や入院した（医療給付）、出産した（現金給付）ときなどに給付され、国民全員が加入しています（国民皆保険）。
- 「年金」は、あらゆるリスクに対して所得面で保障する制度で高齢になった（老齢年金）、障害を負った（障害年金）、お父さんやお母さんなど家計を支えていた方が亡くなった（遺族年金）ときなどに受給できます（国民皆保険）。
- 「介護」は、高齢者や障害者の介護サービスを提供しています。

「医療」「年金」「介護」いずれの制度も、
皆さんが支払う保険料（収入に応じて負担）と税金で運営され、社会全体で支え合う仕組みになっています。

※自営業者は国民年金保険料・国民健康保険料

出典：厚生労働省「社会保障改革」

　近年の社会保障制度改革の経緯を概観すると、1990年代初頭にバブル経済が崩壊し、日本経済が長期にわたり低迷する中で、1990年に少子化が社会問題として本格的に意識されるようになった。また、1994年には、65歳以上の人口が14％を超え、「高齢社会」が到来した。この中で、子育て支援の分野では「今後の子育て支援のための施策の基本的方向について（エンゼルプラン）」（1994年）が策定され、また、第5番目の社会保険として介護保険制度（2000年）が実施された。

　2000年代以降には、年金、介護保険、高齢者医療制度において社会保障構造改革が実施され、これにより、各制度の持続可能性は高まったが、少子化対策の遅れ、高齢化の一層の進行に伴う制度の持続可能性の欠如、医療・介護の現場の疲弊、非正規雇用の労働者等に対するセーフティネット機能の低下等の問題が顕在化している状態である。

　出典：「社会保障制度改革国民会議報告書～確かな社会保障を将来世代に伝えるための道筋～」（2013年8月6日）

② 人口構造の変化と介護政策

　介護の政策に焦点を絞り、これまでの政策を振り返ってみる。

　1990年代から、日本の高齢者人口は急激に増大し、寿命が延伸してきた。これにより、要介護者の増加や介護期間の長期化が進み、この傾向は将来にわたって続いていくことが政策決定の場面においても取り上げられるようになってきた。また一方で、都市の人口増加や核家族の増加などにより、家族形態が変化し、それまで家庭内で行ってきたいわゆる「家族介護」により介護を担うことは難しくなってきた。

　このような社会の変化により、家族が介護を担うのではなく、社会全体で高齢者の介護を担う必要があるという認識が生じたのである。

■ 人口ピラミッドの変化（1990 ～ 2060）

　1990年に全人口のうち12％であった高齢者人口は、2025年には30％を超え、いわゆる「団塊ジュニア世代（1971年～ 74年生まれ）」が後期高齢者に到達する2060年には、総人口の減少も相まって人口の4割が65歳以上になる。

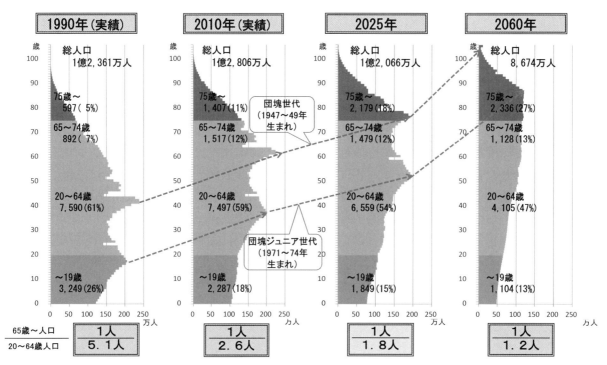

※2012年時点の人口推計による
出典：厚生労働省老健局「日本の介護保険制度について」（2016年11月）

第2部　データ編

③ 旧来の介護に係る制度

　1960年代の訪問介護事業の創設から、老人福祉法、老人保健法やゴールドプラン（高齢者福祉保健戦略10か年計画）が策定されるなど、高齢者福祉政策は徐々に拡大・充実してきた。

　1990年代まで高齢者の介護に係る制度は大きくわけて2つあったが、次のような問題点がある中で高齢者が急増し、従来の老人福祉・老人医療制度による対応には限界が生じていた。

	対象サービス	問題点
老人福祉政策	・特別養護老人ホーム　等 ・ホームヘルプサービス、デイサービス　等	・市町村がサービスの種類、提供機関を決める。 　→利用者は選択ができない。 ・所得調査が必要である。 　→利用に心理的抵抗感が伴う。 ・市町村が直接／委託で提供するサービスが基本。 　→競争原理が働かず、内容が画一的となりがち。 ・本人と扶養義務者の収入に応じた利用者負担（応能負担）。 　→中高所得層にとって重い負担。
老人医療政策	・老人保健施設、療養型病床群、一般病院　等 ・訪問看護、デイケア　等	・中高所得者層にとって利用者負担が福祉サービスより低い。また、福祉サービスの基盤整備が不十分なため、介護を理由とする一般病院への長期入院（いわゆる社会的入院）が発生。 　→特別養護老人ホームや老人保健施設より高コストであり、医療費が増加。 　→治療を目的とする病院では、スタッフや生活環境の面で、長期に療養する場としての体制が不十分。（狭い居室面積、食堂・風呂なし等）

出典：厚生労働省老健局「日本の介護保険制度について」（2016年11月）を基に作成。

■ 高齢者向け施策の経緯

年　代	高齢化率	主　な　政　策
1960年代 老人福祉政策の始まり	5.7% (1960)	1962(昭和37)年　訪問介護（ホームヘルプサービス）事業の創設 1963(昭和38)年　老人福祉法制定 　　　　　　　　◇特別養護老人ホーム創設、　訪問介護法制化
1970年代 老人医療費の増大	7.1% (1970)	1973(昭和48)年　老人医療費無料化 1978(昭和53)年　短期入所生活介護（ショートステイ）事業の創設 1979(昭和54)年　日帰り介護（デイサービス）事業の創設
1980年代 社会的入院や 寝たきり老人の 社会的問題化	9.1% (1980)	1982(昭和57)年　老人保健法の制定 　　　　　　　　◇老人医療費の一定額負担の導入等 1987(昭和62)年　老人保健法改正（老人保健施設の創設） 1989(平成元)年　消費税の創設（3%） 　　　　　　　　ゴールドプラン（高齢者保健福祉推進十か年戦略）の策定 　　　　　　　　◇施設緊急整備と在宅福祉の推進
1990年代 ゴールドプランの推進 介護保険制度の導入準備	12.0% (1990)	1990(平成2)年　福祉8法改正 　　　　　　　　◇福祉サービスの市町村への一元化、老人保健福祉計画 1992(平成4)年　老人保健法改正（老人訪問看護制度創設） 1994(平成6)年　厚生省に高齢者介護対策本部を設置（介護保険制度の検討） 　　　　　　　　新ゴールドプラン策定（整備目標を上方修正） 1996(平成8)年　介護保険制度創設に関する連立与党3党（自社さ）政策合意 1997(平成9)年　消費税の引上げ（3%→5%） 　　　　　　　　介護保険法成立
2000年代 介護保険制度の実施	17.3% (2000)	2000（平成12）年　介護保険法施行

出典：厚生労働省老健局「日本の介護保険制度について」（2016年11月）

介護が必要な高齢者の増加や介護期間の長期化による介護ニーズの高まり、核家族化の進行など家族をめぐる状況も変化する中で、前述の課題を解決するには従来の老人福祉・老人医療制度による対応に限界があるとして1997年に成立、2000年に施行されたのが「介護保険法」であり、これにより介護保険制度が導入された。

2 介護保険制度

　介護保険制度は、2000年から施行されている、最も新しい社会保険制度である。
　社会における高齢者の介護ニーズに応え、国のそれまでの福祉制度の諸問題を解決するものとして開始された介護保険制度は、急速な高齢化が進む日本の介護政策の根幹制度である。開始から20年が経過し、現在、国・自治体の歳出、公的負担が最も増えている政策分野に係る制度として、介護保険制度は大きな転換点を迎えている。

① 介護保険制度の基本的な考え

　介護保険制度は以下の３つの基本的な考え方に基づいている。
（1）自立支援
　単に介護を要する高齢者の身の回りの世話をするということを超えて、高齢者の自立を支援することを理念とする
（2）利用者本位
　利用者の選択により、多様な主体から保健医療サービス、福祉サービスを総合的に受けられる制度
（3）社会保険方式
　給付と負担の関係が明確な社会保険方式を採用

② 介護保険制度と従前の制度との違い

　介護保険制度は、従前の老人福祉政策・老人医療政策と異なり、自立支援の考え方に基づくケアプランに即した多様な主体のサービスに対し、利用者が自ら選んで選択し、さらに、利用者負担も所得による差が少ないという特徴を持つ。

■ 従前制度との違い

	従前制度	介護保険制度
①申込方法	行政窓口に申請し、市町村がサービスを決定	利用者が自らサービスの種類や事業者を選んで利用
②医療と福祉の別	医療と福祉は別々に申込む	介護サービスの利用計画（ケアプラン）を作り、医療・福祉のサービスを総合的に利用
③サービス提供者	市町村や公的な団体（社会福祉協議会など）中心のサービスの提供	民間企業、農協、生協、NPOなど多様な事業者によるサービスの提供
④利用者の負担	中高所得者にとっては利用者負担が重い（利用しにくい）	所得にかかわらず、1割の利用者負担（2015年8月以降、一定以上所得者については利用者負担は2割又は3割）

出典：厚生労働省老健局「日本の介護保険制度について」（2016年11月）を基に作成。

第2章 ● 介護　第2節　介護保険制度

■ 介護保険制度の仕組み全体像

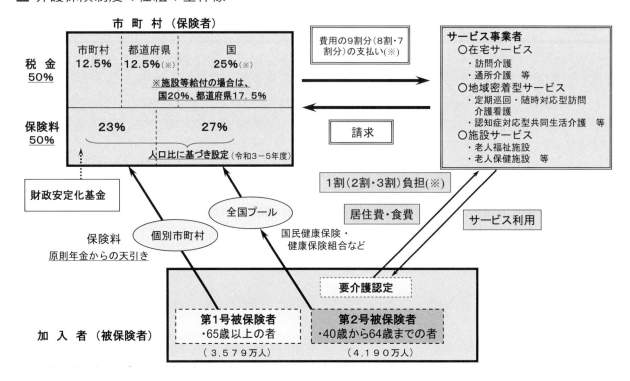

(注) 第1号被保険者の数は、「介護保険事業状況報告令和3年3月月報」によるものであり、令和2年度末現在の数である。
　　　第2号被保険者の数は、社会保険診療報酬支払基金が介護給付費納付金額を確定するための医療保険者からの報告によるものであり、令和2年度内の月平均値である。
(注) 一定以上所得者については、費用の2割負担（平成27年8月施行）又は3割負担（平成30年8月施行）。

出典：第92回社会保障審議会（介護保険部会）「資料1　介護保険制度をめぐる最近の動向について」（2022年3月24日）

③ 対象者

（1）被保険者
　①65歳以上（第1号被保険者）
　②40歳から64歳までの医療保険加入者（第2号被保険者）

（2）サービス対象者
　①65歳以上（第1号被保険者）
　　要介護又は要支援
　②40歳から64歳までの医療保険加入者（第2号被保険者）
　　要介護又は要支援であり、その状態が特定疾病に起因する場合

（3）特定疾病(16種類)
　　特定疾病については、その範囲を明確にするとともに、介護保険制度における要介護認定の際の運用を容易にする観点から、個別疾病名を列記している。

■ 特定疾病
・がん（医師が一般に認められている医学的知見に基づき回復の見込みがない状態に至ったと判断したものに限る。）※
・関節リウマチ※
・筋萎縮性側索硬化症
・後縦靱帯骨化症
・骨折を伴う骨粗鬆症
・初老期における認知症
・進行性核上性麻痺、大脳皮質基底核変性症及びパーキンソン病※
【パーキンソン病関連疾患】
・脊髄小脳変性症
・脊柱管狭窄症
・早老症
・多系統萎縮症※
・糖尿病性神経障害、糖尿病性腎症及び糖尿病性網膜症
・脳血管疾患
・閉塞性動脈硬化症
・慢性閉塞性肺疾患
・両側の膝関節又は股関節に著しい変形を伴う変形性関節症
　※2006年4月に追加、見直しがなされたもの

4 サービスを受けるまでの流れ

　サービス利用を希望する者は、まず、居住する市区町村の窓口で要介護認定（要支援認定を含む。以下同じ。）の申請を行い、申請後に市区町村の職員などから訪問を受け、聞き取り調査（認定調査）を受ける。また、市区町村からの依頼により、主治医は心身の状況について意見書（主治医意見書）を作成する。その後、認定調査結果や主治医意見書に基づくコンピュータによる一次判定及び、一次判定結果や主治医意見書に基づく介護認定審査会による二次判定を経て、市区町村が要介護度を決定する。

　なお、介護保険では、要介護度に応じて受けられるサービスの種別が決まっているため、要介護度が判定された後に、「どのような介護サービスを受けるか」「どういった事業所を選ぶか」についてサービス計画書（ケアプラン）を作成し、それに基づきサービスの利用が開始される。

■ サービス開始までの6ステップ
　　①要介護認定申請
　　　↓
　　②認定審査・主治医意見書
　　　↓
　　③審査判定
　　　↓
　　④要介護（要支援）認定
　　　↓
　　⑤介護（介護予防）サービス計画書（ケアプラン）の作成
　　　↓
　　⑥介護サービス利用の開始

出典：厚生労働省　介護サービス情報公表システム　「介護保険の解説」

5 介護報酬と利用者負担

　介護サービスの事業者が利用者（要介護者、要支援者）に各種介護サービスを提供した場合に、その対価として事業者に支払われる報酬（介護報酬）は、原則として、７割から９割は介護保険から支払われ、１割から３割は、利用者の自己負担となる。

■ 介護報酬

介護報酬について

○　介護報酬とは、事業者が利用者（要介護者又は要支援者）に介護サービスを提供した場合に、その対価として事業者に支払われるサービス費用をいう。

○　介護報酬は各サービス毎に設定されており、各サービスの基本的なサービス提供に係る費用に加えて、各事業所のサービス提供体制や利用者の状況等に応じて加算・減算される仕組みとなっている。

○　なお、介護報酬は、介護保険法上、厚生労働大臣が社会保障審議会（介護給付費分科会）の意見を聞いて定めることとされている。

【介護報酬支払いの流れ】

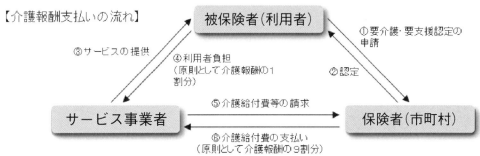

出典：厚生労働省　「介護報酬について」

6 サービスの種類

介護サービスの種類

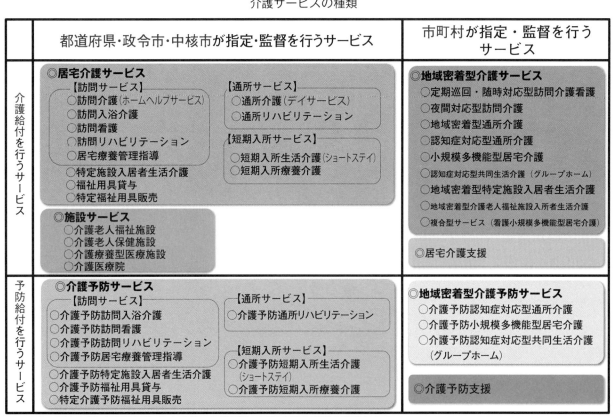

　この他、居宅介護（介護予防）住宅改修、介護予防・日常生活支援総合事業がある。

出典：第92回社会保障審議会（介護保険部会）「資料1　介護保険制度をめぐる最近の動向について」（2022年3月24日）

介護保険で提供されるサービスの内容の詳細は、次のとおりである。介護サービスは居宅サービス、地域密着型サービス、施設サービスの3つに大別でき、これらの事業所・施設がサービスを提供するための要となるケアプランを作成するのが居宅介護支援事業所（要介護者）と介護予防支援事業所（要支援者）である。

　各サービスは提供する対象により、要支援者向けの介護予防サービス（予防給付）と要介護者向けの介護サービス（介護給付）とに区別されるが、提供する事業所は共通する場合が多い。そのため、介護給付と予防給付で提供内容が重複するものは同じ枠内にまとめて示した。

◎ 介護予防サービス/居宅サービス

訪問介護/介護予防訪問介護
　居宅で介護福祉士等から受ける入浴、排せつ、食事等の介護その他の日常生活上の世話

訪問入浴介護/介護予防訪問入浴介護
　居宅を訪問し、浴槽を提供されて受ける入浴の介護

訪問看護/介護予防訪問看護
　居宅で看護師等から受ける療養上の世話又は必要な診療の補助

通所介護/介護予防通所介護
　老人デイサービスセンター等の施設に通って受ける入浴、排せつ、食事等の介護その他の日常生活上の世話及び機能訓練

通所リハビリテーション/介護予防通所リハビリテーション
　介護老人保健施設、介護医療院、病院・診療所に通って受ける心身の機能の維持回復を図り、日常生活の自立を助けるための理学療法、作業療法のリハビリテーション

短期入所生活介護/介護予防短期入所生活介護
　特別養護老人ホーム等の施設や老人短期入所施設への短期入所で受ける入浴、排せつ、食事等の介護その他の日常生活上の世話及び機能訓練

短期入所療養介護/介護予防短期入所療養介護
　介護老人保健施設、介護医療院、介護療養型医療施設等への短期入所で受ける看護、医学的管理下の介護と機能訓練等の必要な医療並びに日常生活の世話

特定施設入居者生活介護/介護予防特定施設入居者生活介護
　有料老人ホーム等に入居する要介護者等が、特定施設サービス計画に基づいて施設で受ける入浴、排せつ、食事等の介護その他日常生活上の世話、機能訓練及び療養上の世話

福祉用具貸与/介護予防福祉用具貸与
　日常生活上の便宜を図るための用具や機能訓練のための用具で、日常生活の自立を助けるもの（厚生労働大臣が定めるもの）の貸与

特定福祉用具販売/特定介護予防福祉用具販売
　福祉用具のうち、入浴又は排せつの用に供するための用具等の販売

◎ 地域密着型サービス/地域密着型介護予防サービス

定期巡回・随時対応型訪問介護看護
　定期的な巡回訪問又は通報を受け、居宅で介護福祉士等から受ける入浴、排せつ、食事等の介護その他の日常生活上の世話、看護師等から受ける療養上の世話又は必要な診療の補助

夜間対応型訪問介護
　夜間において、定期的な巡回訪問又は通報を受け、居宅で介護福祉士等から受ける入浴、排せつ、食事等の介護その他の日常生活上の世話

地域密着型通所介護
　小規模の老人デイサービスセンター等の施設に通って受ける入浴、排せつ、食事等の介護その他の日常生活上の世話及び機能訓練

認知症対応型通所介護/介護予防認知症対応型通所介護 　認知症の要介護者（要支援者）が、デイサービスを行う施設等に通って受ける入浴、排せつ、食事等の介護その他日常生活上の世話及び機能訓練
小規模多機能型居宅介護/介護予防小規模多機能型居宅介護 　居宅又は厚生労働省令で定めるサービスの拠点に通い、又は短期間宿泊し、当該拠点において受ける入浴、排せつ、食事等の介護その他の日常生活上の世話及び機能訓練
認知症対応型共同生活介護/介護予防認知症対応型共同生活介護 　比較的安定した状態にある認知症の要介護者（要支援者）が、共同生活を営む住居で受ける入浴、排せつ、食事等の介護その他の日常生活上の世話及び機能訓練
地域密着型特定施設入居者生活介護 　有料老人ホーム等に入所する要介護者等が、地域密着型サービス計画に基づいて施設で受ける入浴、排せつ、食事等の介護その他の日常生活上の世話、機能訓練及び療養上の世話
複合型サービス（看護小規模多機能型居宅介護） 　訪問看護及び小規模多機能型居宅介護の組合せにより提供されるサービス
地域密着型介護老人福祉施設 　老人福祉法に規定する特別養護老人ホーム（入所定員が29人以下であるものに限る。）で、かつ、介護保険法による市町村長の指定を受けた施設であって、入所する要介護者に対し、地域密着型サービス計画に基づいて施設で受ける入浴、排せつ、食事等の介護その他の日常生活上の世話、機能訓練、健康管理及び療養上の世話を行うことを目的とする施設

◎ 施設サービス

介護老人福祉施設 　老人福祉法に規定する特別養護老人ホーム（入所定員が30人以上であるものに限る。）で、かつ、介護保険法による都道府県知事の指定を受けた施設であって、入所する要介護者に対し、施設サービス計画に基づいて入浴、排せつ、食事等の介護その他の日常生活上の世話、機能訓練、健康管理及び療養上の世話を行うことを目的とする施設
介護老人保健施設 　介護保険法による都道府県知事の開設許可を受けた施設であって、入所する要介護者に対し、施設サービス計画に基づいて、看護、医学的管理の下における介護及び機能訓練その他必要な医療並びに日常生活上の世話を行うことを目的とする施設
介護療養型医療施設（2024年3月末に廃止） 　医療法に規定する医療施設で、かつ、介護保険法による都道府県知事の指定を受けた施設であって、入院する要介護者に対し、施設サービス計画に基づいて、療養上の管理、看護、医学的管理の下における介護その他の世話及び機能訓練その他必要な医療を行うことを目的とする施設
介護医療院 　介護保険法による都道府県知事の開設許可を受けた施設であって、主として長期にわたり療養が必要である要介護者に対し、施設サービス計画に基づいて、療養上の管理、看護、医学的管理の下における介護及び機能訓練その他必要な医療並びに生活上の世話を行うことを目的とする施設

◎ 支援計画を作るサービス

居宅介護支援
居宅介護支援事業所が、居宅要介護者の依頼を受けて、心身の状況、環境、本人や家族の希望等を勘案し、在宅サービス等を適切に利用するために、利用するサービスの種類・内容等の居宅サービス計画を作成し、サービス提供確保のため事業者等との連絡調整その他の便宜の提供等を行うとともに、介護保険施設等への入所が必要な場合は施設への紹介その他の便宜の提供等を行うもの

介護予防支援
介護予防支援事業所（地域包括支援センター）が居宅要支援者の依頼を受けて、心身の状況、環境、本人や家族の希望等を勘案し、介護予防サービスや地域密着型介護予防サービスを適切に利用するための介護予防サービス計画等の作成、介護予防サービス提供確保のための事業者等との連絡調整その他の便宜の提供等を行うもの

出典：厚生労働省「令和3年介護サービス施設・事業所調査」「用語の定義」（2022年12月27日）を基に作成。

7 財源

　介護保険の財源は、国や自治体の負担金のほか、40歳以上が納める介護保険料で賄われる。保険料の負担割合は、全国の65歳以上（第1号被保険者）と40歳から64歳まで（第2号被保険者）の人口割合により、3年ごとに決定される。

　2022年度の予算案においては、財源構成は、第1号被保険者の納める介護保険料が2.8兆円（23％）、第2号被保険者の納める介護保険料が3.3兆円（27％）、都道府県が1.7兆円、市町村が1.5兆円（各12.5％）、国庫負担金が2.9兆円（25％）となっている。

介護保険の財源構成と規模

（令和4年度予算案　介護給付費：12.3兆円）
総費用ベース：13.3兆円

保険料 50%　　公　費 50%

平成27年度から保険料の低所得者軽減強化に別枠公費負担の充当を行い、この部分が公費（国・都道府県・市町村）となる

第1号保険料
【65歳以上】
23％（2.8兆円）

・第1号・第2号保険料の割合は、介護保険事業計画期間（3年）ごとに、人口で按分

第2号保険料
【40～64歳】
27％（3.3兆円）

・第2号保険料の公費負担（0.4兆円）
　国保（国：0.3兆円　都道府県：0.1兆円）

国庫負担金【調整交付金】
5％（0.6兆円）

・第1号被保険者に占める75歳以上の高齢者の割合、所得段階別の割合等に応じて調整交付

国庫負担金【定率分】
20％（2.3兆円）

・施設の給付費の負担割合
　国庫負担金（定率分）15％
　都道府県負担金 17.5％

都道府県負担金
12.5％（1.7兆円）

市町村負担金
12.5％（1.5兆円）

※数値は端数処理をしているため、合計が一致しない場合がある。

出典：第92回社会保障審議会（介護保険部会）「資料1　介護保険制度をめぐる最近の動向について」（2022年3月24日）

8 サービス費用と保険料の増加

　保険給付額と公費負担額、利用者負担額をあわせた介護費用は急増している。下記のグラフは、介護予防サービス、地域支援事業実施分及び市町村が直接払う費用（住宅改修費等）を含まないため、一部サービスが平成27年度（2015年度）前後に減少したように見えるのは、介護予防・日常生活支援総合事業の開始によるものである。大幅増加傾向に伴い、財源確保のための保険料も倍増している。

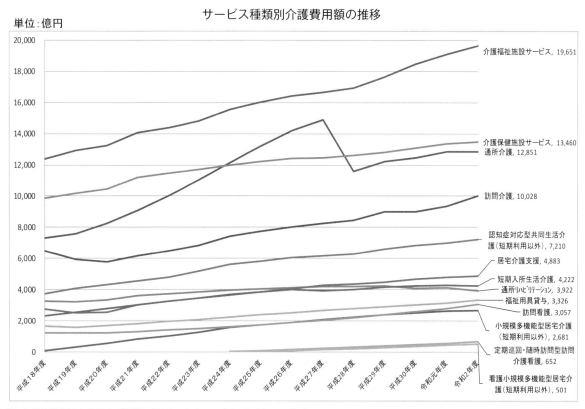

サービス種類別介護費用額の推移

単位：億円

- 介護福祉施設サービス, 19,651
- 介護保健施設サービス, 13,460
- 通所介護, 12,851
- 訪問介護, 10,028
- 認知症対応型共同生活介護（短期利用以外）, 7,210
- 居宅介護支援, 4,883
- 短期入所生活介護, 4,222
- 通所リハビリテーション, 3,922
- 福祉用具貸与, 3,326
- 訪問看護, 3,057
- 小規模多機能型居宅介護（短期利用以外）, 2,681
- 定期巡回・随時訪問型訪問介護看護, 652
- 看護小規模多機能型居宅介護（短期利用以外）, 501

〔出典〕介護給付費等実態調査（統計）（平成18年度から令和2年度）より作成
注1）介護予防サービスを含まない。
注2）右のサービス名に記載された数値は令和2年度分のもの

第1号保険料と第2号保険料の推移

		第1号保険料(65歳〜)の1人当たり月額(基準額の全国加重平均)	第2号保険料(40歳〜64歳)の1人当たり月額(事業主負担分、公費分を含む)		
第1期	平成12年度	2,911円		2,075円	
	平成13年度			2,647円	
	平成14年度			3,008円	
第2期	平成15年度	3,293円		3,196円	
	平成16年度			3,474円	
	平成17年度			3,618円	
第3期	平成18年度	4,090円		3,595円	
	平成19年度			3,777円	
	平成20年度			3,944円	
第4期	平成21年度	4,160円		4,093円	
	平成22年度			4,289円	
	平成23年度			4,463円	
第5期	平成24年度	4,972円		4,622円	確定額
	平成25年度			4,871円	
	平成26年度			5,125円	
第6期	平成27年度	5,514円		5,081円	
	平成28年度		9月まで	5,192円	
			10月以降	5,190円〔国保〕	
				5,249円〔被用者保険〕	
	平成29年度			5,397円〔国保〕	
				5,457円〔被用者保険〕	
第7期	平成30年度	5,869円		5,353円〔国保〕	
				5,410円〔被用者保険〕	
	令和元年度			5,532円〔国保〕	
				5,591円〔被用者保険〕	
	令和2年度			5,669円	
第8期	令和3年度	6,014円		6,678円	見込額
	令和4年度			6,829円	
	令和5年度				

（注）第2号保険料の1人当たり月額については、令和2年度までは確定額、令和3年度以降は予算における見込額
出典：第92回社会保障審議会（介護保険部会）「資料1　介護保険制度をめぐる最近の動向について」（2022年3月24日）

3 制度改正と介護報酬の改定

　介護保険制度は原則3年を1期とするサイクルで財政収支を見通し、事業の運営を行っている。また、制度としては概ね、5年ごとを目安に改正を行ってきた。。

1 これまでの介護保険制度改正内容（再掲）

介護保険制度の主な改正の経緯

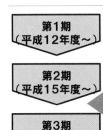

第1期 （平成12年度～）	**平成12年4月　介護保険法施行**
	平成17年改正（平成18年4月等施行） ○<u>介護予防の重視</u>（要支援者への給付を介護予防給付に。<u>地域包括支援センターを創設</u>、介護予防ケアマネジメントは地域包括支援センターが実施。介護予防事業、包括的支援事業などの地域支援事業の実施） ○<u>小規模多機能型居宅介護等の地域密着サービスの創設</u>、介護サービス情報の公表、負担能力をきめ細かく反映した第1号保険料の設定　など
第2期 （平成15年度～）	**平成20年改正（平成21年5月施行）** ○介護サービス事業者の法令遵守等の業務管理体制整備。休止・廃止の事前届出制。休止・廃止時のサービス確保の義務化等
第3期 （平成18年度～）	**平成23年改正（平成24年4月等施行）** ○<u>地域包括ケアの推進</u>。24時間対応の定期巡回・随時対応サービスや複合型サービスの創設。介護予防・日常生活支援総合事業の創設。介護療養病床の廃止期限の猶予（公布日） ○<u>医療的ケアの制度化</u>。介護職員によるたんの吸引等。有料老人ホーム等における前払金の返還に関する利用者保護
第4期 （平成21年度～）	**平成26年改正（平成27年4月等施行）** ○<u>地域医療介護総合確保基金の創設</u> ○地域包括ケアシステムの構築に向けた<u>地域支援事業の充実</u>（<u>在宅医療・介護連携</u>、認知症施策の推進等） ○全国一律の予防給付（訪問介護・通所介護）を市町村が取り組む<u>地域支援事業に移行</u>し、多様化 ○低所得の第一号被保険者の<u>保険料の軽減割合を拡大</u>、一定以上の所得のある利用者の自己負担引上げ（平成27年8月）　等 ○<u>特別養護老人ホームの入所者を中重度者に重点化</u>
第5期 （平成24年度～）	
第6期 （平成27年度～）	**平成29年改正（平成30年4月等施行）** ○全市町村が保険者機能を発揮し、<u>自立支援・重度化防止</u>に向けて取り組む仕組みの制度化 ○「日常的な医学管理」、「看取り・ターミナル」等の機能と「生活施設」としての機能を兼ね備えた、<u>介護医療院の創設</u> ○特に所得の高い層の利用者負担割合の<u>見直し</u>（2割→3割）、介護納付金への総報酬割の導入　など
第7期 （平成30年度～）	
第8期 （令和3年度～）	**令和2年改正（令和3年4月施行）** ○地域住民の複雑化・複合化した支援ニーズに対応する<u>市町村の包括的な支援体制の構築の支援</u> ○<u>医療・介護のデータ基盤の整備の推進</u>

出典：第92回社会保障審議会（介護保険部会）「資料1　介護保険制度をめぐる最近の動向について」（2022年3月24日）

2 過去の大きな改正と地域包括ケアシステム

（1）2005年度の介護保険法改正、2006年度施行

　「明るく活力のある超高齢社会の構築」、「制度の持続可能性」、「社会保障の総合化」を基本的視点として、以下のとおり見直しを行った。

・「予防重視型システムへの転換」
　要介護者への介護給付とは別に、要支援者への給付を「予防給付」として新たに創設し、要支援者のケアマネジメントを、新たに創設した「地域包括支援センター（介護予防支援事業所）」で実施することとした。また、市町村が、介護予防事業や包括的支援事業等の「地域支援事業」を実施することとした。

・「施設給付の見直し」
　施設等の食費・居住費を保険給付の対象外とし、全額自己負担とする一方、低所得の利用者には補足給付を設けた。
　その他、地域密着型サービスなど、新たなサービス体系の確立や、介護サービス情報の公表、負担能力を考慮した第1号被保険者の保険料見直しを行った。

（2）2011年度の介護保険法改正、2012年度施行

　制度開始から約10年が経過し、サービス利用者数が開始時の約３倍まで増えるとともに、医療ニーズの高い高齢者や要介護度の高い高齢者の増加が顕著になった。同時に、介護人材の確保も喫緊の課題として取り上げられるようになり、高齢者が住み慣れた地域で自立した生活を営めるよう、医療、介護、予防、住まい、生活支援サービスが切れ目なく提供される「地域包括ケアシステム」の概念が登場し、これに向けた取組みを進めることとなった。

・医療と介護の連携の強化等
　各種サービスが連携した要介護者等への包括的な支援（地域包括ケア）を推進するとともに、日常生活圏域ごとに地域ニーズや課題の把握を踏まえた介護保険事業計画を策定することとなった。また、24時間対応の定期巡回・随時対応サービスや複合型サービスを創設し、保険者（各自治体等）の判断による予防給付と生活支援サービスの総合的な実施を可能とした。
　また、介護療養病床を廃止し、新たな指定を行わないとした。

・介護人材の確保とサービスの質の向上
　介護福祉士や一定の教育を受けた介護職員等による痰の吸引等の実施を可能とするとともに、介護事業所における労働法規の遵守を徹底、事業所指定の欠格要件及び取消要件に労働基準法等違反者を追加し、労働環境を見直した。
　また、介護サービス情報公表制度を見直した。

・高齢者の住まいの整備等
　有料老人ホーム等における前払金の返還に関する利用者保護規定を追加するとともに、サービス付き高齢者向け住宅の供給を促進した（高齢者住まい法の改正）。

・認知症対策の推進
　市民後見人の育成及び活用など、市町村における高齢者の権利擁護の推進や、市町村の介護保険事業計画に、地域の実情に応じた認知症支援策を盛りこんだ。

・保険者による主体的な取組みの推進
　介護保険事業計画と医療サービス、住まいに関する計画との調和を確保し、地域密着型サービスについて、公募・選考による指定を可能とした。

・保険料の上昇の緩和
　各都道府県の財政安定化基金を取り崩し、介護保険料の軽減等に活用。

（3）2015年度介護保険法改正と「医療介護総合確保推進法」

　2012年８月に、社会保障制度改革推進法が成立し、年金、医療、介護、少子化の４分野での改革の基本方針が明記された。

　改革の推進を審議する組織として、社会保障制度改革国民会議が設置され、その報告を踏まえた「持続可能な社会保障制度の確立を図るための改革の推進に関する法律（以下、「プログラム法」という。）」が、2013年末に成立した。そして、これを具体化した「地域における医療及び介護の総合的な確保を推進するための関係法律の整備等に関する法律（以下、医療介護総合確保推進法）」が、2014年に成立した。

　医療介護総合確保推進法は、介護保険法や医療法など19の法律を一括して改正したものであり、プログラム法に基づく措置として、効率的かつ質の高い医療提供体制と地域包括ケアシステムを構築することを通じ、地域における医療及び介護の総合的な確保を推進するため、「医療法、介護保険法等の関係法律について所要の整備等を行う」ことを趣旨とした。これに基づき、2015年度の介護保険法改正が行われた。主な改正ポイントは以下のとおりである。

・新たな基金の創設と医療・介護の連携強化（地域介護施設整備促進法等関係）
　都道府県の事業計画に記載した医療・介護の事業（病床の機能分化・連携、在宅医療・介護の推進等）のため、消費税増収分を活用した新たな基金を都道府県に設置した。ま

た、厚生労働大臣は医療介護の連携強化の基本的方針を策定した。

・地域における効率的かつ効果的な医療提供体制の確保（医療法関係）

医療機関が都道府県知事に病床の医療機能（高度急性期、急性期、回復期、慢性期）等を報告（病床機能報告）し、都道府県は、それをもとに地域医療構想（地域の医療提供体制の将来のあるべき姿）を医療計画において策定するとした。また、医師確保支援を行う地域医療支援センターの機能を法律に位置付けた。

・地域包括ケアシステムの構築と費用負担の公平化（介護保険法関係）

在宅医療・介護連携の推進などの地域支援事業の充実とあわせ、予防給付(訪問介護・通所介護)を地域支援事業に移行した。また、特別養護老人ホームを、在宅での生活が困難な中重度の要介護者を支える機能に重点化した。

低所得者の保険料軽減を拡充するとともに、一定以上の所得のある利用者の自己負担を２割へ引上げ（ただし、一般の世帯の月額上限は据え置き）、低所得の施設利用者の食費・居住費を補填する「補足給付」の要件に資産などを追加した。

なお、医療介護総合確保推進法第３条第１項の規定に基づき、「地域における医療及び介護を総合的に確保するための基本的な方針（以下、総合確保方針）」が策定された。総合確保方針は、地域における医療及び介護の総合的な確保の意義及び基本的な方向を定め、医療計画と介護保険事業計画のいわば上位に位置する概念である。両計画の基本となるべき事項、都道府県計画及び市町村計画の作成やこれらの整合性の確保、都道府県計画、医療計画及び都道府県介護保険事業支援計画の整合性の確保や、医療介護総合確保法第６条の基金（以下単に「基金」という。）を活用した地域における事業が、公平性及び透明性を確保しつつ、実施されることを目的とする。地域医療構想の作成や医療介護総合確保推進法による改正の施行状況等を勘案して、必要な見直しを行うとされており、この総合確保方針の見直しの方向性が、次期の医療計画、介護計画の見直しの方向性の基礎となる。

■ 総合確保方針と各計画の関係性（再掲）

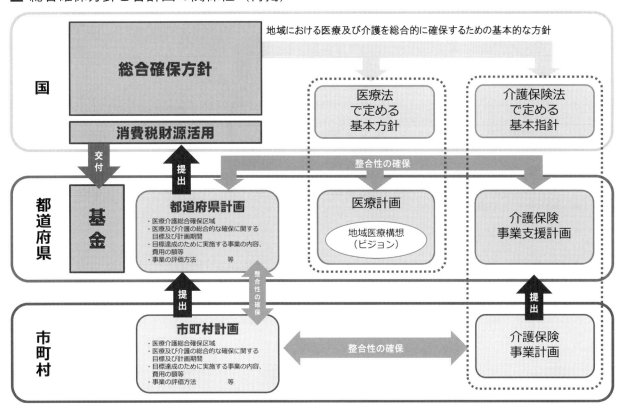

出典：厚生労働省「第3回医療介護総合確保促進会議」「参考資料1 医療及び介護に関する各種方針・計画等の関係について」（2014年9月8日）

③ 地域包括ケアシステムの概念について

急速な高齢化による医療・介護需要のさらなる増加を背景に、地域の中で医療・介護・予防・住まい・生活支援を一体的に提供する「地域包括ケアシステム」の構築が推進されている。団塊の世代が75歳以上となる2025年を目途に、重度な要介護状態となっても住み慣れた地域で自分らしい暮らしを人生の最後まで続けることができるよう、住まい・医療・介護・予防・生活支援が一体的に提供されている状態を目指している。今後、認知症高齢者の増加が見込まれることから、認知症高齢者の地域での生活を支えるためにも、地域包括ケアシステムの構築が重要であるとされている。

人口が横ばいで75歳以上人口が急増する大都市部、75歳以上人口の増加は緩やかだが人口は減少する町村部など、高齢化の進展状況には大きな地域差が生じているため、地域包括ケアシステムは、保険者である市町村や都道府県が、地域の自主性や主体性に基づき、地域の特性に応じて作り上げていくことが必要とされている。

■ 地域包括ケアシステムの概要（再掲）

地域包括ケアシステム

○ 団塊の世代が75歳以上となる2025年を目途に、重度な要介護状態となっても住み慣れた地域で自分らしい暮らしを人生の最後まで続けることができるよう、住まい・医療・介護・予防・生活支援が一体的に提供される地域包括ケアシステムの構築を実現していきます。

○ 今後、認知症高齢者の増加が見込まれることから、認知症高齢者の地域での生活を支えるためにも、地域包括ケアシステムの構築が重要です。

○ 人口が横ばいで75歳以上人口が急増する大都市部、75歳以上人口の増加は緩やかだが人口は減少する町村部等、高齢化の進展状況には大きな地域差が生じています。

地域包括ケアシステムは、保険者である市町村や都道府県が、地域の自主性や主体性に基づき、地域の特性に応じて作り上げていくことが必要です。

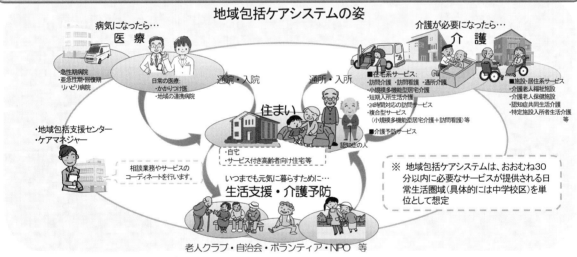

出典：厚生労働省「地域包括ケアシステム」

④ 地域支援事業の創設と介護予防・日常生活支援総合事業

「地域包括ケアシステム」の構築に向け、2015年から、在宅医療と介護の連携推進や、全国一律で提供されていた予防給付の一部について市町村を実施主体とする新しい「介護予防・日常生活支援総合事業」が開始した。2020年の改正では、市町村が地域住民のニーズに応じて包括的な支援を行う体制の構築へと拡大されている。

予防給付に関しては、本人に対してのみならず、地域づくりなど本人を取り巻く環境へのアプローチも含め、バランスのとれたアプローチができるように介護予防事業を見直し、予防給付のうち訪問介護・通所介護について、市町村の裁量の範囲を拡大し、地域の実情に応じた内容のサービスの提供が可能となる「新しい介護予防・日常生活支援総合事業」（以下、「総合事業」という）が開始され、取組み状況にばらつきは見られるものの、2017年以降全ての市町村で実施されている。

■ 総合事業の位置づけ

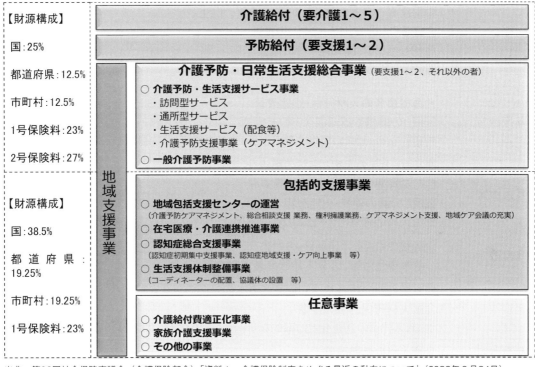

介護保険給付・地域支援事業の全体像

出典：第92回社会保障審議会（介護保険部会）「資料1 介護保険制度をめぐる最近の動向について」（2022年3月24日）

■ 従来のサービス利用との比較

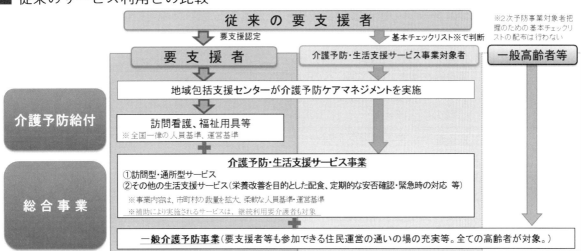

出典：厚生労働省「「介護予防・日常生活支援総合事業ガイドラインについて」の一部改正について」（2022年6月27日）

5 介護報酬改定

　過去の介護報酬改定率と改定の主な視点をまとめると、以下のとおりである。介護報酬改定は、原則として3年に一度行われるが、この他にも2017年度の介護人材の処遇改善加算の加算率アップや2019年度の消費税の引き上げに伴う対応など、法改正による制度変更も行われている。直近の改定で特筆すべき内容のひとつは、感染症や災害への対応力強化である。

■ 2003年度以降の介護報酬改定の概要（再掲）

改定時期	改定にあたっての主な視点	改定率
2003年度改定	○ 自立支援の観点に立った居宅介護支援の確立 ○ 自立支援を指向する在宅サービスの評価 ○ 施設サービスの質の向上と適正化	▲2.3%
2005年10月改定	○ 居住費(滞在費)に関連する介護報酬の見直し ○ 食費に関連する介護報酬の見直し ○ 居住費(滞在費)、食費に関連する運営基準等の見直し	
2006年度改定	○ 中重度者への支援強化、サービスの質の向上 ○ 介護予防、リハビリテーションの推進 ○ 地域包括ケア、認知症ケアの確立 ○ 医療と介護の機能分担・連携の明確化	▲0.5% [▲2.4%] ※[ ]は2005年10月改定分を含む。
2009年度改定	○ 介護従事者の人材確保・処遇改善 ○ 医療との連携や認知症ケアの充実 ○ 効率的なサービスの提供や新たなサービスの検証	3.0%
2012年度改定	○ 在宅サービスの充実と施設の重点化 ○ 自立支援型サービスの強化と重点化 ○ 医療と介護の連携・機能分担 ○ 介護人材の確保とサービスの質の評価	1.2%
2014年度改定	○ 消費税の引き上げ(8%)への対応 　・基本単位数等、区分支給限度基準額の引き上げ	0.63%
2015年度改定	○ 中重度の要介護者や認知症高齢者への対応の更なる強化 ○ 介護人材確保対策の推進 ○ サービス評価の適正化と効率的なサービス提供体制の構築	▲2.27%
2017年度改定	○ 介護人材の処遇改善	1.14%
2018年度改定	○ 地域包括ケアシステムの推進 ○ 自立支援・重度化防止に資する質の高い介護サービスの実現 ○ 多様な人材の確保と生産性の向上 ○ 介護サービスの適正化・重点化を通じた制度の安定性・持続可能性の確保	0.54%
2019年10月改定	○ 介護人材の処遇改善 ○ 消費税の引き上げ(10%)への対応 　・基本単位数等、区分支給限度基準額や補足給付に係る基準費用額の引上げ	2.13%
2021年度改定	○ 感染症や災害への対応力強化 ○ 地域包括ケアシステムの推進 ○ 自立支援・重度化防止の取組みの推進 ○ 介護人材の確保・介護現場の革新 ○ 制度の安定性・持続可能性の確保	0.70%

出典：厚生労働省「令和3年度介護報酬改定の主な事項について」を基に作成。

第2部　データ編

2021年度の介護報酬改定において、感染症や災害が発生した場合にも、必要な介護サービスが継続的に提供できる体制を構築する観点から、全ての介護サービス事業者を対象に、業務継続に向けた計画等の策定、研修の実施、訓練（シミュレーション）の実施等を義務づけることが示された。（なお、これには３年間の経過措置期間が設けられるため、2024年から義務化することとなる。）

　厚生労働省では、この改定に伴い、2020年度より、介護サービスが安定的・継続的に提供されるよう、介護施設・事業所における業務継続計画（ＢＣＰ）の作成を支援するために、業務継続のガイドラインの周知と研修動画を作成・公表し、随時更新している。

　ガイドライン等には、「新型コロナウイルス感染症発生時の業務継続ガイドライン」と「自然災害発生時の業務継続ガイドライン」の２種があり、自然災害と感染症という異なる事象にそれぞれ対応した作りになっている。

■ ２つの業務継続ガイドラインの掲載内容のポイント

	新型コロナウイルス発生時用	自然災害発生時用
主な内容	・ＢＣＰとは ・新型コロナウイルス感染症とは ・自然災害ＢＣＰとの違い ・事業者に求められる役割 ・ＢＣＰ作成のポイント ・発生時の対応 ・感染防止取組み	・ＢＣＰとは ・事業所等におけるＢＣＰ ・防災計画と自然災害ＢＣＰの違い ・事業者に求められる役割 ・ＢＣＰ作成のポイント ・発生時の対応 ・複合災害対策（新型コロナ流行下における自然災害発生時の対策の考え方）
発生時の対応がわかる施設／サービスの別	・入所系 ・通所系 ・訪問系	・全施設共通 ・通所固有の事項 ・訪問固有の事項 ・居宅介護支援固有の事項
公表されているその他の作成支援ツール	・上記の施設／サービスごとの例示入りひな形 ・様式ツール集	・上記の施設／サービスごとの例示入りひな形

出典：厚生労働省「介護施設・事業所における業務継続計画（ＢＣＰ）作成支援に関する研修」を基に作成。

【参考文献】
・厚生労働省「社会保障改革」
・「社会保障制度改革国民会議報告書～確かな社会保障を将来世代に伝えるための道筋～」（2013年8月6日）
・厚生労働省老健局「日本の介護保険制度について」（2016年11月）
・第92回社会保障審議会（介護保険部会）「資料1　介護保険制度をめぐる最近の動向について」（2022年3月24日）
・厚生労働省　介護サービス情報公表システム　「介護保険の解説」
・厚生労働省　「介護報酬について」
・厚生労働省「令和3年介護サービス施設・事業所調査」「用語の定義」（2022年12月27日）
・厚生労働省「第3回医療介護総合確保促進会議」「参考資料1　医療及び介護に関する各種方針・計画等の関係について」（2014年9月8日）
・厚生労働省「地域包括ケアシステム」
・厚生労働省「「介護予防・日常生活支援総合事業ガイドラインについて」の一部改正について」（2022年6月27日）
・厚生労働省「令和3年度介護報酬改定の主な事項について」
・厚生労働省「介護施設・事業所における業務継続計画（BCP）作成支援に関する研修」

第2部　データ編

4 介護事業所の収益動向

1 介護サービスの種類（再掲）

　介護保険で提供されるサービスは、介護給付と予防給付の2つに大別され、さらに監督主体によっても2つ（市町村/都道府県他）に分けることができる。介護給付と予防給付の内容は重複するものもあるが、予防給付は介護給付に比べてより生活自立度の高い要支援者（要支援1又は2と認定された人）向けのものとなっており、原則として施設サービスは含まれない。

介護サービスの種類

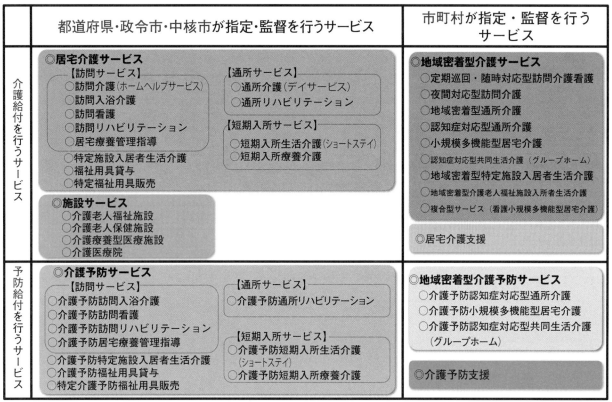

この他、居宅介護（介護予防）住宅改修、介護予防・日常生活支援総合事業がある。

出典：第92回社会保障審議会（介護保険部会）「資料1　介護保険制度をめぐる最近の動向について」（2022年3月24日）

② 収入額・収支差率の推移

2019年度決算を基にした介護事業経営実態調査の結果が2020年10月30日に公表された。この調査は、各サービス施設・事業所の経営状況を把握し、次期介護保険制度の改正及び介護報酬の改定に必要な基礎資料とすることを目的として、実施されるものである。

調査結果によれば、多くの介護サービスの収支差率が低下している。特に通所リハビリテーション、訪問介護、地域密着型特定施設入居者生活介護などの下げ幅が大きくなっている。一方で、新型コロナウイルスの感染拡大が及ぼした影響もあり、収支額や収支差率の見方には注意が必要となる。

介護サービス別に収支差率の高い順に並べると、次のとおりとなる。

■ 各介護サービスにおける収支差率（2019年度）

サービスの種類	分類	収支差率(%)		差分 (2020年度 — 2017年度)
		2020年度 実態調査 (2019年度決算)	2017年度 実態調査 (2016年度決算)	
定期巡回・随時対応型訪問介護看護	地域密着型サービス	6.6	4.8	1.8
認知症対応型通所介護	地域密着型サービス	5.6	4.9	0.7
福祉用具貸与	居宅サービス	4.7	4.5	0.2
訪問看護	居宅サービス	4.4	3.7	0.7
訪問入浴介護	居宅サービス	3.6	2.8	0.8
看護小規模多機能型居宅介護	地域密着型サービス	3.3	4.6	▲ 1.3
通所介護	居宅サービス	3.2	4.9	▲ 1.7
認知症対応型共同生活介護	地域密着型サービス	3.1	5.1	▲ 2.0
小規模多機能型居宅介護	地域密着型サービス	3.1	5.1	▲ 2.0
特定施設入居者生活介護	居宅サービス	3.0	2.5	0.5
介護療養型医療施設	施設サービス	2.8	3.3	▲ 0.5
訪問介護	居宅サービス	2.6	4.8	▲ 2.2
短期入所生活介護	居宅サービス	2.5	3.8	▲ 1.3
夜間対応型訪問介護	地域密着型サービス	2.5	1.5	1.0
訪問リハビリテーション	居宅サービス	2.4	3.5	▲ 1.1
介護老人保健施設	施設サービス	2.4	3.4	▲ 1.0
通所リハビリテーション	居宅サービス	1.8	5.1	▲ 3.3
地域密着型通所介護	地域密着型サービス	1.8	2	▲ 0.2
介護老人福祉施設	施設サービス	1.6	1.6	0.0
地域密着型介護老人福祉施設	地域密着型サービス	1.3	0.5	0.8
地域密着型特定施設入居者生活介護	地域密着型サービス	1.0	3.2	▲ 2.2
居宅介護支援	居宅サービス	▲ 1.6	▲ 1.4	▲ 0.2
全サービス平均		2.4	3.3	▲ 0.9

（注）全サービス平均の収支差率は、総費用額に対するサービス毎の費用額の構成比に基づいて算出した加重平均値である。
出典：厚生労働省「令和２年度介護事業経営実態調査の結果の概要」及び「平成29年度介護事業経営実態調査結果の概要」を基に作成。

<収支差率の算出方法>

収支差率＝（介護サービスの収益額－介護サービスの費用額）／介護サービスの収益額

※介護サービスの収益額は、介護事業収益（介護報酬による収入［1割負担分を含む］、保険外利用料収入、補助金収入［運営費に係るもののみ］の合計額）と借入金利息補助金収益の合計額

※介護サービスの費用額は、介護事業費用、借入金利息及び本部費繰入（本部経費）の合計額

　次頁以降では、介護サービスごとに事業所数、利用者数及び収入額・収支差率を経年で整理、分析した。

　本分析に際し、介護サービス施設・事業所調査及び介護事業経営実態調査にかかる留意点は、以下のとおりである。

・介護事業経営実態調査の調査対象期間は2017年度報告より見直され、介護報酬の改定後2年目の3月（1か月分）のデータから、改定後2年目の1年分のデータへと変更されている。

・それぞれの実数は、調査年によって調査方法の変更等による回収率変動の影響を受けている。

・また、収入額・収支差率データのうち、「介護サービス施設・事業所調査」から事業所数及び利用者数の経年データが取得できないものは本項で掲載していない。

【参考】各介護サービスにおける収支差率（2019年度決算に基づく）

サービスの種類	2019年度決算(%)	サービスの種類	2019年度決算(%)
施設サービス（　）内は税引後収支差率		福祉用具貸与	4.7 (3.5)
介護老人福祉施設	1.6 (1.6)	居宅介護支援	▲1.6 (▲1.9)
介護老人保健施設	2.4 (2.2)	地域密着型サービス（　）内は税引後収支差率	
介護療養型医療施設	2.8 (2.3)	定期巡回・随時対応型訪問介護看護	6.6 (6.0)
介護医療院	5.2 (4.7)	夜間対応型訪問介護	2.5 (2.0)
居宅サービス（　）内は税引後収支差率		地域密着型通所介護	1.8 (1.5)
訪問介護	2.6 (2.3)	認知症対応型通所介護	5.6 (5.4)
訪問入浴介護	3.6 (2.7)	小規模多機能型居宅介護	3.1 (2.9)
訪問看護	4.4 (4.2)	認知症対応型共同生活介護	3.1 (2.7)
訪問リハビリテーション	2.4 (1.9)	地域密着型特定施設入居者生活介護	1.0 (0.6)
通所介護	3.2 (2.9)	地域密着型介護老人福祉施設	1.3 (1.3)
通所リハビリテーション	1.8 (1.4)	看護小規模多機能型居宅介護	3.3 (3.1)
短期入居生活介護	2.5 (2.3)	全サービス平均（2019年度）	2.4 (2.1)
特定施設入居者生活介護	3.0 (1.9)		

出典：厚生労働省「介護事業経営実態調査」（2021年3月31日）

■ 調査年別、サービス別の集計施設及び事業所数（「介護サービス施設・事業所調査」）

		2010年	2013年	2016年	2019年
介護予防サービス	介護予防訪問介護	20,299	26,022	27,407	-
	介護予防訪問入浴介護	1,841	1,871	1,524	1,354
	介護予防訪問看護ステーション	5,010	6,314	8,571	10,531
	介護予防通所介護	22,023	31,635	35,791	-
	介護予防通所リハビリテーション（介護老人保健施設＋医療施設）	5,753	6,216	6,911	7,669
	介護予防短期入所生活介護	6,752	8,273	9,495	10,044
	介護予防短期入所療養介護（介護老人保健施設＋医療施設）	4,467	4,756	4,749	4,688
	介護予防特定施設入居者生活介護	2,822	3,672	4,120	4,187
	介護予防福祉用具貸与	5,145	6,287	6,274	6,229
	介護予防認知症対応型通所介護	2,879	3,484	3,566	3,545
	介護予防小規模多機能型居宅介護	1,773	3,251	4,173	4,561
	介護予防認知症対応型共同生活介護	8,643	10,457	11,746	12,195
	介護予防支援事業所（地域包括支援センター）	3,961	4,262	4,519	2,759
介護サービス	訪問介護	20,805	26,576	28,038	11,206
	訪問入浴介護	2,021	2,033	1,656	1,506
	訪問看護ステーション	5,119	6,458	8,719	10,785
	通所介護	22,738	33,163	20,000	13,526
	通所リハビリテーション（介護老人保健施設＋医療施設）	5,877	6,407	7,001	7,749
	短期入所生活介護	7,096	8,630	9,894	10,505
	特定施設入居者生活介護	2,974	3,914	4,423	4,542
	福祉用具貸与	5,202	6,378	6,325	6,309
	定期巡回・随時対応型訪問介護看護	—	228	626	868
	夜間対応型訪問介護	98	139	182	183
	認知症対応型通所介護	3,122	3,762	3,869	3,844
	地域密着型通所介護	—	—	18,106	17,104
	小規模多機能型居宅介護	2,113	3,730	4,629	4,988
	認知症対応型共同生活介護	8,942	10,760	12,030	12,501
	地域密着型特定施設入居者生活介護	133	238	289	326
	介護老人福祉施設	5,676	6,212	7,103	7,498
	介護老人保健施設	3,382	3,683	3,901	3,985
	介護療養型医療施設	1,770	1,509	1,231	767
	介護医療院	—	—	—	228
	居宅介護支援事業所	27,158	32,956	35,392	9,336

■ 調査年別、サービス別の有効回答数（「介護事業経営実態調査」）

		2011年	2014年	2017年	2020年
介護サービス	訪問介護	1,502	2,569	1,523	1,299
	訪問入浴介護	352	483	589	433
	訪問看護ステーション	364	598	555	450
	通所介護	1,822	3,235	1,131	1,193
	通所リハビリテーション	340	619	666	623
	短期入所生活介護	259	541	713	785
	特定施設入居者生活介護	243	528	545	497
	福祉用具貸与	667	1,313	1,408	1,134
	定期巡回・随時対応型訪問介護看護	-	100	192	320
	夜間対応型訪問介護	26	30	51	44
	認知症対応型通所介護	412	704	689	636
	地域密着型通所介護	-	-	820	606
	小規模多機能型居宅介護	482	754	1,051	1,144
	認知症対応型共同生活介護	340	578	477	469
	地域密着型特定施設入居者生活介護	54	153	119	156
	介護老人福祉施設	655	1,051	1,340	1,442
	介護老人保健施設	334	624	672	630
	介護療養型医療施設	180	217	256	107
	居宅介護支援事業所	493	1,531	910	768

◎居宅サービス／介護予防サービス

　収入額・収支差率の推移のうち、収入額は2010年をピークとして減少傾向が続いていたが、2019年は増加した。また、これまで介護予防サービスのうち、「介護予防訪問介護」として行われていたサービスは2017年度より介護予防・日常生活支援総合事業に移行されているため、データは掲載していない。

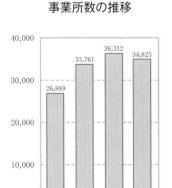

事業所数の推移

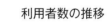
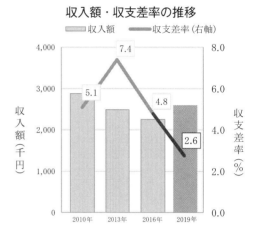

利用者数の推移
■介護予防サービス　□介護サービス

収入額・収支差率の推移
収入額　収支差率（右軸）

　収入額・収支差率の推移をみると、収入額・収支差率ともに、2010年から減少・低下傾向が続いていたが、2019年には2016年と比べて収支差率が0.8ポイント上昇している。

　なお、事業所数及び利用者数が2013年以降に減少しているのは、医療的ケアの依存度が高い方が利用者の大半を占め、サービス提供者側の負担も大きいことから、2015年度の介護報酬のマイナス改定を機に、事業者数等が減少したことが主な要因と思われる。

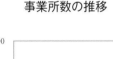

事業所数の推移

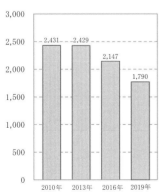

利用者数の推移
■介護予防サービス　□介護サービス

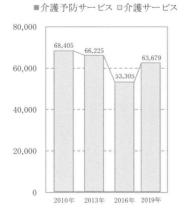

収入額・収支差率の推移
収入額　収支差率（右軸）

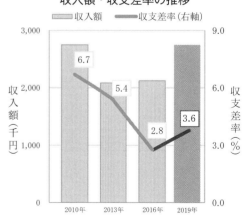

第2章 ● 介護　第4節　介護事業所の収益動向

訪問看護／介護予防訪問看護

収入額・収支差率の推移のうち収入額をみると、2010年をピークとして減少傾向が続いていたが、2019年は増加した。収支差率は2019年は2016年と比べて0.7ポイント上昇している。

利用者数は、2013年から2019年にかけて、約54万人ほど増加しており、事業所数も2019年は11,301事業所と、1万箇所を超えている。

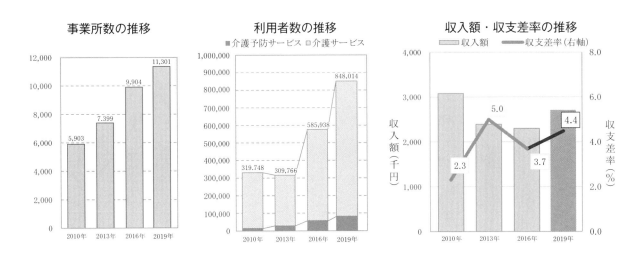

通所介護／介護予防通所介護

収入額・収支差率の推移をみると、2019年の収入額は、2016年と比較して増加している一方で、収支差率は2016年から1.0ポイント低下しており、2010年以降低下が続いている。なお、利用定員18人以下の通所介護事業所は、2016年4月1日から「地域密着型通所介護」（地域密着型サービス）へ移行したため、2013年から2016年にかけて事業所数及び利用者数は減少している。2019年は事業所数は横ばいとなった一方で、利用者数は減少した。また、これまで介護予防サービスのうち、「介護予防通所介護」として行われていたサービスは2017年度より介護予防・日常生活支援総合事業に移行しており、2019年のデータは掲載していない。

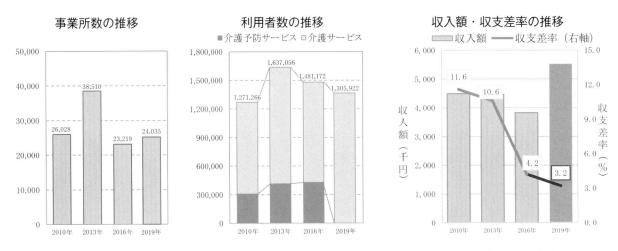

（注）2016年の収支差率は、通所介護予防及び地域密着型通所介護を含んでいるため、前掲「各サービスにおける収支差率（2016年度）」と一致しない。

通所リハビリテーション／介護予防通所リハビリテーション

　収入額・収支差率の推移をみると、収入額、収支差率ともに2013年に増加・上昇へ転じたものの2016年以降は再び減少・低下し、2019年には2016年と比べて収支差率が3.3ポイント低下している。

　一方で、事業所数及び利用者数は増加し、高齢化に伴うニーズの増加が見受けられる。

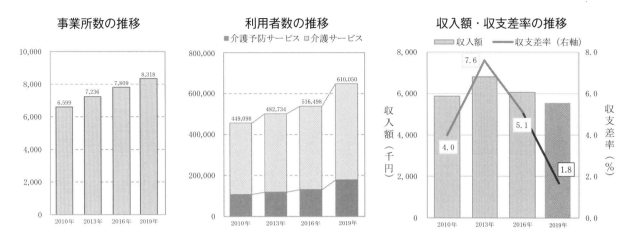

短期入所生活介護／介護予防短期入所生活介護

　収入額・収支差率のうち収入額をみると、2019年は2016年と比較して増加しているものの、収支差率は2013年をピークとして低下傾向となっている。2016年と比較した2019年の収支差率は、1.3ポイントの低下となっている。

　一方で、事業所数及び利用者数の推移は、年々増加傾向を示している。

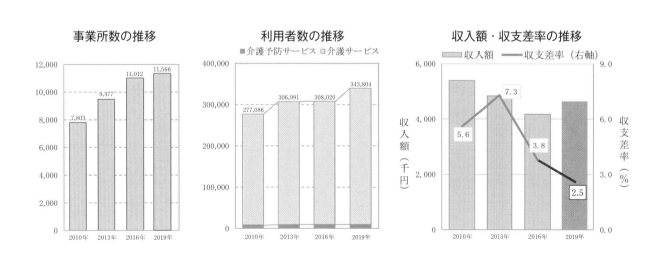

特定施設入居者生活介護／介護予防特定施設入居者生活介護

　収入額・収支差率の推移をみると、2019年の収入額は2016年と比較して増加しており、収支差率も2016年より0.5ポイント上昇している。

　事業所数及び利用者数も2010年以降、ともに増加傾向にある。

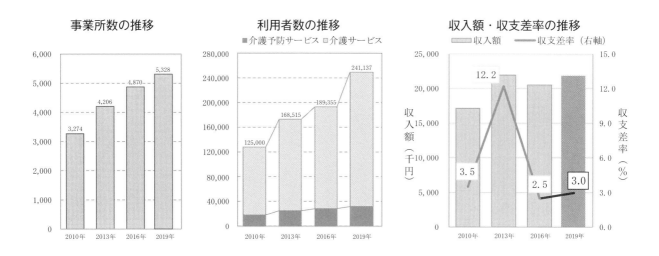

事業所数の推移

利用者数の推移

収入額・収支差率の推移

福祉用具貸与／介護予防福祉用具貸与

　収入額・収支差率の推移のうち収入額は2013年から横ばいであり、収支差率は2013年に低下したものの、2016年以降は再び上昇し、2019年は4.7％となっている。

　事業所数は2016年をピークに2019年は減少している一方で、利用者数は年々増加傾向にあり、2016年から2019年にかけては、約83万人の増加がみられる。

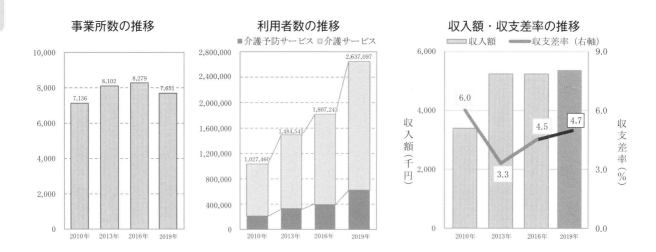

事業所数の推移

利用者数の推移

収入額・収支差率の推移

居宅介護支援

　収入額・収支差率の推移のうち収入額は2010年から増減を繰り返しており、収支差率は2013年をピークに低下傾向が続いている。

　事業所数においては、2016年をピークに2019年は減少傾向となっているが、利用者数は2010年以降、増加傾向を続けている。

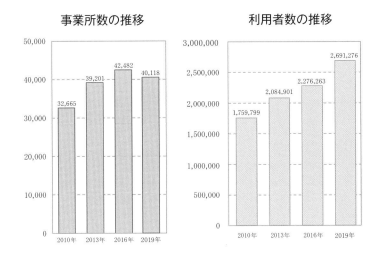

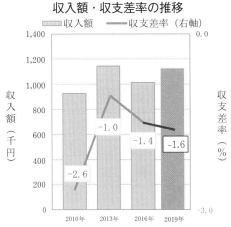

◎地域密着型サービス／地域密着型介護予防サービス

定期巡回・随時対応型訪問介護看護

　収入額・収支差率の推移をみると、収入額及び収支差率はともに増加・上昇傾向となっており、2016年と比較した2019年の収支差率は、1.8ポイントの上昇となっている。

　事業所数及び利用者数は2013年以降、ともに増加傾向を示している。

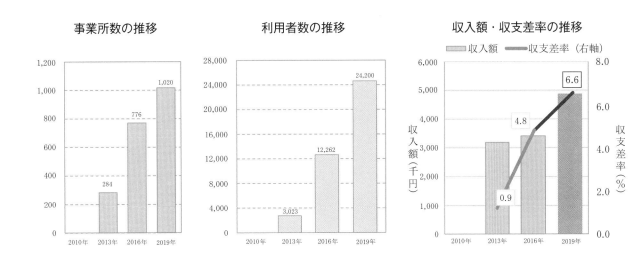

第2章 ● 介護　第4節　介護事業所の収益動向

夜間対応型訪問介護

　収入額・収支差率の推移をみると、2019年の収入額は2016年と比較して増加し、収支差率も1.0ポイントの上昇となっている。

　事業所数及び利用者数は、ともに2016年をピークとして、2019年は減少している。

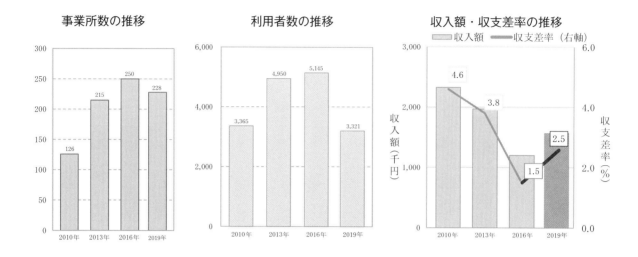

認知症対応型通所介護／介護予防認知症対応型通所介護

　収入額・収支差率の推移をみると、収入額は2016年に一度減少傾向を示しているが、2019年は再び増加した。収支差率は2013年をピークに2016年に一度低下したものの、2019年は再び上昇した。

　事業所数は2016年をピークに減少したが、利用者数は2016年と比較して若干の増加を示している。

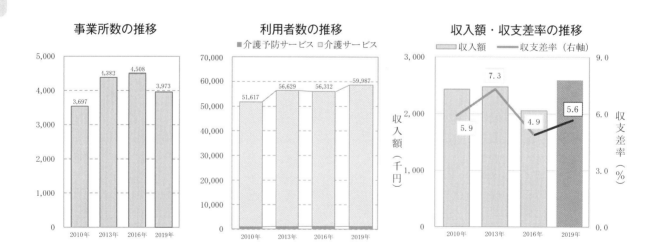

収入額・収支差率の推移のうち収入額をみると、収入額は2010年以降、増減を繰り返し、概ね横ばい傾向にある。収支差率は2013年をピークに低下傾向を示している。

一方で、事業所数及び利用者数においては、ともに年々増加傾向を示しており、ニーズが増えていると考えられる。

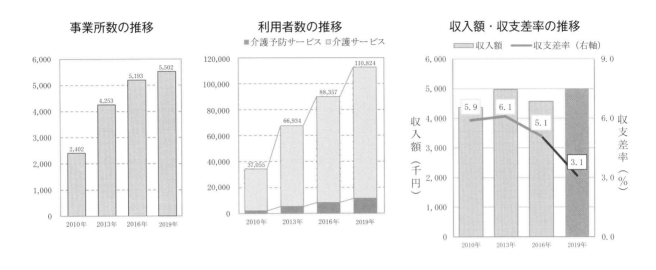

認知症対応型共同生活介護／介護予防認知症対応型共同生活介護

収入額・収支差率の推移のうち収入額は2010年からほぼ横ばいであるが、収支差率をみると2013年をピークに2016年以降低下傾向を示しており、2019年は2016年と比較して2.0ポイントの低下となっている。

一方で事業所数及び利用者数はともに増加傾向を示しており、認知症患者の増加に伴うニーズの増加が考えられる。

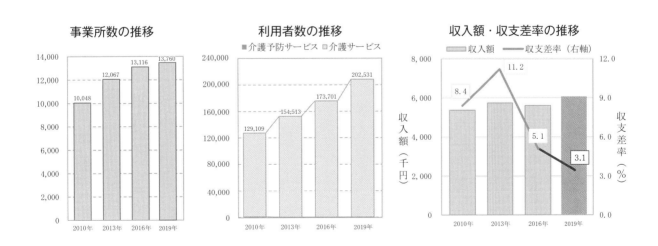

地域密着型特定施設入居者生活介護

　収入額・収支差率の推移のうち収入額をみると、2010年から2019年にかけて増加を続けている一方で、収支差率は2013年をピークに以降、低下を示している。

　一方で、事業所数及び利用者数は、年々増加している。

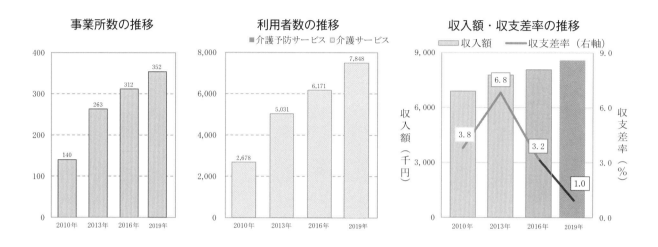

◎施設サービス

介護老人福祉施設

　収入額・収支差率の推移のうち収入額は2010年からほぼ横ばいであるが、収支差率は2010年から2016年にかけて大幅に低下した後、2019年は2016年と同率を示している。

　一方で、事業所数及び利用者数は、ともに2010年以降、増加傾向を続けている。

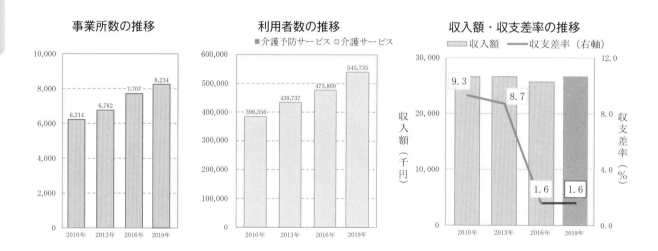

介護老人保健施設

　収入額・収支差率の推移のうち収入額をみると2010年からほぼ横ばいであるが、収支差率は2010年から大幅に低下しており、2019年には2016年と比べて1.0ポイント低下している。

　事業所数及び利用者数は、2010年以降ともに増加している。

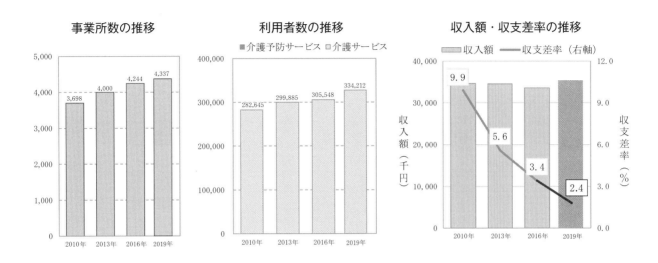

介護療養型医療施設

　収入額・収支差率の推移のうち、収入額は2019年は2016年と比較して減少、収支差率は2010年から低下が続き、2019年は2016年に比べて0.5ポイントの低下となっている。

　事業所数及び利用者数は2010年以降、ともに減少しているが、これは2018年に新設された介護医療院への転換等の影響によるものと思われる。

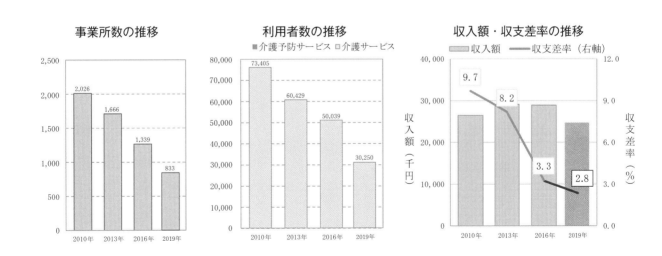

第2章 ● 介護　第4節　介護事業所の収益動向

介護医療院は、2018年に新設されたため、2019年度のデータのみ掲載している。

2019年における収支差率は5.2%、介護療養型医療施設の2019年の収支差率と比較すると2.4ポイント高くなっている。

2019年の事業所数は、245施設であり、利用者数は15,085人となっている。

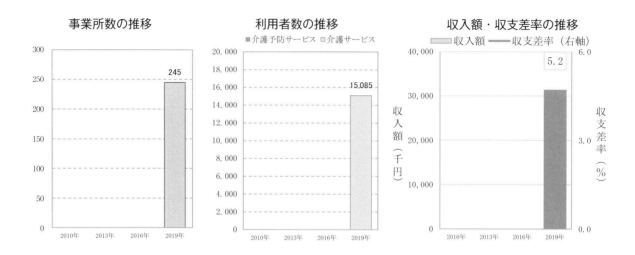

（注1）事業所数は調査年の10月1日現在のもの。
（注2）事業所数は休止中の施設・事業所数を含む。
（注3）複数サービスを提供している事業所は、各々に計上している。
（注4）利用者数は介護保険施設、訪問看護ステーションを除き、調査年の9月の利用者数である。
（注5）介護保険施設の利用者数は、全国の介護保険施設の入所者を対象とし、全国の介護保険施設から抽出を行い、調査年9月末の在所者の1/2（介護療養型医療施設である診療所については全数）及び9月中の退所者の全数を客体とする。
（注6）訪問看護ステーションは、全国の訪問看護ステーションの利用者を対象とし、全国の訪問看護ステーションから抽出を行い、調査年9月中の利用者の1/2を客体とする。

出典：厚生労働省「介護サービス施設・事業所調査」（2010年、2013年、2016年、2019年）、厚生労働省「介護事業経営実態調査」（2011年、2014年、2017年、2020年）を基に作成。

【参考文献】

・第92回社会保障審議会（介護保険部会）「資料1　介護保険制度をめぐる最近の動向について」（2022年3月24日）

・厚生労働省「令和2年度介護事業経営実態調査の結果の概要」、「平成29年度介護事業経営実態調査結果の概要」

・厚生労働省「令和元年介護サービス施設・事業所調査」（2021年1月13日）

・厚生労働省「令和2年介護サービス施設・事業所調査」（2021年12月28日）

・厚生労働省「介護サービス施設・事業所調査」（2010年、2013年、2016年、2019年）

・厚生労働省「介護事業経営実態調査」（2011年、2014年、2017年、2020年）

5 介護人材の不足への対応

1 介護人材を取り巻く現状

（1）必要となる介護必要人材数と従事者数

　都道府県が推計した介護人材数の需要をみると、2025年度末には約243万人が必要となっている。この需要数を2019年の人材実績約211万人と比較すると、2025年度には約32万人が必要となり、年間約5.3万人程度の介護人材を確保していくことが求められる。

第8期介護保険事業計画に基づく介護職員の必要数について

○　第8期介護保険事業計画の介護サービス見込み量等に基づき、都道府県が推計した介護職員の必要数を集計すると、
　・2023年度には約２３３万人（＋約２２万人（5.5万人/年））
　・2025年度には約２４３万人（＋約３２万人（5.3万人/年））
　・2040年度には約２８０万人（＋約６９万人（3.3万人/年））
　となった。　　　　　　　　　　※（）内は2019年度（211万人）比
　　※　介護職員の必要数は、介護保険給付の対象となる介護サービス事業所、介護保険施設に従事する介護職員の必要数に、介護予防・日常生活支援総合事業のうち
　　　従前の介護予防訪問介護等に相当するサービスに従事する介護職員の必要数を加えたもの。
○　国においては、①介護職員の処遇改善、②多様な人材の確保・育成、③離職防止・定着促進・生産性向上、④介護
　職の魅力向上、⑤外国人材の受入環境整備など総合的な介護人材確保対策に取り組む。

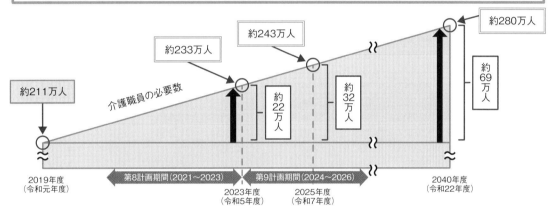

注1）2019年度（令和元年度）の介護職員数約211万人は、「令和元年介護サービス施設・事業所調査」による。
注2）介護職員の必要数（約233万人・243万人・280万人）については、足下の介護職員数を約211万人として、市町村により第8期介護保険事業計画に位置付けられたサービス見込み量（総合事業を含む）等に基づく都道府県による推計値を集計したもの。
注3）介護職員数には、総合事業のうち従前の介護予防訪問介護等に相当するサービスに従事する介護職員数を含む。
注4）2018年度（平成30年度）分から、介護職員数を調査している「介護サービス施設・事業所調査」の集計方法に変更があった。このため、同調査の変更前の結果に基づき必要数を算出している第7期計画と、変更後の結果に基づき必要数を算出している第8期計画との比較はできない。

出典：厚生労働省「第8期介護保険事業計画に基づく介護人材の必要数について」（2021年7月9日）を基に作成。

これを都道府県別に整理したのが以下の表である。2023年度と2025年度それぞれについて、各地で需要が見込まれる人数と、供給が見込まれる人数の差を「必要差分」とし、さらに、2023年度または2025年度において、その「必要差分」が全国の「必要差分」のうち５％以上を占める地域を色付けしている。東京都、大阪府、神奈川県、愛知県、兵庫県など主に大都市圏が、全国でも特に人材が不足すると推計できる。

（単位：人）

都道府県	2019年度の介護職員数	2023年度				2025年度			
		需要見込み	（参考）現状推移シナリオによる供給見込み	必要差分	必要差分の全国合計に対する比率	需要見込み	（参考）現状推移シナリオによる供給見込み	必要差分	必要差分の全国合計に対する比率
北海道	100,969	109,543	102,057	▲ 7,486	5.1%	112,541	101,917	▲ 10,624	4.8%
青森県	28,313	29,773	28,479	▲ 1,294	0.9%	30,725	28,278	▲ 2,447	1.1%
岩手県	23,833	25,366	24,166	▲ 1,200	0.8%	26,831	24,126	▲ 2,705	1.2%
宮城県	35,174	39,060	36,695	▲ 2,365	1.6%	41,553	37,225	▲ 4,328	2.0%
秋田県	22,602	24,002	22,197	▲ 1,805	1.2%	24,056	21,775	▲ 2,281	1.0%
山形県	20,849	22,372	20,547	▲ 1,825	1.2%	23,532	20,262	▲ 3,270	1.5%
福島県	32,473	36,298	33,271	▲ 3,027	2.1%	36,676	33,187	▲ 3,489	1.6%
茨城県	42,001	46,964	43,001	▲ 3,963	2.7%	49,020	43,323	▲ 5,697	2.6%
栃木県	27,585	31,941	28,349	▲ 3,592	2.5%	33,367	28,597	▲ 4,770	2.2%
群馬県	37,201	38,751	38,619	▲ 132	0.1%	40,843	38,965	▲ 1,878	0.9%
埼玉県	93,494	107,207	100,212	▲ 6,995	4.8%	114,644	102,408	▲ 12,236	5.5%
千葉県	86,890	97,325	93,255	▲ 4,070	2.8%	102,149	95,036	▲ 7,113	3.2%
東京都	183,111	214,551	189,708	▲ 24,843	17.0%	223,022	192,073	▲ 30,949	14.0%
神奈川県	139,335	160,655	150,492	▲ 10,163	7.0%	170,757	154,301	▲ 16,456	7.5%
新潟県	41,572	44,470	42,990	▲ 1,480	1.0%	45,541	43,276	▲ 2,265	1.0%
富山県	19,060	20,645	19,742	▲ 903	0.6%	21,060	19,913	▲ 1,147	0.5%
石川県	19,411	21,826	21,660	▲ 166	0.1%	22,451	22,443	▲ 8	0.0%
福井県	13,610	12,096	11,986	▲ 110	0.1%	12,611	12,220	▲ 391	0.2%
山梨県	13,689	15,027	14,430	▲ 597	0.4%	15,264	14,687	▲ 577	0.3%
長野県	37,783	40,665	39,357	▲ 1,308	0.9%	41,741	39,940	▲ 1,801	0.8%
岐阜県	31,508	39,269	34,814	▲ 4,455	3.0%	40,333	36,083	▲ 4,250	1.9%
静岡県	54,310	59,449	56,442	▲ 3,007	2.1%	62,988	57,222	▲ 5,766	2.6%
愛知県	103,563	113,987	106,573	▲ 7,414	5.1%	121,007	107,637	▲ 13,370	6.1%
三重県	31,763	34,128	33,693	▲ 435	0.3%	37,709	34,397	▲ 3,312	1.5%
滋賀県	20,233	22,794	20,619	▲ 2,175	1.5%	23,908	20,690	▲ 3,218	1.5%
京都府	40,443	45,175	43,122	▲ 2,053	1.4%	46,318	43,962	▲ 2,356	1.1%
大阪府	180,208	200,852	184,313	▲ 16,539	11.3%	209,510	185,090	▲ 24,420	11.1%
兵庫県	96,877	105,876	98,934	▲ 6,942	4.8%	111,416	99,136	▲ 12,280	5.6%
奈良県	25,411	29,731	27,118	▲ 2,613	1.8%	31,037	27,571	▲ 3,466	1.6%
和歌山県	24,306	25,570	24,768	▲ 802	0.5%	25,832	24,769	▲ 1,063	0.5%
鳥取県	11,061	11,901	11,272	▲ 629	0.4%	12,192	11,345	▲ 847	0.4%
島根県	16,760	17,534	17,131	▲ 403	0.3%	17,632	17,171	▲ 461	0.2%
岡山県	34,453	36,636	35,508	▲ 1,128	0.8%	37,433	35,890	▲ 1,543	0.7%
広島県	51,503	54,848	52,143	▲ 2,705	1.9%	56,820	52,485	▲ 4,335	2.0%
山口県	27,421	30,601	28,466	▲ 2,135	1.5%	31,260	28,840	▲ 2,420	1.1%
徳島県	15,419	16,357	15,589	▲ 768	0.5%	16,358	15,634	▲ 724	0.3%
香川県	17,621	19,238	18,249	▲ 989	0.7%	19,643	18,384	▲ 1,259	0.6%
愛媛県	31,567	31,682	31,592	▲ 90	0.1%	32,533	31,403	▲ 1,130	0.5%
高知県	14,292	15,478	14,960	▲ 518	0.4%	15,747	15,196	▲ 551	0.2%
福岡県	86,221	94,051	89,753	▲ 4,298	2.9%	97,525	91,301	▲ 6,224	2.8%
佐賀県	15,312	16,447	15,629	▲ 818	0.6%	16,780	15,633	▲ 1,147	0.5%
長崎県	27,400	29,211	28,077	▲ 1,134	0.8%	30,278	28,327	▲ 1,951	0.9%
熊本県	31,775	32,961	31,505	▲ 1,456	1.0%	33,645	31,396	▲ 2,249	1.0%
大分県	23,595	24,832	24,826	▲ 6	0.0%	26,360	25,086	▲ 1,274	0.6%
宮崎県	21,447	22,558	21,009	▲ 1,549	1.1%	23,339	20,692	▲ 2,647	1.2%
鹿児島県	32,399	36,314	34,219	▲ 2,095	1.4%	37,036	34,869	▲ 2,167	1.0%
沖縄県	20,062	22,443	20,850	▲ 1,593	1.1%	23,056	21,087	▲ 1,969	0.9%
合計	2,105,885	2,328,460	2,182,387	▲ 146,073	100%	2,426,079	2,205,248	▲ 220,831	100%

注1）2023年度、2025年度の数値は都道府県が行った統計による
注2）需要見込みの値は、市町村により第8期介護保険事業計画に位置付けられたサービス見込み量等に基づく推計
注3）2019年度の数値、必要数、現状推移シナリオによる介護職員数の見込みの値は、介護予防・日常生活支援総合事業のうち従前の介護予防訪問介護等に相当するサービスに従事する職員を含む
注4）現状推移シナリオによる介護職員数の値は、近年の入職、離職の動向、及び離職者のうち介護分野への再就職の動向が原則現状と同様に推移していると仮定し、生産年齢人口等の人口動態を加味して推計
出典：厚生労働省「第8期介護保険事業計画に基づく介護人材の必要数について」（2021年7月9日）を基に作成。

【参考】第８期介護保険事業計画におけるサービス量等の見込み

	2020年度 実績値 ※1	2023年度 推計値 ※2		2025年度 推計値 ※2		2040年度 推計値 ※2	
在宅介護	359万人	391万人	（9%増）	405万人	（13%増）	474万人	（32%増）
うちホームヘルプ	114万人	123万人	（8%増）	128万人	（12%増）	152万人	（33%増）
うちデイサービス	219万人	244万人	（11%増）	253万人	（15%増）	297万人	（36%増）
うちショートステイ	35万人	40万人	（14%増）	40万人	（17%増）	48万人	（38%増）
うち訪問看護	61万人	68万人	（10%増）	71万人	（15%増）	84万人	（37%増）
うち小規模多機能	11万人	13万人	（19%増）	14万人	（23%増）	16万人	（43%増）
うち定期巡回・随時対応型サービス	3.0万人	4.1万人	（37%増）	4.4万人	（45%増）	5.4万人	（78%増）
うち看護小規模多機能型居宅介護	1.5万人	2.6万人	（75%増）	2.8万人	（89%増）	3.4万人	（130%増）
居宅系サービス	47万人	54万人	（14%増）	56万人	（19%増）	65万人	（39%増）
特定施設入居者生活介護	26万人	30万人	（17%増）	32万人	（22%増）	37万人	（43%増）
認知症高齢者グループホーム	21万人	23万人	（11%増）	24万人	（15%増）	28万人	（33%増）
介護施設	103万人	110万人	（8%増）	116万人	（13%増）	133万人	（30%増）
特養	62万人	67万人	（8%増）	71万人	（14%増）	82万人	（31%増）
老健（＋介護療養等）	35万人	37万人	（5%増）	39万人	（10%増）	44万人	（26%増）
介護医療院	3.4万人	5.2万人	（53%増）	6.5万人	（91%増）	7.4万人	（118%増）
介護療養型医療施設	1.7万人	1.0万人	（40%増）	- 万人		- 万人	

※１）2020年の数値は介護保険事業状況報告（2020年12月月報）による数値で、2020年10月サービス分の受給者数（１月当たりの利用者数）。
　　　在宅介護の総数は、同報告の居宅介護支援・介護予防支援、小規模多機能型居宅介護及び複合型サービスの受給者の合計値。
　　　在宅介護の内訳について、ホームヘルプは訪問介護、訪問リハ（予防給付を含む。）、夜間対応型訪問介護の合計値。
　　　デイサービスは通所介護、通所リハ（予防給付を含む。）、認知症対応型通所介護（予防給付を含む。）、地域密着型通所介護の合計値。
　　　ショートステイは、短期入所生活介護（予防給付を含む。）、短期入所療養介護（予防給付を含む。）の合計値。
　　　居住型サービスの特定施設及び介護施設の特養は、それぞれ地域密着型サービスを含む。
※２）2023年度及び2025年度、2040年度の数値は、地域包括ケア「見える化」システムにおける推計値等を集計したもの。
　　　なお、在宅介護の総数については、※１と同様の方法による推計値。
出典：厚生労働省「第８期介護保険事業計画期間における介護保険の第１号保険料及びサービス見込み量等について」（2021年５月14日）を基に作成。

（2）介護職員数の推移

　2000年の介護保険制度の施行後、要介護（要支援）認定者数は増加しており、サービス量の増加に伴い介護職員数も過去約20年間で約3.4倍（186.8万人÷54.9万人）に増加している。

介護職員数の推移

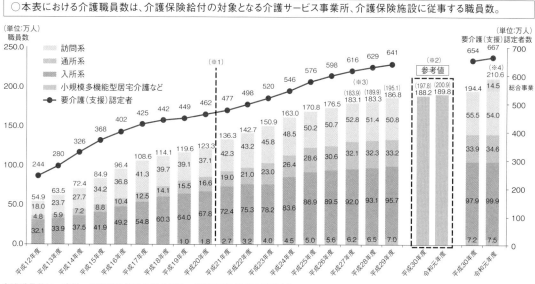

（注１）　介護職員数は、常勤、非常勤を含めた実人員数。（各年度の10月１日現在）
（注２）　調査方法の変更に伴い、推計値の算出方法に以下のとおり変動が生じている。

平成12～20年度	「介護サービス施設・事業所調査」（介サ調査）は全数調査を実施しており、各年度は当該調査による数値を記載。
平成21～29年度	介サ調査は、全数の回収が困難となり、回収された調査票のみの集計となったことから、社会・援護局において全数を推計し、各年度は当該数値を記載。（※1）
平成30年度～	介サ調査は、回収率に基づき全数を推計する方式に変更。一番右の２つのグラフ（平成30年度、令和元年度）は、当該調査による数値を記載。参考値は、平成29年度以前との比較が可能となるよう、社会・援護局において、介サ調査の結果に基づき、従前の推計方法により機械的に推計した数値。（※2）

（注３）　介護予防・日常生活支援総合事業（以下「総合事業」という。）の取扱い

平成27～30年度	総合事業（従前の介護予防訪問介護・通所介護に相当するサービス）に従事する介護職員は、介サ調査の対象ではなかったため、社会・援護局で推計し、これらを加えた数値を各年度の（ ）内に示している。（※3）
令和元年度～	総合事業も介サ調査の調査対象となったため、総合事業に従事する介護職員（従前の介護予防訪問介護・通所介護相当のサービスを本体と一体的に実施している事業所に限る）が含まれている。（※4）

出典：厚生労働省「第８期介護保険事業計画に基づく介護職員の必要数について」（2021年７月９日）を基に作成。

（3）介護労働者の年齢構成の推移

　介護労働者の年齢構成をみると、2019年度から一貫して60歳以上の割合が最も多く、2021年度は15.9％となっている。

　40歳未満の割合は各区分とも減少傾向であるのに対し、40歳以上の割合は増加傾向となっており、平均年齢をみると、2019年度は46.9歳、2021年度は47.7歳と介護人材全体での年齢構成が高くなってきている。

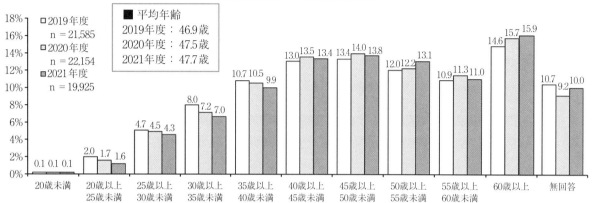

介護労働者の年齢構成（全体）

　性別でみると、女性では60歳以上の年齢層が最も多い状態が続いているが、60歳以上の割合が年々上がっており、2021年度は19.8％となっている。後述する男性に比べ年齢層が高くなっており、特に60歳以上の割合は年々上昇していることから、この年齢層が介護人材の供給資源として重要な役割を担っていることがわかる。

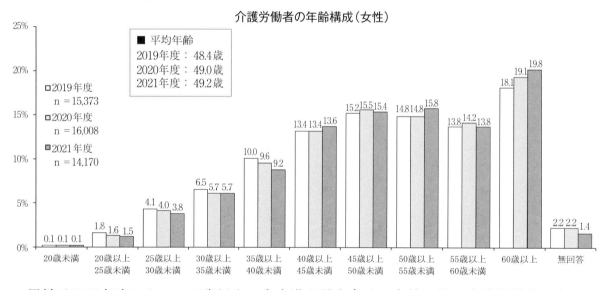

介護労働者の年齢構成（女性）

　男性は2021年度において40歳以上45歳未満が最も多く、女性に比べ介護労働者の年齢層が低い。

　2021年度の平均年齢を比較すると、女性が49.2歳であるのに対し、男性が42.3歳と、男性が6.9歳若い。

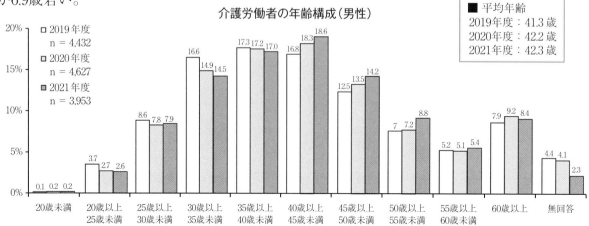

介護労働者の年齢構成（男性）

出典：（公財）介護労働安定センター「介護労働実態調査」（2019年度～2021年度）を基に作成。

（4）介護サービス事業の従事者の性別・就業形態

　以下は、介護サービス事業に従事する従業員を、性別・就業形態別にまとめたものである。介護サービス事業に従事する従業員全体のうち女性が78.1％を占め、就業形態別にみると、正規・非正規の割合は72.0％対28.0％と正規職員の割合が高い。回答者人数と割合から試算すると、介護サービス事業に従事する従業員属性の多い順に、① 介護職員・女性・正規職員（約36,187人）、② 訪問介護員・女性・正規職員（約18,329人）となっており、女性が介護サービス事業の重要な担い手となっていることがわかる。

■ 介護保険の指定介護サービス事業に従事する従業員数（性別・就業形態別）

	回答事業所数	合計			正規職員			非正規職員			不明
		人数（人）	男性（%）	女性（%）	合計（%）（職種別従業員数における割合）	男性（%）	女性（%）	合計（%）（職種別従業員数における割合）	男性（%）	女性（%）	
訪問介護員	2,864	34,987	12.9	87.0	62.6	16.3	83.7	37.4	7.3	92.6	0.0
サービス提供責任者	2,590	6,022	18.1	81.8	86.8	19.2	80.7	13.2	10.8	88.6	0.6
介護職員	4,892	72,834	26.1	73.9	71.3	30.3	69.7	28.7	15.7	84.2	0.1
看護職員	4,596	20,905	8.6	91.4	71.3	10.0	90.0	28.7	5.1	94.8	0.0
生活相談員	3,251	6,493	36.3	63.5	89.3	38.1	61.8	10.7	20.7	77.7	1.6
PT・OT・ST等	2,100	6,326	50.4	49.6	84.6	52.1	47.9	15.4	40.8	58.6	0.5
介護支援専門員	3,581	8,258	24.2	75.5	85.5	26.3	73.5	14.5	11.8	87.4	0.8
合　計		155,825	21.8	78.1	72.0	25.5	74.4	28.0	12.2	87.7	0.1

出典：（公財）介護労働安定センター「介護労働実態調査」（2021年度）を基に作成。

（5）通常月の税込月収の推移

　2021年度では200千円未満と回答した割合が42.6％であった。反対に200千円以上と回答した割合は49.7％となっており、2019年度と比べて2021年度は5.1ポイント増加している。また、2021年度の平均月収は202.4千円となっている。

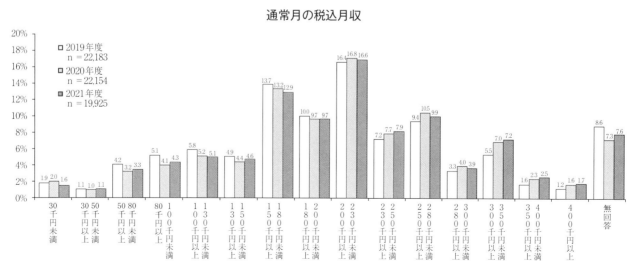

通常月の税込月収

出典：（公財）介護労働安定センター「介護労働実態調査」（2019年度～2021年度）を基に作成。

(6) 離職理由

　介護関係の仕事をやめた理由として、多かった理由上位2つは「職場の人間関係に問題があったため」（25.3%）、次に「法人や施設・事業所の理念や運営のあり方に不満があったため」（19.1%）となっている。2019年度から2021年度にかけて一貫して上昇傾向がみられるのは、「職場の人間関係に問題があったため」「他に良い仕事・職場があったため」「収入が少なかったため」であった。一方、「結婚・出産・妊娠・育児のため」は一貫して低下している。

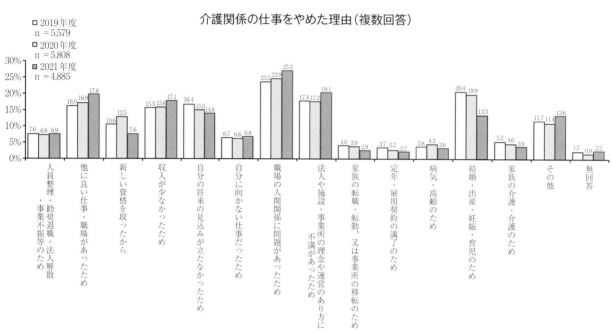

介護関係の仕事をやめた理由（複数回答）

出典：（公財）介護労働安定センター「介護労働実態調査」（2019年度〜2021年度）を基に作成。

(7) 従業員の不足感

　以下は、事業所に対して従業員の不足感に関する「大いに不足」、「不足」、「やや不足」、「適当」、「過剰」の選択肢を示した質問について、「大いに不足」、「不足」、「やや不足」（以下、「不足感」という。）という回答を抜粋したものである。

　これによれば、「やや不足」、「不足」、「大いに不足」と答えた回答者の割合は2018年度をピークに低下したものの、2021年度は再び上昇に転じている。また、2018年度以降「大いに不足」という回答者の割合は10%を超えていたが、2020年度以降は2016年度と概ね同じ割合となっている。

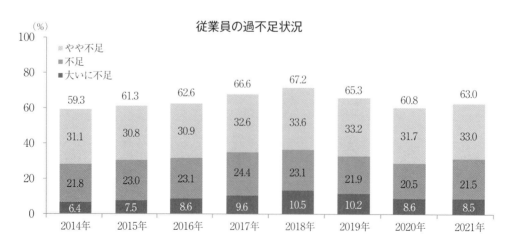

従業員の過不足状況

出典：（公財）介護労働安定センター「介護労働実態調査」（2014年度〜2021年度）を基に作成。

第2部　データ編

282

（8）介護職（常用労働者）の平均賃金

　産業別にみると、社会保険・社会福祉・介護事業は産業計と比べて、「勤続年数」が低く、「きまって支給する現金給与額」も低い傾向にある。

　職種別の「きまって支給する現金給与額」をみると、勤続年数に違いがあり単純な比較はできないが、介護職員（医療・福祉施設等）は他の職種と比べて低く、なかでも男性に比べて女性の方がより低くなっている。

常用労働者の平均年齢、勤続年数及び平均賃金

		男女計			男性			女性		
		年齢 （歳）	勤続 年数 （年）	きまって 支給す る現金 給与額 （千円）	年齢 （歳）	勤続 年数 （年）	きまって 支給す る現金 給与額 （千円）	年齢 （歳）	勤続 年数 （年）	きまって 支給す る現金 給与額 （千円）
産業別	産業計	43.7	12.3	340.1	44.5	13.7	376.5	42.3	9.8	276.3
	医療業	41.5	9.5	365.8	41.9	9.8	483.7	41.3	9.3	319.4
	保険衛生業	41.7	11.1	347.8	46.4	14.5	417.6	38.8	9.0	302.9
	社会保険・社会福祉・介護事業	44.3	8.6	272.4	42.9	8.8	298.8	44.9	8.6	261.5
職種別	医師	44.1	6.2	1096.1	45.6	6.6	1160.9	39.1	4.7	877.0
	看護師	40.7	9.1	351.6	37.9	8.2	359.9	41.1	9.2	350.6
	准看護師	51.2	12.2	296.2	45.6	11.1	300.2	51.8	12.4	295.7
	理学療法士、作業療法士	34.7	7.3	300.7	35.4	7.4	313.7	34.0	7.1	286.7
	保育士（保母・保父）	38.8	8.8	266.8	31.7	6.5	277.9	39.2	8.9	266.1
	介護支援専門員（ケアマネージャー）	51.6	10.5	284.5	46.6	10.9	305.7	53.4	10.4	277.0
	介護職員（医療・福祉施設等）	44.2	7.9	257.5	41.3	7.8	274.0	45.8	7.9	248.5
	訪問介護従事者	49.1	8.6	260.8	42.5	6.6	286.4	51.0	9.2	253.6

（注1）　常用労働者とは、厚生労働省「賃金構造基本統計調査」の一般労働者（短時間労働者以外の労働者）をいう。また、短時間労働者とは、1日の所定労働時間が一般の労働者よりも短い者、又は1日の所定労働時間が一般の労働者と同じでも1週の所定労働日数が一般の労働者よりも少ない者をいう。

（注2）　きまって支給する現金給与額（平均賃金）とは、労働協約、就業規則等によってあらかじめ定められている支給条件、算定方法によって支給される現金給与額（月額）をいう。基本給のほか、家族手当、超過労働手当を含むが、賞与は含まない。なお、手取り額ではなく、所得税、社会保険料などを控除する前の額である。

出典：厚生労働省「賃金構造基本統計調査」（2023年3月17日）を基に作成。

これを都道府県別にみると、以下のとおりとなる。きまって支給する現金給与額の全国平均より給与額が高い都道府県に色付けを行っている。3職種の全てが全国平均を上回っているのは、埼玉県、千葉県、東京都、神奈川県、三重県、滋賀県、奈良県の7都県であった。

都道府県	介護支援専門員(ケアマネジャー)			介護職員(医療・福祉施設等)			訪問介護従事者		
	年齢(歳)	勤続年数(年)	きまって支給する現金給与額(千円)	年齢(歳)	勤続年数(年)	きまって支給する現金給与額(千円)	年齢(歳)	勤続年数(年)	きまって支給する現金給与額(千円)
全国	51.6	10.5	284.5	44.2	7.9	257.5	49.1	8.6	260.8
北海道	53.6	8.8	265.0	46.0	8.3	243.7	47.5	7.7	237.6
青森県	48.5	18.6	249.3	45.0	9.3	223.3	46.8	8.6	213.3
岩手県	45.4	13.0	257.3	41.6	8.6	233.7	50.4	12.1	246.3
宮城県	42.9	10.2	294.3	43.7	9.4	250.4	42.4	5.8	193.8
秋田県	48.3	11.3	273.8	40.4	8.1	239.9	43.4	4.4	207.7
山形県	46.9	16.2	338.7	45.0	7.3	222.9	45.6	3.2	228.8
福島県	47.7	10.2	281.7	41.3	7.8	215.3	53.3	22.5	299.7
茨城県	42.6	9.5	283.1	44.7	8.4	260.3	57.9	8.7	269.5
栃木県	48.7	10.3	278.3	43.2	9.0	256.4	50.4	10.3	247.0
群馬県	52.7	15.9	266.7	43.3	8.2	260.0	43.5	9.7	253.7
埼玉県	50.5	9.5	327.8	44.7	7.2	276.0	52.4	7.6	271.2
千葉県	49.3	12.8	337.6	44.1	7.4	273.3	53.7	11.1	263.0
東京都	57.7	7.6	317.3	42.0	6.0	281.0	50.7	3.6	265.7
神奈川県	52.5	10.2	312.9	43.3	7.3	292.8	46.5	7.0	292.3
新潟県	48.4	12.7	265.5	42.9	11.2	250.7	50.0	18.7	243.6
富山県	49.6	13.0	277.7	45.8	9.4	259.7	51.6	13.1	281.1
石川県	52.8	15.7	311.2	45.6	9.6	255.2	54.1	8.8	246.4
福井県	50.9	6.8	265.3	43.0	9.1	257.0	54.6	23.9	261.8
山梨県	53.9	10.0	269.5	44.0	6.6	233.6	50.8	11.0	273.0
長野県	52.4	10.4	312.3	42.9	7.1	257.0	46.7	4.6	285.1
岐阜県	48.7	9.7	269.4	42.5	7.7	266.2	49.3	10.8	285.9
静岡県	58.2	6.2	259.4	44.0	8.8	259.4	53.4	12.0	316.7
愛知県	53.5	10.1	282.9	43.5	6.4	277.9	50.7	10.2	270.6
三重県	51.2	12.6	311.9	44.5	7.4	273.1	54.5	5.5	264.7
滋賀県	55.5	11.3	289.0	41.1	7.1	269.0	51.1	11.6	278.2
京都府	52.3	10.1	273.5	44.6	7.7	259.1	48.7	6.7	298.2
大阪府	51.2	13.1	299.3	45.2	8.9	292.1	50.7	6.9	241.3
兵庫県	55.0	8.1	276.6	45.5	9.9	265.0	43.4	8.9	306.3
奈良県	53.1	10.1	324.2	42.9	6.0	272.0	54.5	16.9	294.1
和歌山県	52.3	11.1	250.1	44.8	8.1	248.8	53.9	12.4	257.3
鳥取県	44.1	15.5	276.0	43.8	7.8	243.3	48.5	5.6	188.9
島根県	50.4	13.1	283.1	47.4	8.5	250.0	47.8	13.7	312.2
岡山県	54.3	7.0	267.0	47.8	7.8	245.4	55.2	6.8	245.3
広島県	51.8	14.2	248.1	44.5	8.4	253.2	50.7	9.2	277.4
山口県	54.3	16.3	268.0	48.5	8.4	224.9	53.2	7.1	268.3
徳島県	51.4	11.6	282.8	47.9	8.6	242.1	60.9	16.7	273.3
香川県	48.5	7.3	269.4	44.5	7.8	234.8	56.8	10.3	257.1
愛媛県	48.7	4.9	322.0	45.1	5.5	225.9	53.8	5.3	264.5
高知県	52.3	11.1	246.4	46.9	9.2	237.9	51.7	13.1	206.2
福岡県	54.1	10.3	268.8	44.8	7.0	237.9	49.8	8.1	228.9
佐賀県	53.2	11.2	279.8	46.4	8.4	230.7	46.1	9.7	232.2
長崎県	44.7	12.0	251.3	45.8	9.3	221.4	51.0	9.3	246.3
熊本県	44.9	15.8	295.3	44.9	7.2	242.3	44.9	4.4	193.3
大分県	49.0	10.2	223.6	43.7	8.8	237.4	54.6	6.6	208.1
宮崎県	45.4	14.1	261.7	47.1	7.9	211.1	48.8	5.0	221.1
鹿児島県	48.4	12.1	286.3	43.1	7.0	230.8	51.8	9.9	233.8
沖縄県	47.3	9.9	272.3	44.5	6.4	216.3	-	-	-

出典：厚生労働省「賃金構造基本統計調査」（2023年3月17日）を基に作成。

（9）都道府県別・主要都市別の有効求人倍率

　介護分野の有効求人倍率は、2009年度から2021年度において全職業より高い水準で推移している。2012年度から2019年度は急激に上昇し、近年は例年3.5倍以上で推移し続けており、深刻な介護人材不足を示している。

　都道府県別にみると、最も高い東京都が7.05倍、次いで愛知県が6.16倍となり、最も低い沖縄県の2.46倍と比較すると格段に高くなっている。

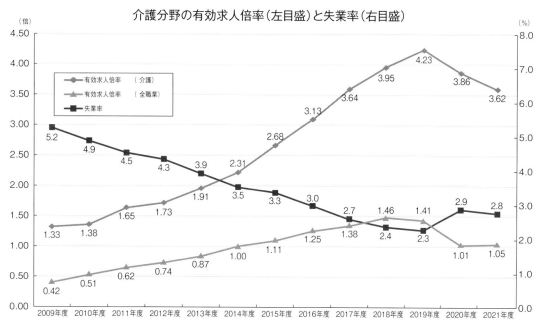

介護分野の有効求人倍率（左目盛）と失業率（右目盛）

注）2011年度の失業率は東日本大震災の影響により、岩手県、宮城県及び福島県において調査の実施が困難な状況となり、当該3県を除く結果となっている。
（※1）全職業及び介護関係職種の有効求人倍率は、パートタイムを含む常用の原数値。月別の失業率は季節調整値。
（※2）常用とは、雇用契約において、雇用期間の定めがない、又は4か月以上の雇用期間が定められているものをいう。

出典：第95回社会保障審議会（介護保険部会）「資料1　介護人材の確保、介護現場の生産性向上の推進について」（2022年7月25日）を基に作成。

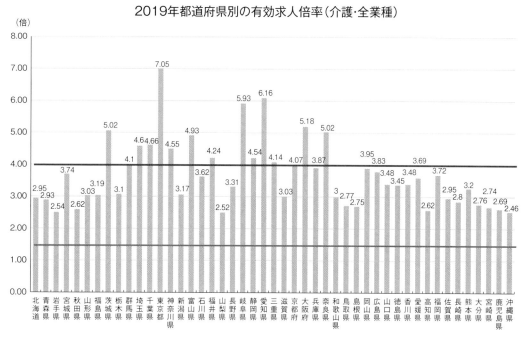

2019年都道府県別の有効求人倍率（介護・全業種）

出典：厚生労働省「福祉・介護人材確保対策について」（2019年9月18日）を基に作成。

最も有効求人倍率が高い東京都についてみると、東京都全体では2014年以降、急速な上昇を続けていたが、2019年から2021年にかけて2016年と同水準まで下落し、2022年は再び上昇に転じている。同じ東京都内といっても、地域により人材不足の深刻さには濃淡があることがわかる。

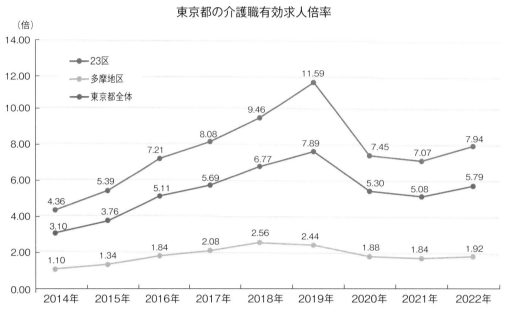

東京都の介護職有効求人倍率

出典：東京ハローワークHP「職業別有効求人・求職状況」（2014年8月〜2022年8月）を基に作成。

（10）採用率・離職率の比較

　介護職員と産業計の採用率の比較をみると、介護職員の採用率は産業計の採用率と比べて常に高いが、時系列にみると、産業計との差が縮まってきている。

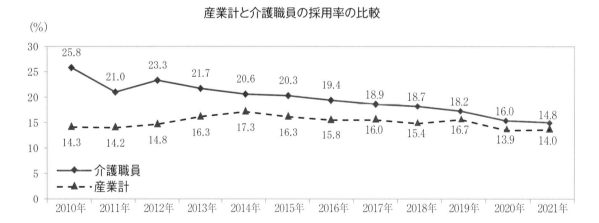

産業計と介護職員の採用率の比較

第2部　データ編

また、介護職員と産業計の離職率の比較でも、介護職員の離職率は産業計の離職率を常に上回っていたが2019年は初めて逆転している。採用率に比べてその差は小さく、時系列でみると、介護職員の離職率は2013年度以降は横ばいもしくは微減傾向である。

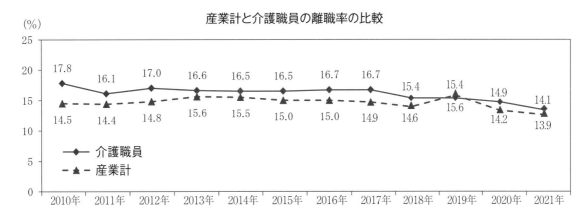

産業計と介護職員の離職率の比較

（注1）離職（採用）率＝1年間の離職（入職）者数÷労働者数
（注2）産業計の常勤労働者とは、雇用動向調査における一般労働者（「常用労働者（期間を定めず雇われている者等）」のうち、「パートタイム労働者」以外の労働者）をいう。
（注3）それぞれ、2019年度までは「介護職員（施設等）」及び「訪問介護員」の2職種全体のデータであるが、2020年度は上記に加え、「サービス提供責任者」を含めた3職種全体のデータである。なお、介護職員（施設等）は訪問介護以外の指定事業所で働く者、訪問介護員は訪問介護事業所で働く者をいう。

出典：厚生労働省「雇用動向調査」（2022年8月31日）、（公財）介護労働安定センター「介護労働実態調査」（2010年～2021年）を基に作成。

（11）介護福祉士の資格取得方法

　介護福祉士は介護福祉系資格の中で唯一の国家資格である。2016年4月より実務経験ルートでの介護福祉士資格取得の要件に、従来の3年の実務経験と国家資格の合格に加えて、実務者研修の修了が課されることとなった。この背景としては、実務経験ルートにおいて「即戦力と期待できるものの、制度面・倫理面について十分な教育機会が欠けている」との議論があり、創設された。

　こうした改正等を通じ、介護福祉士の社会的な評価を高め、処遇改善につなげることも企図されている。参考となる累計資格登録者数は、実務経験ルートでは、約121.7万人、養成施設ルートでは約34.2万人となっている。

■ 介護福祉士の養成ルート一覧

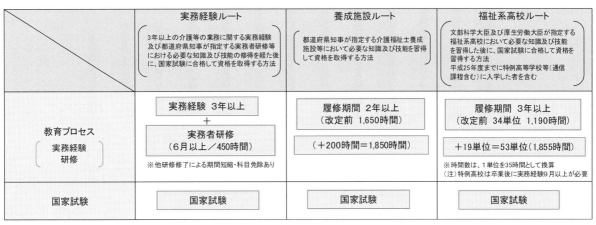

【参考】

	実務経験ルート	養成施設ルート	福祉系高校ルート
累計資格登録者数	約121.7万人	約34.2万人	内訳無し（実務者ルートに含む）
2017年度試験合格者数	約5.7万人	約0.6万人	（約0.3万人）

注）累計資格登録者数は2018年3月末時点の登録者数を記載している。また、平成29年度試験合格者数の養成施設ルートの人数には、国家試験を受験せずに登録した者を含む。
出典：厚生労働省「福祉・介護人材の確保に向けた取組について」（2018年9月6日）を基に作成。

（12）介護職養成施設の充足率

　上記で記載の養成施設ルートにつき、介護福祉士の養成施設の状況について2010年からみると、前年比で微増する年もあったが、2020年以降大きく減少している。また、少子化や介護福祉士を目指す学生の減少の影響により、定員数と入学者数はともに減少傾向にあるうえ、入学者数が定員数を下回る状態が続いている。充足率は、2018年度以降、入学者数が横ばいで推移している一方で定員数が減少していることもあり、上昇傾向にある。

介護福祉士養成施設数の推移

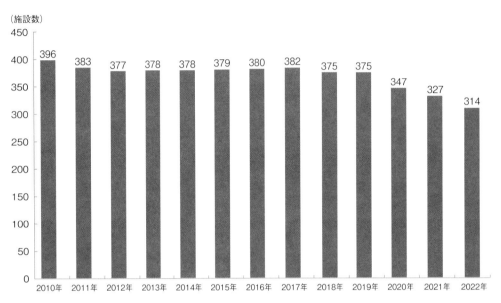

介護福祉士養成施設の定員、入学者数の推移

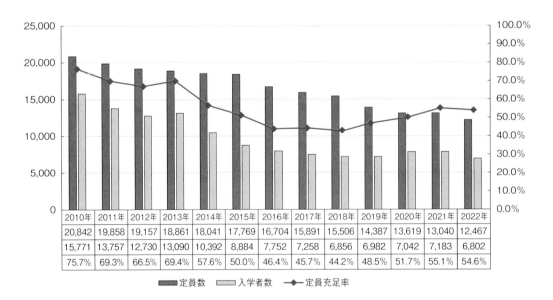

	2010年	2011年	2012年	2013年	2014年	2015年	2016年	2017年	2018年	2019年	2020年	2021年	2022年
定員数	20,842	19,858	19,157	18,861	18,041	17,769	16,704	15,891	15,506	14,387	13,619	13,040	12,467
入学者数	15,771	13,757	12,730	13,090	10,392	8,884	7,752	7,258	6,856	6,982	7,042	7,183	6,802
定員充足率	75.7%	69.3%	66.5%	69.4%	57.6%	50.0%	46.4%	45.7%	44.2%	48.5%	51.7%	55.1%	54.6%

出典：（公社）日本介護福祉士養成施設協会「令和4年度介護福祉士養成施設の入学定員充足度状況等に関する調査の結果について」（2022年9月20日）を基に作成。

（13）外国人の介護人材

　上記のような深刻な介護人材不足が続く中、外国人労働者の受入れを国は積極的に進めている。国家資格である介護福祉士として外国人が働くために、現在は２つの制度が利用できる。

　１つは、「EPA（経済連携協定）に基づく外国人介護福祉士候補者の雇用」制度である。介護や看護の知識・経験に関して一定の要件をみたす外国人が、日本語研修を受けてから入国する。制度利用者は、日本語研修の前後で介護事業所とマッチングされ、就労・研修を開始できる。入国から４年目に介護福祉士の国家試験を受験し、合格すれば在留期間を更新しながら永続的に働くことができる。なお、不合格の場合は帰国するとされているが、一定の条件を満たせば日本での就労・研修を継続し、滞在延長して追加で１回に限り再度受験できる。現在、日本はこのEPAにより、インドネシア、フィリピン、ベトナムの３か国から外国人を受け入れている。

　下記のグラフのとおり、この制度を利用した合格者数は2018年以降増加傾向であり、2022年には374人に減少したものの2023年には754人と約２倍になっている。また再受験者数も増加傾向にあり、2022年には60人に減少したものの2023年は283人と大幅に増加している。合格率はこれまで低下傾向にあり、2022年には約37％まで落ち込んでいたが、2023年には65.4％に上昇している。

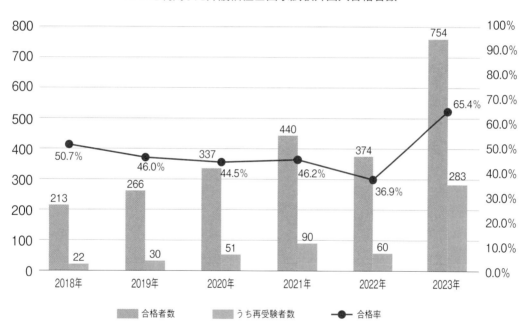

EPAを利用した介護福祉士国家試験外国人合格者数

出典：厚生労働省「第35回介護福祉士国家試験におけるEPA介護福祉士候補者の試験結果」（2023年３月24日）を基に作成。

2つ目は、日本の介護福祉士養成校を卒業した在留資格「介護」を持つ外国人の雇用である。日本の介護福祉士養成校に通う外国人留学生は、卒業して介護福祉士を取得すると「介護」という在留資格を取得でき、本人が希望する限り在留資格を更新できるため永続的に働くことができる。下記のとおり、ここ数年は20か国以上から2,000人前後の外国人留学生が養成校に入学しており、前述した「介護職養成施設の充足率」で示した養成校全体の入学者数と組み合わせて分析すると、入学者において外国人留学生の割合が大きくなっていることがわかる。

介護福祉士養成施設への外国人留学生入学者数

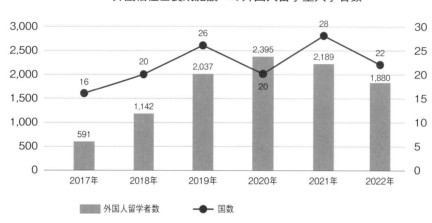

出典：（公社）日本介護福祉士養成施設協会「令和４年度介護福祉士養成施設の入学定員充足度状況等に関する調査の結果について」（2022年９月20日）を基に作成。

【参考文献】
・厚生労働省「第８期介護保険事業計画に基づく介護人材の必要数について」（2021年７月９日）
・厚生労働省「第８期介護保険事業計画期間における介護保険の第１号保険料及びサービス見込み量等について」（2021年５月14日）
・（公財）介護労働安定センター「介護労働実態調査」（2010年～2021年度）
・厚生労働省「賃金構造基本統計調査」（2023年３月17日）
・厚生労働省「福祉・介護人材確保対策について」（2019年９月18日）
・第95回社会保障審議会（介護保険部会）「資料１　介護人材の確保、介護現場の生産性向上の推進について」（2022年７月25日）
・東京ハローワークＨＰ「職業別有効求人・求職状況」（2013年８月～2022年８月）
・厚生労働省「雇用動向調査」（2022年８月31日）
・厚生労働省「外国人介護職員の雇用に関する介護事業者向けガイドブック」
・厚生労働省「福祉・介護人材の確保に向けた取組について」（2018年９月６日）
・厚生労働省「第35回介護福祉士国家試験におけるEPA介護福祉士候補者の試験結果」（2023年3月24日）
・（公社）日本介護福祉士養成施設協会「令和４年度介護福祉士養成施設の入学定員充足度状況等に関する調査の結果について」（2022年９月20日）

【参考　データの所在】

No.	調査名	実施主体	調査内容	調査対象	調査周期	HPへの掲載	Excelデータの頒布
1	人口動態調査	厚生労働省	出生、死亡、死産、婚姻及び離婚の状況について、性・年齢・地域別等に把握	日本における出生・死亡・婚姻・離婚・死産の全数及び日本人の外国における事象（死産を除く）の集計	毎月	○	○
2	医療施設調査	厚生労働省	医療施設の分布及び整備の実態、医療施設の診療機能の把握	全国の病院、一般診療所、歯科診療所	動態調査：毎年 静態調査：3年周期	○	○
3	患者調査	厚生労働省	病院及び診療所を利用する患者の傷病状況等を把握	全国の病院、一般診療所、歯科診療所	3年周期	○	○
4	病院報告	厚生労働省	全国の病院、療養病床を有する診療所における患者の利用状況及び病院の従事者の状況の把握	全国の病院、療養病床を有する診療所	毎月及び毎年	○	○
5	医師・歯科医師・薬剤師統計	厚生労働省	医師・歯科医師・薬剤師数について、業務の種別・従事場所・登録年・性・年齢等による分布を把握	全国の病院、一般診療所、歯科診療所	2年周期	○	○
6	介護サービス施設・事業所調査	厚生労働省	介護保険施設及び居宅サービス事業所の経営主体、定員（利用者数）、従事者数、居室等の状況などを把握	介護保険施設及び居宅サービス事業所（居宅、地域密着型、介護予防支援、居宅介護支援）の全数	毎年	○	○
7	介護給付費実態統計	厚生労働省	介護サービスに係る給付費の状況を把握することを目的として、介護保険サービスの受給者数、費用額等を調査	各都道府県国民健康保険団体連合会が審査したすべての介護給付費明細書、給付管理票	毎月及び毎年	○	○
8	介護事業経営実態調査	厚生労働省	介護サービスの費用等について、事業所からの収入の状況、支出の状況、職員の人件費の状況について把握	介護保険施設及び居宅サービス事業所（居宅、地域密着型、介護予防支援、居宅介護支援）のサンプル調査（おおよそ1/6程度）	3年周期	○	×
9	医療経済実態調査（医療機関等調査）	厚生労働省	病院、一般診療所及び歯科診療所並びに保険薬局における医業経営等の実態を把握	全国の病院、一般診療所、歯科診療所、保険調剤薬局	動態調査：2年周期	○	×
10	病院経営管理指標	厚生労働省	病院の損益状況、財務状況、概況から集計した経営指標	医療法人が開設する病院、医療法第31条に規定する公的医療機関及び社会保険関係団体病院の開設する病院	2004年度以降毎年。ただし、2012年度以降は実施していない。	○	×
11	建築着工統計調査	国土交通省	全国における建築物の着工状況（建築物の数、床面積の合計、工事費予定額）を建築主、構造、用途等に分類して把握	建築基準法第15条第1項の規定による建築物を建築しようとする旨の届出に係る建築物	毎月及び毎年	○	○
12	病院経営分析調査報告、病院経営実態調査報告	（一社）全国公私病院連盟	平均在院日数や病床利用率、患者数、職員数、収支、費用などの実態を把握	全国公私病院連盟加盟団体に所属する病院及び社団法人日本病院会加入病院	毎年6月	○	一部有
13	医療関連サービス実態調査報告	（一財）医療関連サービス振興会	医療関連サービスの種類ごとの問題点、将来動向と課題を把握	全国の病院から無作為に抽出した4,000病院／医療関連サービスマーク制度認定事業者名簿、業界団体名簿など各種資料から、医療関連サービスごとに実施している事業者から抽出した1,600事業者	3年周期	○	×
14	看護関係統計資料集	日本看護協会出版会	看護職の就業者数（年齢階級別、施設別）、産婦人科標榜施設数、学校養成所数、学校定員数（設置主体別、都道府県別）の把握	全国の病院、看護系学校	毎年	×	×

株式会社日本政策投資銀行（DBJ）のご案内

　株式会社日本政策投資銀行は、1999年10月1日に日本開発銀行と北海道東北開発公庫の一切の権利・義務を承継して設立され、2007年6月に成立した株式会社日本政策投資銀行法に基づき、2008年10月1日に民営化（株式会社化）しました。

代表取締役社長	地下　誠二
職員数	1,270名（2023年3月末）
資本金	1兆4億2,400万円（全額政府出資）
本店所在地	〒100-8178　東京都千代田区大手町一丁目9番6号
	大手町フィナンシャルシティサウスタワー
ＵＲＬ	https://www.dbj.jp/
支店・事務所	支店10か所、事務所8か所、海外現地法人4か所
総資産額	21兆1,605億円（2023年3月末）
貸出金残高	15兆1,762億円（2023年3月末）

《DBJの企業理念》

　DBJは、役職員が共有する価値観に根差した行動基準をガイドラインとしながら、当行グループの使命（存在意義）を追求し、ビジョン（あるべき将来像）の実現を目指します。

　DBJでは、企業理念に基づく4つのDNA（長期性、中立性、パブリックマインド、信頼性）を、当行の強みとして位置づけており、これらを活かして参ります。

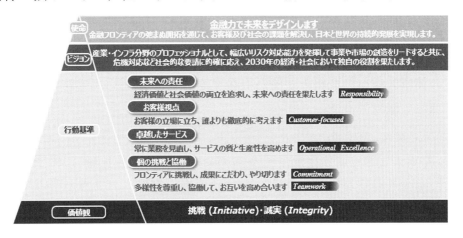

《DBJのサービスのご案内》

　中長期の資金供給をはじめとする投融資一体型の金融サービスの提供を通じて、お客様の課題解決に取組みます。

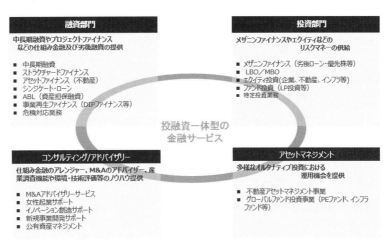

《ヘルスケア室のご案内》

　DBJ及び株式会社日本経済研究所は、医療・福祉分野、ライフサイエンス分野それぞれにおきましても、各種融資対応、コンサルティング業務及び「ヘルスケア業界ハンドブック」の発刊などによる情報提供等の取組みを通して、当該分野での付加価値提供を目指してまいりました。このような取組みを推進する観点から、2013年4月1日付で「医療・生活室」を改組し、「ヘルスケア室」を設立しました。

　今後とも長期資金や年度資金のご融資などを通じて、お客様のニーズにあわせた解決策をご提案し、資金調達及び経営改善のお手伝いをさせて頂きます。

《DBJの医療・福祉分野におけるサービスのご案内》

■ 融資
- ●病院建替・増改築時に必要となる、長期の資金調達の支援
- ●医療機器の取得・更新時の支援
- ●介護事業進出時の資金調達の支援
- ●経営承継（M＆A）資金の資金調達の支援
  （各種公的医療施設等の民間承継に対する支援も含む。）
- ● DBJビジョナリーホスピタル認定制度

　　公益財団法人日本医療機能評価機構による「病院機能評価」の認定を受けた病院を対象に、環境配慮、防災・事業継続対策に優れた病院をDBJ独自の評価システムによって「DBJビジョナリーホスピタル」と認定し、評価に応じた融資条件を設定する融資メニュー

- ● DBJ健康経営（ヘルスケアマネジメント）格付

　　従業員の健康配慮への取組みが優れた企業を独自の評価システムにより評価して優れた企業を選定し融資するメニュー

■ M＆Aアドバイザリー
- ●内外拠点/人的ネットワークに加え、全国の地域金融機関と提携
- ●各種業界に関する豊富な知識と経験、公共性の高い案件へのノウハウ

■ヘルスケアファンド
　医療・介護事業者を対象にしたヘルスケアファンドを設立し、以下のような業務を行っております。
- ●医療機関等に対する劣後ローンの供給
- ●医療機関等に対し、金融機関が保有する貸出債権の買い取り
- ●医療・介護施設の不動産流動化

■ コンサルティング
　DBJ及びグループ会社の㈱日本経済研究所による、中立的・公益的・長期的な視点からの医療事業向けコンサルティング業務
　①財務、②経営、③資産活用　の3点から、各種提案及び実行支援

■ レポート等の発信
- ●「ヘルスケア業界ハンドブック」の作成
- ●「ヘルスケアレポート」の作成（当行ウェブサイト）

《DBJのライフサイエンス分野におけるサービスのご案内》

■ 融資

- ●工場の建設・建替時に必要となる長期の資金調達の支援
- ●設備の取得・更新時の支援
- ●M＆A、一部株式取得等におけるバックファイナンスの支援
- ●更なる成長のためのハイブリッドファイナンス、劣後融資などのリスクマネー提供
- ●DBJサステナビリティ評価認証融資

  企業の非財務情報を評価して優れた企業を選定し融資するメニューで、それぞれ、従業員に関する健康経営、事業継続及び危機管理の経営（BCM）、環境経営を評価

■ 投資（共同投資等）

- ●成長加速、資本増強のための優先株式取得又は普通株式取得を通じた支援
- ●新規事業獲得、販路獲得、生産拠点の獲得を目的にした中規模以上のM＆A時における買収対象会社への共同投資
- ●ノンコア事業切り出し、新規事業ジョイントベンチャー設立時の共同投資支援

■ M＆Aアドバイザリー

- ●㈱日本経済研究所とも連携しながら、業界に関する豊富な知識と経験、ノウハウを提供
- ●内外拠点/人的ネットワークに加え、海外のM＆Aアドバイザリーファームと提携

■ ベンチャー企業支援

- ●グループ会社のDBJキャピタル㈱を通じたベンチャー企業投資

■ レポート等の発信

- ●「ヘルスケアレポート」の作成（当行ウェブサイト）

■ 株式会社日本政策投資銀行　本支店一覧（国内）

本店 東京

〒 100-8178　東京都千代田区大手町１丁目９番６号（大手町ファイナンシャルシティサウスタワー）
03-3270-3211（大代表）

北海道支店 札幌

〒 060-0003　札幌市中央区北３条西４丁目１番地（日本生命札幌ビル）
011-241-4111（代表）

東北支店 仙台

〒 980-0021　仙台市青葉区中央一丁目６番35号（東京建物仙台ビル）
022-227-8181（代表）

新潟支店 新潟

〒 951-8066　新潟市中央区東堀前通六番町 1058 番地１　（中央ビルディング）
025-229-0711（代表）

北陸支店 金沢

〒 920-0031　金沢市広岡三丁目１番１号（金沢パークビルディング）
076-221-3211（代表）

東海支店 名古屋

〒 450-6420　名古屋市中村区名駅３丁目28番12号（大名古屋ビルヂング）
052-589-6891（代表）

関西支店 大阪

〒 541-0042　大阪市中央区今橋４丁目１番１号（淀屋橋三井ビルディング）
06-4706-6411（代表）

中国支店 広島

〒 730-0036　広島市中区袋町５番25号（広島袋町ビルディング）
082-247-4311（代表）

四国支店 高松

〒 760-0050　高松市亀井町５番地の１　（百十四ビル）
087-861-6677（代表）

九州支店 福岡

〒 810-0001　福岡市中央区天神２丁目12番１号（天神ビル）
092-741-7734（代表）

南九州支店 鹿児島

〒 892-0842　鹿児島市東千石町１番38号（鹿児島商工会議所ビル）
099-226-2666（代表）

函館事務所 函館

〒 040-0063　函館市若松町14番10号（函館ツインタワー）
0138-26-4511（代表）

釧路事務所 釧路

〒 085-0847　釧路市大町１丁目１番１号（道東経済センタービル）
0154-42-3789（代表）

青森事務所 青森

〒 030-0861　青森市長島 2 丁目 10 番 3 号（青森フコク生命ビル）
017-773-0911（代表）

富山事務所 富山

〒 930-0005　富山市新桜町 6 番 24 号（COI 富山新桜町ビル）
076-442-4711（代表）

松江事務所 松江

〒 690-0887　松江市殿町 111 番地（松江センチュリービル）
0852-31-3211（代表）

岡山事務所 岡山

〒 700-0821　岡山市北区中山下 1 丁目 8 番 45 号（NTT クレド岡山ビル）
086-227-4311（代表）

松山事務所 松山

〒 790-0003　松山市三番町 7 丁目 1 番 21 号（ジブラルタ生命松山ビル）
089-921-8211（代表）

大分事務所 大分

〒 870-0021　大分市府内町 3 丁目 4 番 20 号（大分恒和ビル）
097-535-1411（代表）

株式会社日本経済研究所（JERI）のご案内

　株式会社日本経済研究所は、わが国経済社会の望ましい発展のため、知恵・情報・解決策を広く発信し続け、公平・中立な立場から長期的な視点に立ち、公共セクターや民間企業に対する調査・コンサルティングを行う株式会社日本政策投資銀行の関連シンクタンクです。2009年4月、財団法人日本経済研究所の受託調査及び関連事業を受け継ぎ、財団法人日本経済研究所が築いてきた伝統と実績をさらに発展させていく所存です。

設立	1989年12月
代表取締役社長	塩谷 晃仁
職員数	139名（2023年7月末現在）
資本金	480百万円
所在地	〒100-0004　東京都千代田区大手町一丁目9番2号 大手町フィナンシャルシティ グランキューブ15階
ＵＲＬ	https://www.jeri.co.jp/
連絡先	公共デザイン本部　地域マネジメント部　医療・福祉チーム TEL：03-6214-4612　E-mail：public-design@jeri.co.jp

《JERIの調査・コンサルティング分野》

　3つの調査分野のシナジー効果を活かし、総合的な観点からお客様のニーズにあったコンサルティングを実施します。

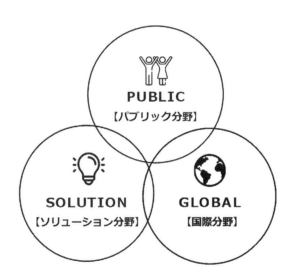

●パブリック分野 ──── 国や地方自治体に対する様々な提言や構想、計画、政策、施策の立案等に係る調査・コンサルティングを行います。

●ソリューション分野 ── 民間企業等に対する企業価値向上、事業評価、新たなビジネス展開等に係わる調査・コンサルティングを行います。

●国際分野 ──────── 民間企業の海外事業展開等のクロスボーダーやODA関連業務に関わる調査・コンサルティングを行います。

◆ パブリック分野 ◆　地域と共に地域の課題を解決！

PFI、PFS／SIB

導入可能性調査、アドバイザー、ガイドライン策定、モニタリング

PPP・民営化

事業手法検討、業務アドバイザー、事業価値評価、ファイナンシャル・アドバイザー

経済、産業

産業政策、景気調査、基本構想・基本計画、経済波及効果調査

地域開発、まちづくり

中心市街地活性化、地域振興政策

環境・エネルギー

温室ガス対策、環境配慮、省エネルギー

病院事業

病院経営アドバイザー、病院事業手法検討

◆ ソリューション分野 ◆　金融から長期ビジョン策定まで総合力で対応！

経営マネジメント

財務分析、事業戦略策定、事業再生

事業価値評価、プロジェクトフィージビリティスタディ、持続可能性

新規事業 FS、事業価値試算

公共サービスサポートビジネス（PFI、指定管理者、市場化テスト等）

業務アドバイザー、提案書作成支援

BCP、リスクマネジメント

BCP 計画策定、BCP 研修策定、防災関連

金融、事業手法

証券化、プロジェクトファイナンス

不動産開発

資産活用、開発計画策定

◆ 国際分野 ◆　欧米のほか、アジア・メコン地域での豊富な経験を活用！

海外進出支援、海外投資環境調査

海外市場調査

ODA 関連（産業政策、金融政策、中小企業振興、事業評価等）

人材育成・研修

《JERIの医療・病院コンサルティングサービスのご案内》

　株式会社日本経済研究所では、我が国の経済社会が直面する地域医療や病院経営など「医療」を巡る諸課題について、豊富な経験やネットワークをフル活用し、広範な視点から自治体立病院、民間病院などさまざまなお客様のニーズにあったコンサルティングを行っています。

■ JERIの医療・病院コンサルティングサービスの特色

特色１：豊富な経験に基づく「３つの力」の結合

　60年以上に及ぶシンクタンク業務で培った豊富な経験に基づく弊研究所ならではの「３つの力」－すなわち、①俯瞰力（時代潮流や国・地域社会の動向を把握）、②現場力（医療現場の課題等に精通）、③事業力（病院経営や事業計画を的確に分析、誘導）を結合し、総合的かつ的確な医療コンサルティングサービスをご提供いたします。

特色２：中立的·公益的・長期的視点に立った信頼ある取り組み

　常に中立的・公益的かつ長期的な視点に立った業務への取組みは、地方自治体をはじめ多くの皆様から高いご評価を頂いております。地域社会にも貢献できるシンクタンクとして、信頼性のある医療コンサルティングサービスをご提供いたします。

特色３：高度な知見を有するネットワークの活用

　これまでの業務経験で培った弊研究所オリジナルのネットワークの中から、医療・システム・施設・制度・人材・会計・法務等医療関連の各分野に高度な知見を有する有識者、コンサルタント等を結集することにより、広範多岐にわたって的確な医療コンサルティングサービスをご提供いたします。

■ JERIの医療・病院コンサルティングサービスの内容（重点分野）

● 公立病院

① 病院改革プラン策定などの経営コンサルティング業務
  - 病院改革プランの策定支援
  - 病院経営分析、病院経営診断
  - 財務内容健全化、経営効率化等に向けた経営コンサルティング　等

② 病院基本構想・基本計画づくりなどのプランニング業務
  - 病院の新設、再整備等に当たっての基本構想、基本計画づくり
  - 病院経営に関する中長期計画、将来構想、経営計画づくり　等

③ 民間活力導入等、「経営形態見直し」のためのアドバイザリー業務
  - 望ましい病院経営形態の検討（地方公営企業全部適用、地方独立行政法人化、指定管理者制度の導入、民間移譲等）
  - PFI導入可能性調査、PFI導入アドバイザリー業務
  - 指定管理者制度導入アドバイザー、民間委譲アドバイザー業務　等

● 民間病院等

④ 経営分析、事業計画づくりなどの経営コンサルティング業務
  - 経営分析（財務分析、マーケティング調査、診療機能・運営状況調査等）
  - 経営ビジョン、経営計画（収支計画等）、事業計画等策定
  - 経営改善策のご提案（増収増益策、現場業務改善提案等）
  - 病院及び病院経営体の事業価値評価　等

● その他

⑤ 医療をめぐる諸課題等に関する調査研究業務
  - 医療政策・医療制度等に関する調査研究
  - 地域医療計画等のプランニング
  - 医療サービスに対するニーズ調査
  - 病院経営の一般的分析、課題と対応の検討　等

本書の取り扱いについて

●本データブック自体の著作権（編集著作権）は日本政策投資銀行（以下、弊行）に帰属します。また、本データブックに掲載しているデータ・図表等の著作権は、その出典元に帰属します。取り扱いは、データ・図表等の著作権の帰属先によって次のとおり異なりますので、ご注意ください。

1 　官公庁、独立行政法人に帰属するデータ・図表等の場合
　　基本的には、ご自身の責任において自由にご使用ください。禁転載等の表記のあるものはそれに従ってください。
2 　弊行以外の個別の企業・団体に帰属するデータ・図表等の場合
　　ご使用の際は、当該企業・団体に直接お問い合わせ願います。
3 　弊行に帰属するデータ・図表等の場合
　　使用に際して、他媒体（ホームページ、雑誌、書籍、その他独自の資料等）への転載や編集加工等が発生する場合には弊行企業金融第6部ヘルスケア室（TEL：03-3244-1730）までお問い合わせください。

●データ等の内容の正確性には十分注意を払っておりますが、万一、本データブック記載のデータ等を利用したことによって直接または間接に不具合が生じた場合でも、弊行及び日本経済研究所はその責を負いかねます。

医療経営の確立をめざして
ヘルスケア業界データブック2023
数値で理解する医療・介護・関連産業の経営動向

2023年12月19日　初版第1刷発行

監修・編集　株式会社日本政策投資銀行©
　　　　　　株式会社日本経済研究所
発行者　　林　　諄
発行所　　株式会社日本医療企画
　　　　　〒104-0032　東京都中央区八丁堀3－20－5
　　　　　S-GATE八丁堀
　　　　　TEL 03（3553）2861（代）
　　　　　http://www.jmp.co.jp/
印刷所　　図書印刷株式会社

ISBN978-4-86729-262-4　C0034　Printed in Japan, 2023
（定価は表紙に表示しています）